腎臓専門医のための
CKD診療
Q&A

執筆者一覧

編 集

山縣 邦弘	筑波大学医学医療系臨床医学域腎臓内科学
岡田 浩一	埼玉医科大学医学部腎臓内科
斎藤 知栄	筑波大学医学医療系臨床医学域腎臓内科学

執筆者 (五十音順)

旭 浩一	岩手医科大学医学部内科学講座腎・高血圧内科分野
荒川 裕輔	日本医科大学大学院医学研究科腎臓内科
荒川 洋	日立製作所日立総合病院腎臓内科
荒谷 紗絵	日本医科大学大学院医学研究科腎臓内科
池田 正博	新潟大学大学院医歯学総合研究科腎泌尿器病態学分野
板野 精之	川崎医科大学腎臓・高血圧内科学
伊藤 修	東北医科薬科大学リハビリテーション学
伊藤 孝史	島根大学医学部附属病院腎臓内科
今井 利美	自治医科大学内科学講座腎臓内科学部門
岩﨑 昌樹	東邦大学医療センター大橋病院腎臓内科
岩津 好隆	自治医科大学臨床検査医学講座／内科学講座腎臓内科学部門
臼井 丈一	筑波大学医学医療系臨床医学域腎臓内科学
内田 潤次	大阪市立大学大学院医学研究科泌尿器病態学
大塚 智之	日本医科大学武蔵小杉病院腎臓内科
岡田 浩一	埼玉医科大学医学部腎臓内科
小田 香織	岡山大学大学院医歯薬学総合研究科腎・免疫・内分泌代謝内科学
風間 順一郎	福島県立医科大学医学部腎臓高血圧内科学講座
柏原 直樹	川崎医科大学腎臓・高血圧内科学
要 伸也	杏林大学医学部第一内科学 (腎臓・リウマチ膠原病内科)
金子 朋広	日本医科大学多摩永山病院腎臓内科
菅野 義彦	東京医科大学腎臓内科学分野

上月 正博	東北大学大学院医学系研究科内部障害学
小竹 徹	聖マリアンナ医科大学腎臓・高血圧内科
児玉 豪	久留米大学医学部内科学講座腎臓内科部門
駒場 大峰	東海大学医学部内科学系腎内分泌代謝内科 / 東海大学総合医学研究所
齋藤 和英	新潟大学大学院医歯学総合研究科腎泌尿器病態学分野
斎藤 知栄	筑波大学医学医療系臨床医学域腎臓内科学
佐藤 博	東北大学大学院薬学研究科臨床薬学分野
里中 弘志	獨協医科大学循環器・腎臓内科
四方 賢一	岡山大学病院新医療研究開発センター
柴垣 有吾	聖マリアンナ医科大学腎臓・高血圧内科
下畑 誉	東京医科大学茨城医療センター腎臓内科
庄司 哲雄	大阪市立大学大学院医学研究科血管病態制御学
新沢 真紀	大阪大大学院医学系研究科腎臓内科学
鈴木 仁	順天堂大学大学院医学研究科腎臓内科学
鈴木 祐介	順天堂大学大学院医学研究科腎臓内科学
孫 楽	聖路加国際病院腎臓内科
高橋 麻子	東北大学大学院医学系研究科内部障害学
谷澤 雅彦	聖マリアンナ医科大学腎臓・高血圧内科
鶴岡 秀一	日本医科大学大学院医学研究科腎臓内科
鶴屋 和彦	奈良県立医科大学腎臓内科学
冨田 善彦	新潟大学大学院医歯学総合研究科腎泌尿器病態学分野
冨永 直人	聖マリアンナ医科大学腎臓・高血圧内科
長澤 康行	兵庫医科大学内科学腎・透析科
仲田 真由美	聖マリアンナ医科大学腎臓・高血圧内科
長田 太助	自治医科大学内科学講座腎臓内科学部門
仲谷 達也	大阪市立大学大学院医学研究科泌尿器病態学
中山 昌明	聖路加国際病院腎臓内科
西 慎一	神戸大学大学院医学研究科腎臓・免疫内科学分野腎臓内科学部門
八田 告	八田内科医院 / 近江八幡市立総合医療センター腎臓センター
花房 規男	東京女子医科大学血液浄化療法科
馬場園 哲也	東京女子医科大学糖尿病センター内科

濱野 高行	大阪大学大学院医学系研究科腎疾患臓器連関制御学
原 章規	金沢大学医薬保健研究域医学系環境生態医学・公衆衛生学
菱田 英里華	自治医科大学内科学講座腎臓内科学部門
平山 浩一	東京医科大学茨城医療センター腎臓内科
深川 雅史	東海大学医学部内科学系腎内分泌代謝内科
深水 圭	久留米大学医学部内科学講座腎臓内科部門
藤井 俊吾	島根大学医学部附属病院腎臓内科
藤井 秀毅	神戸大学大学院医学研究科腎臓内科／腎・血液浄化センター
藤井 直彦	兵庫県立西宮病院腎臓内科
増田 貴博	自治医科大学内科学講座腎臓内科学部門
丸山 彰一	名古屋大学大学院医学系研究科病態内科学 腎臓内科
三井 亜希子	日本医科大学大学院医学研究科腎臓内科
宮本 聡	岡山大学病院新医療研究開発センター
森 克仁	大阪市立大学大学院医学研究科腎臓病態内科学
守山 敏樹	大阪大学キャンパスライフ健康支援センター
安田 宣成	名古屋大学大学院医学系研究科循環器・腎臓・糖尿病（CKD）先進診療システム学寄附講座・病態内科学講座腎臓内科
山内 佑	川崎医科大学腎臓・高血圧内科学
山本 多恵	東北大学病院腎・高血圧・内分泌科
横山 仁	金沢医科大学医学部腎臓内科学
和田 隆志	金沢大学大学院医薬保健学総合研究科腎臓内科学
渡邉 健太郎	神戸大学大学院医学研究科腎臓内科／腎・血液浄化センター

本書の利用法・使い方

「腎臓専門医のための CKD 診療 Q&A」では，いわゆる進行期とされる CKD ステージ G3b ～ 5（保存期慢性腎不全）患者の対策を中心に示した。読者対象は CKD ステージ G３b ～ 5（保存期慢性腎不全）患者の診療にあたる腎臓専門医を中心に，すべての医師，研修医，医学生，ならびに医療連携でこのような患者の診療に携わる，看護師，保健師，管理栄養士，薬剤師，理学療法士，臨床工学技士，行政で働く方々をも対象に，保存期慢性腎不全患者管理，CKD 対策の立て方，診療の実際について記載した。

冒頭には，「CKD ステージ G３b ～ 5 診療ガイドライン 2017（2015 追補版）」のダイジェストを掲載している。

昨今のガイドライン作成においては，クリニカルクエスチョンの作成から文献検索，得られた適切な文献からシステマティックレビューに至るまで系統的に実施され，適切にエビデンス実践ギャップを埋めることが可能となっている。しかし，保存期慢性腎不全においては良質なエビデンスといえる臨床研究が極めて限られており，作成したクリニカルクエスチョンと推奨の内容にも当然の如く制約が伴った。

本文は各章の総論とガイドラインの CQ の背景とともに，エビデンスが少なくガイドラインでは取りあげられることのできなかった具体的な問題点を中心に項目を追加した。保存期 CKD の診療を主として担う腎臓専門医が，日常診療で疑問に思う項目を Question と Answer および解説の構成で掲載している。解説では具体的な診療方法の例や処方の例なども掲載しており，より実践的な内容となっている。

構成としては，目次から必要な項目を検索して利用することや，各章の総括から保存期 CKD 診療の問題点を把握したり，さらに全体を通読することも想定している。読者の最適な方法で本書を活用し，CKD 進行期である患者の予後改善の実現に役立てていただければ幸いである。

刊行にあたって

　本書は平成27〜29年度日本医療研究開発機構（AMED）「慢性腎臓病（CKD）進行例の実態把握と透析導入回避のための有効な指針の作成に関する研究（研究代表者 山縣邦弘）」において「CKDステージG3b〜5診療ガイドライン2017（2015追補版）」の作成にあたられた医師を中心に執筆をお願いしました。

　昨今のCKD対策におけるさまざまな施策面での成果には目を見張るものがあり，関係者諸兄のご努力の賜と思います。そもそもCKDは，一般住民，さらには腎臓を専門としていない医療従事者や関係者に対する腎臓病の啓発が主とした目的でした。その背景として，一般住民の高齢化，日本人の生活習慣病関連の糖尿病性腎症，腎硬化症によるESKD患者の増加とそれに伴う医療費の増加など，社会的状況があります。近年ではCKDについて多くの臨床研究の成果やメガスタディーの成果が示されています。CKD患者の重症化を予防するためにはそのエビデンスを正しく解釈し，エビデンス実践ギャップの解消を図る必要があり，このための一般医を主な対象とした「CKD診療ガイドライン2018」が2018年6月に発刊されました。しかし，腎臓専門医が診療の中心となるCKDのなかで将来ESKDに進行する危険性の高いCKDステージG3b〜5（保存期CKD）患者については，大規模な臨床研究の除外対象となることが多く，未だ十分なエビデンスがあるとは言いにくい状況です。また，腎臓専門医の保存期CKDに対する治療法については，画期的な発展・進展が無いのも事実です。そこで，現時点におけるCKDステージG3b〜5（保存期CKD）患者の理想的な診療方法を集め示したものが本書です。

　腎臓専門医にとってのCKD対策，すなわちCKDステージG3b〜5（保存期CKD）患者のESKDへの進行を防ぐために，また腎機能低下が著しくなってもQOLを維持できるように，さらには専門医としてエビデンス実践ギャップを越えて，個々の患者に対してのベストプラクティスを実践するために本書を有効に活用していただければと思います。

　「腎臓専門医のためのCKD診療Q&A」が保存期CKDの重症化を予防し，またESKDの治療選択を進めるうえで，腎臓専門医にとって最適な診療ガイドとして活用いただければ幸いです。

　最後に，「腎臓専門医のためのCKD診療Q&A」の刊行にご協力いただいた皆様に感謝申しあげます。

筑波大学医学医療系臨床医学域腎臓内科学　山縣 邦弘

目 次

執筆者一覧 ……………………………………………… ii

本書の利用法・使い方 ……………………………………… v

刊行にあたって ……………………………………………… vi

主要略語一覧 …………………………………………………… xi

CKDステージG3b〜5診療ガイドライン2017（2015追補版）ダイジェスト ……… xii

1 章. CKD の疫学 …………………………………… 横山　仁　2

Q1　医療機関の区分や主治医が "腎臓専門医" か "かかりつけ医" かでは，診療している CKD 患者の原疾患は異なりますか？ ……………… 旭　浩一　5

Q2　CKD の発症に男女差，人種差，地域差はありますか？ …… 旭　浩一　8

Q3　40 歳未満の若年 CKD 患者の腎予後は近年改善しましたか？
　　　……………………………………… 山本多恵／佐藤　博　11

Q4　中高年 CKD 患者の腎予後は近年改善しましたか？
　　　……………………………………… 山本多恵／佐藤　博　14

2 章. CKD のアウトリーチ活動の重要性 …………… 鈴木祐介　18

Q5　一般の日本人に CKD の認知度は十分にあがっていますか？
　　　……………………………………… 藤井俊吾／伊藤孝史　19

Q6　日本に腎臓専門医は何人くらい必要ですか？
　　　……………………………………… 安田宜成／丸山彰一　22

Q7　腎臓病療養指導士について教えてください。 ………………… 要　伸也　26

Q8　現在の健診における腎スクリーニング検査は有用ですか？ … 鈴木　仁　29

Q9　CKD 啓発のための市民公開講座の開催法を教えてください。伊藤孝史　32

3 章. 高血圧診療 …………………………………… 長田太助　36

Q10　CVD 発症抑制を目的とした場合の CKD ステージ G3b 〜 5 患者の降圧目標は，腎機能障害進行抑制を目的とした場合と同じですか？
　　　……………………………………………… 岩津好隆　38

Q11　RA 系阻害薬はすべての CKD 患者に推奨されますか？ …… 増田貴博　42

Q12　Ca 拮抗薬が第一選択となる CKD 患者の特徴を教えてください。
　　　……………………………………………… 今井利美　45

Q13 減塩はすべての CKD 患者に必要ですか？ …………………… 里中弘志 48

Q14 利尿薬は CKD 患者の蛋白尿を減らすのですか？ …………… 増田貴博 52

Q15 RA 系阻害薬，Ca 拮抗薬，利尿薬の 3 種の降圧薬を併用しても血圧が目標に達しない場合，次の選択肢を教えてください。 菱田英里華／長田太助 55

4 章. 糖尿病性腎臓病 (diabetic kidney disease：DKD) の診療 …… 和田隆志 60

Q16 CKD ステージ G3b ～ 5 の DKD 患者の血糖コントロール目標を教えてください。 …………………………………小田香織／宮本 聡／四方賢一 61

Q17 CKD ステージ G3b ～ 5 の DKD 患者の血糖コントロール指標は，HbA1c とグリコアルブミンのどちらがいいのですか？ ……………… 四方賢一 63

Q18 CKD ステージ G3b ～ 5 の DKD 患者の脂質異常症の管理目標値を教えてください。 ……………………………………………… 原 章規 65

Q19 CKD ステージ G3b ～ 5 患者に対しての経口血糖降下薬の使用方法を教えてください。 ……………………………………………… 森 克仁 68

Q20 CKD ステージ G3b ～ 5 患者に対してのインスリン製剤，GLP-1 受容体作動薬の使用方法を教えてください。 ……………………… 森 克仁 72

Q21 CKD ステージ G3b ～ 5 患者に対しての SGLT-2 阻害薬の使用法を教えてください。 ………………………………………… 深水 圭 76

5 章. 高齢 CKD 患者の診療 ……………………………………… 岡田浩一 80

Q22 75 歳以上の高齢 CKD ステージ G3b ～ 5 の糖尿病患者における血糖コントロール目標を教えてください。 ………………… 馬場園哲也 82

Q23 75 歳以上の高齢 CKD ステージ G3b ～ 5 患者の RA 系阻害薬の使用法を教えてください。 …………………………柏原直樹／板野精之／山内 佑 88

Q24 75 歳以上の高齢 CKD ステージ G3b ～ 5 患者に対するサルコペニア・フレイルの予防を目的とした場合の介入方法を教えてください。

…………………………………………… 新沢真紀／守山敏樹 91

6 章. 慢性腎不全診療の実際 ……………………………………… 鶴岡秀一 96

Q25 肥満のある CKD ステージ G3b ～ 5 患者の BMI 治療目標を教えてください。

………………………………………………………… 荒川裕輔 98

Q26 CKD ステージ G3b ～ 5 患者の適切な運動指導方法を教えてください。

………………………………………………………… 上月正博 100

Q27 高カリウム血症を合併した CKD ステージ G3b ～ 5 患者の指導法・治療法を教えてください。 ……………………………… 斎藤知栄 105

Q28 たんぱく質制限をするべきではない CKD ステージ G3b ～ 5 患者とは，どのような患者ですか？ ……………………… 下畑 誉／平山浩一 109

Q29 CKD ステージ G3b 〜 5 患者の高尿酸血症の治療方法を教えてください。
……………………………………………………………… 金子朋広　111

Q30 CKD ステージ G3b 〜 5 患者の腎性貧血の治療開始時期と効果を教えてください。……………………………………………… 大塚智之　116

Q31 CKD ステージ G3b 〜 5 患者の代謝性アシドーシスに対する重曹治療開始のタイミングと投与法を教えてください。………………… 荒谷紗絵　121

Q32 どのような患者に球形吸着炭を投与すべきですか？……… 三井亜希子　124

Q33 CKD ステージ G3b 〜 5 患者の腎排泄性薬剤投与時の投与方法を教えてください。……………………………………… 荒川　洋／臼井丈一　127

7 章 -1.　腎外合併症対策の実際
- CKD患者の CVD発症予防のための診療の実際 - ………………… 鶴屋和彦　132

Q34 CKD ステージ G3b 〜 5 患者でも適度なアルコール摂取は CVD 発症を抑制しますか？……………………………………… 長澤康行　134

Q35 CKD ステージ G3b 〜 5 患者が適切に運動すると CVD 発症や死亡が減るのですか？………………………………… 高橋麻子／伊藤　修　139

Q36 CKD ステージ G3b 〜 5 患者にスタチンを使用すると，CVD 発症抑制効果は期待できますか？……………………………… 庄司哲雄　143

Q37 心房細動を合併した CKD 患者に対して心原性脳塞栓症を含む動脈性塞栓症を予防する目的で抗凝固薬を投与すべきですか？…………… 岩﨑昌樹　146

Q38 CKD ステージ G3b 〜 5 患者の CVD 発症予防のための適切な抗血小板薬・抗凝固薬の使用方法を教えてください。…… 渡邉健太郎／藤井秀毅　150

7 章 -2.　腎外合併症対策の実際 -CKD-MBD 診療の実際 - ……………… 深川雅史　153

Q39 CKD ステージ G3b 〜 5 患者に対し，天然型ビタミン D や活性型ビタミン D 製剤を投与すべきですか？……………………………… 濱野高行　154

Q40 CKD ステージ G3b 〜 5 患者の高リン血症の治療に，カルシウム含有リン吸着薬は血管石灰化を強めるのですか？………………… 駒場大峰　157

Q41 CKD ステージ進行例で低カルシウム血症がみられた場合の対処法を教えてください。………………………………………… 藤井直彦　160

Q42 CKD ステージ G3b 〜 5 患者の二次性副甲状腺機能亢進症の治療開始時期を教えてください。……………………………… 風間順一郎　164

8 章.　チーム医療と医療連携の実際 ……………………………… 要　伸也　170

Q43 CKD 患者の腎臓病教室参加や教育目的の入院は，腎予後改善に有効ですか？……………………………………………… 八田　告　171

Q44 CKD ステージ G3b 〜 5 患者が腎臓専門医を受診することで腎予後が改善するのですか？…………………………………… 菅野義彦　177

x 腎臓専門医のための CKD 診療 Q & A

Q45 CKD ステージ G3b 〜 5 患者に対する医療連携体制の構築法を教えてください。 ……………………………………………………… 菅野義彦　179

9 章. スムーズな腎代替療法の導入について ………………………… 西　慎一　184

Q46 日本で ESKD 患者（透析，腎移植，非透析）は何人位いるのですか？
……………………………………… 仲田真由美／谷澤雅彦／柴垣有吾　186

Q47 最近の新規透析導入患者は横ばい〜減少傾向のようですが，新たな ESKD 患者は減ってきているのですか？ ………… 小竹　徹／冨永直人／柴垣有吾　188

Q48 日本での腎移植，未透析腎移植を開始する患者は増えているのですか？
…………………………………………………… 内田潤次／仲谷達也　190

Q49 血液透析・腹膜透析導入後，および腎移植後の予後には差はないのですか？
………………………………………………………………… 花房規男　193

Q50 腎移植の禁忌や非適応となるのは，どのような患者ですか？
………………………………………… 池田正博／齋藤和英／冨田善彦　195

Q51 腹膜透析の禁忌や非適応となるのは，どのような患者ですか？
……………………………………………………… 孫　楽／中山昌明　198

Q52 腎代替療法選択の具体的な説明の方法を教えてください。
……………………………………………………… 孫　楽／中山昌明　201

Q53 腎代替療法の導入を見合わせる場合の手続きについて教えてください。
………………………………………………………………… 花房規男　204

主要略語一覧表

略語	欧文	語句
ACE	angiotensin converting enzyme	アンジオテンシン変換酵素
ADL	activities of daily living	日常生活動作
AKI	acute kidney injury	急性腎障害
APTT	activated partial thromboplastin time	活性化部分トロンボプラスチン時間
ARB	angiotensinII receptor blocker	アンジオテンシンII受容体拮抗薬
CCr	creatinine clearance	クレアチニンクリアランス
CI	confidence interval	信頼区間
CKD	chronic kidney disease	慢性腎臓病
Cr	creatinine	クレアチニン
CVD	cardiovascular disease	心血管疾患 / 心血管病
DKD	diabetic kidney disease,	糖尿病性腎臓病
DOAC	direct oral anticoagulants	直接経口抗凝固薬
EBM	evidence-based medicine	根拠に基づく医療
eGFR	estimate glomerular filtration rate	推算糸球体濾過量
ESA	erythropoiesis stimulating agents	赤血球造血刺激因子製剤
ESKD	end-stage kidney disease	末期腎臓病 / 末期腎不全
GFR	glomerular filtration rate	糸球体濾過量
LDL-C	low density lipoprotein-cholesterol	低比重リポ蛋白質コレステロール
MetS	metabolic syndrome	メタボリックシンドローム
MSW	medical social worker	メディカルソーシャルワーカー
PT	prothrombin time	プロトロンビン時間
PT-INR	prothrombin time-international normalized ratio	プロトロンビン時間 - 国際標準比
PTH	parathyroid hormone	副甲状腺ホルモン
QOL	quality of life	生活の質
RA	renin-angiotensin	レニン - アンジオテンシン
RAA	renin-angiotensin-aldosterone	レニン - アンジオテンシン - アルドステロン
RCT	randomized controlled trial	ランダム化比較試験

CKDステージG3b〜5診療ガイドライン2017（2015追補版）ダイジェスト

第1章　CKD ステージ G3b 〜 5 の疫学

CQ1　わが国における CKD ステージ G3b 〜 5 患者の高齢者と若年・中年における基礎疾患は何か？

回答： グレード B　　レベル なし

CKD ステージ G3b 〜 5 患者の腎生検を要する基礎疾患は，若年・中年では慢性腎炎症候群，高齢者では，ネフローゼ症候群，急速進行性腎炎症候群である．非腎生検例を含めると透析に至る疾患で最も重要なものは糖尿病性腎症である．加えて加齢とともに高齢者では虚血性腎症を含む腎硬化症が増加する．

CQ2　わが国における CKD ステージ G3b 〜 5 患者における予後：CVD による死亡は増加するのか？

回答： グレード C　　レベル なし

CKD ステージ G1+2 に対する「CVD による死亡」のリスクは CKD ステージ G3b から有意に増加し，ステージの進行に伴い増大する．

第2章　アウトリーチ

CQ1　アウトリーチすべき CKD ステージ G4, 5 の医療機関未受診者は，どの程度存在するか？

回答： グレード D　　レベル なし

アウトリーチすべき CKD ステージ G4, 5 の医療機関未受診者は相当数存在することが予想されるが，現状では方法論的に正確数の把握は難しい．平成 28 年度より糖尿病性腎症重症化予防事業が始まり，保険者が健診やレセプトデータより未受診の糖尿病性腎症患者に対する受診勧奨を開始しており，その成果が期待される．

第3章　高血圧診療

CQ1　CKD ステージ G3b 〜 5 の降圧目標値は？

回答： グレード B　　レベル 1

糖尿病合併 CKD の降圧目標は，すべての A 区分において，130 / 80 mmHg 未満を推奨する．

回答： グレード A ／ グレード C 　 レベル 1

糖尿病非合併 CKD の降圧目標は，すべての A 区分において，140 / 90 mmHg 未満に維持するよう推奨する．ただし，A2，A3 区分では，より低値の 130 / 80 mmHg 未満を目指すことを推奨する．

回答： グレード C 　 レベル 1

収縮期血圧 110 mmHg 未満の降圧には，重症動脈疾患の合併の有無を評価し，注意深くフォローする．

CQ2　CKD ステージ G3b 以降においても蛋白尿の有無により予後は異なるか？　また CKD ステージ G3b 以降の降圧療法においても蛋白尿の減少を目指すべきか？

回答： グレード C 　 レベル 2

CKD ステージ G3b 〜 5 の腎予後は蛋白尿の合併により悪化する．CKD ステージ G3b 〜 5 例においても蛋白尿の減少を目指すことを推奨する．ただし RA 系阻害薬を用いる際には慎重に投与する必要がある．

第 4 章　糖尿病診療

CQ1　糖尿病合併 CKD ステージ G3b 〜 5 の降圧療法では，RA 系阻害薬は有用か？

回答： グレード C 　 レベル 2

ACE 阻害薬と ARB は，糖尿病合併 CKD ステージ G3b 〜 5 の患者の腎機能低下を抑制するために有効である．しかしながら，ACE 阻害薬および ARB の投与により，血清カリウム値の上昇がみられるため，使用には注意が必要である．

CQ2　糖尿病合併 CKD ステージ G3b 〜 5 の脂質管理は腎予後，生命予後を改善するか？

回答： グレード C 　 レベル 1

糖尿病合併 CKD ステージ G3b 〜 5 の CVD 発症を抑制し，生命予後の改善が期待されるため，スタチンによる脂質管理を推奨する．

回答： グレード C 　 レベル 2

糖尿病合併 CKD ステージ G3b 〜 5 において，スタチンによる脂質管理は蛋白尿を減少させるため推奨する．

第5章　高齢者診療

CQ1　高血圧を伴う 75 歳以上の高齢 CKD ステージ G3b 〜 5 患者への降圧治療は，ESKD への進展・CVD の合併を抑制し，生命予後を改善するか？

回答： グレード C 　レベル 2

高血圧を伴う 75 歳以上の高齢 CKD ステージ G3b 〜 5 患者では，糖尿病合併や蛋白尿の有無にかかわらず，ESKD への進展を抑制し CVD の合併を抑制するため，収縮期血圧を 150 mmHg 未満に緩徐に降圧することを推奨する．

回答： グレード D 　レベル 1

高血圧を伴う 75 歳以上の高齢 CKD ステージ G3b 〜 5 患者では，他の合併症やフレイルにより全身状態における個体差が大きいことから，降圧目標の上限値は目安として担当医の判断で柔軟に降圧治療を行うべきである．

回答： グレード C 　レベル 2

高血圧を伴う 75 歳以上の高齢 CKD ステージ G3b 〜 5 患者は起立性低血圧のハイリスク群であり，降圧治療による過剰な血圧低下は生命予後を悪化させるため，収縮期血圧が 110 mmHg 未満に低下する場合や，めまい，ふらつきなどの症状が出現する場合には，降圧薬の減量もしくは中止を考慮する．

回答： グレード C 　レベル 1

75 歳以上の高齢者の脱水や虚血に対する脆弱性を考慮すると，降圧薬療法の第一選択として，また他の降圧薬の効果不十分な場合の併用薬としては，RA 系阻害薬や利尿薬に比較し腎血流を低下させるリスクが少ないことから，カルシウム拮抗薬が望ましい．

CQ2　75 歳以上の高齢 CKD ステージ G3b 〜 5 患者に対して食事たんぱく質制限は，ESKD への進展・生命予後改善の観点から推奨されるか？

回答： グレード C 　レベル 2

75 歳以上の高齢 CKD ステージ G3b 〜 5 患者に対して ESKD への進展抑制を目的として食事たんぱく質制限を実施するに際しては，患者個々の身体状況（体重変動，BMI，見た目の印象など），栄養状態（上腕二頭筋周囲径，GNRI：Geriatric Nutritional Risk Index など），身体機能（筋力，運動機能など），精神状態（うつ状態，認知機能など），生活状況（独居，施設入居など）を総合的に勘案し，その要否を判断する必要がある．
eGFR を中心とした腎機能評価に基づいて一律にたんぱく質制限を行うことは勧められない．実施にあたっては 0.6 〜 0.8 g/kg 体重 / 日が目標となるが，患者個々の状態を定期的に評価しつつ，必要に応じて重曹，リン吸着薬，カリウム吸着薬などを適切に使用し，アシドーシス，高リン血症，高カリウム血症の是正を心がける．

過剰なたんぱく質制限はサルコペニアなどを介して QOL 低下やさらには生命予後悪化にもつながる可能性があることに留意する必要がある.

CQ3 糖尿病を合併する 75 歳以上の高齢 CKD ステージ G3b ～ 5 患者における血糖コントロールは，ESKD への進展を抑制し，生命予後を改善するか？

回答： グレード D レベル なし

糖尿病を合併する 75 歳以上の高齢 CKD ステージ G3b ～ 5 患者における，血糖コントロールの ESKD への進展あるいは生命予後に対する効果は不明であり，単一の血糖目標値を提案することは困難である.

回答： グレード C レベル 1

そこで血糖目標値は，個々の患者の罹病期間，臓器障害，低血糖の危険性，サポート体制などを考慮して，個別に設定すべきである.

回答： グレード A レベル なし

ただし，ヘモグロビン A1c（HbA1c）およびグリコアルブミン（GA）は，糖尿病を合併する CKD ステージ G3b ～ 5 患者の血糖コントロール状態を正しく反映しえないため，参考程度に用いる.

回答： グレード C レベル 1

糖尿病を伴う高齢 CKD 患者は低血糖のハイリスクであり，極力，低血糖の発症を避けるべきである. また典型的な低血糖症状に乏しいため，糖尿病治療薬の選択には十分注意する必要があり，また糖尿病専門医との連携が強く勧められる.

第 6 章 腎不全保存期診療

CQ1 CKD ステージ G3b 以降の患者における，人工透析導入および死亡リスクの抑制のための血清カリウム値のコントロール目標はどのくらいか？

回答： グレード C レベル 1

CKD ステージ G3b 以降の患者の腎機能の悪化抑制，死亡リスクの観点から，血清カリウム値は 4.0 mEq/L 以上，5.5 mEq/L 未満を維持することを推奨する.

CQ2 CKD ステージ G3b 以降の患者における，人工透析導入および死亡リスク抑制のための尿酸のコントロール目標はどれぐらいか？

回答： グレード C レベル 2

CKD ステージ G3b 〜 5 の患者の腎機能の悪化抑制，死亡リスク抑制の観点から，無症候性であっても血清尿酸値が 7.0 mg／dL を超えたら生活指導，8.0 mg／dL 以上から薬物治療開始を推奨する．治療開始後は 6.0 mg／dL 以下を維持することが望ましい．

CQ3　CKD ステージ G3b 〜 5 以上において代謝性アシドーシスの治療には腎保護効果があるか？

回答： グレード B 　 レベル 2

血中重炭酸濃度を適正にすると，腎機能悪化を抑制することが期待されるため，代謝性アシドーシスの補正を推奨する．

第 7 章　CKD ステージ G3b 〜 5 腎外合併症対策

CQ1　CKD ステージ G3b 〜 5 の患者における抗血小板薬の使用は心血管イベントの発症予防に有用か？

回答： グレード D 　 レベル なし

CKD ステージ G3b 〜 5 の患者の心血管イベントの抑制にアスピリンの投与は有用かどうかわからない．一方で，アスピリンの投与により出血性合併症のリスクが高くなる可能性が否定できない．

CQ2　食事療法を行っても血清リン値が正常範囲を超える CKD ステージ G3b 〜 5 の患者にリン吸着薬を投与すべきか？

回答： グレード C 　 レベル 2

生命予後改善の観点から，食事療法を行っても血清リン値が正常範囲を超える CKD ステージ G3b 〜 5 の患者にリン吸着薬の投与を推奨する．

第 8 章　CKD ステージ G3b 〜 5 医療連携

CQ1　腎臓専門医とコメディカルの連携による患者教育は，CKD ステージ G3b 〜 5 の患者の ESKD への進展予防とスムーズな腎代替療法開始のために有効か？

回答： グレード C 　 レベル 1

CKD ステージ G3b 〜 5 の患者においても腎臓専門医からだけではなく，多職種によるチーム医療を活用した患者教育の実践を推奨する．

CQ2　CKD ステージ G3b 〜 5 の患者において，腎臓専門医とかかりつけ医の医療連携はどのような場面に考慮するか？

回答： グレード D　レベル なし

CKD ステージ G3b ～ 5 患者においても，腎臓専門医とかかりつけ医が適切な医療連携を行うことが望まれる.

第9章　透析・移植医療

CQ1　透析および腎移植に関する情報提供はどのような CKD ステージで行うべきか？

回答： グレード C　レベル 1

CKD 症例に対して，CKD ステージ G4（GFR 15 ～ 30 mL/分/1.73 m^2）に至った時点で，公平かつ適切な透析療法および腎移植に関する準備のための情報提供を本人および家族に行うことは，腎代替療法開始後の生命予後を改善するのでこれを推奨する.

CQ2　腎代替療法の準備はどのような CKD ステージで行うべきか？

回答： グレード C　レベル 2

CKD 症例に対して，CKD ステージ G5（GFR 15 mL/分/1.73 m^2 未満）に至る前に専門医に紹介し，CKD ステージ G5 では希望する腎代替療法を担当する透析または腎移植の専門医を中心に腎代替療法の準備を開始することが望ましい. ただし，eGFR の低下速度は症例により異なり，進行性の腎機能低下を示す症例では，CKD ステージ G5 より早期の段階から腎代替療法の準備が必要となることもある.

アウトカム全般のエビデンスの強さおよび推奨の強さ

Minds ガイドライン作成の手引き 2014 に準じて，アウトカム全般に関する全体的なエビデンスの強さおよび推奨の強さの提示を行った．

1．アウトカム全般に関する全体的なエビデンスの強さ
CQ に対する推奨の強さを決定するための評価項目として，CQ に対して収集しえた研究報告の結果をまとめた，アウトカム全般に関する全体的なエビデンスの強さを決定した．

【アウトカム全般のエビデンスの強さ（エビデンスグレード）】

グレード A（強）：効果の推定値に強く確信がある

グレード B（中）：効果の推定値に中程度の確信がある

グレード C（弱）：効果の推定値に対する確信は限定的である

グレード D（非常に弱い）：効果の推定値がほとんど確信できない

2．推奨の強さ
推奨の強さの提示はガイドライン作成グループにより決定された．推奨の強さは「1．強く推奨する」「2．弱く推奨する（提案する）」の 2 通りで提示されることが多いが，どうしても推奨の強さを決められないときには「なし」とした．

【推奨の強さ（推奨レベル）】

レベル 1：強く推奨する

レベル 2：弱く推奨する・提案する

レベル なし：明確な推奨ができない

1 章

CKD の疫学

1章. CKDの疫学

　透析や移植を必要とするESKDは世界的に増加しており，わが国の維持透析患者数は2016年末に32.9万人となり，人口100万人当たりの患者数が2,597人となっている。また，2016年に透析導入となった疾病は，糖尿病性腎症43.2％，慢性糸球体腎炎16.6％，腎硬化症14.2％である（**図1**）[1]。この増加し続けているESKDの背景には，その予備軍であるCKDの存在がある。2005年の推定患者数として，わが国の1,330万人（成人人口13.3％）がCKDであり，国民病といえるほどに頻度が高いことが明らかとなった[2]。

　特にESKDあるいはCVDや死亡の危険因子と考えられているCKDステージG3b～5は，特定健康診査（特定健診）受診者コホートのなかで**表**に示すように，CKDステージG3b：1.29％，CKDステージG4：0.20％，CKDステージG5：0.07％であることが報告されている。一方，これまでの宮城県塩陵CKD研究（塩陵研究）や慢性腎臓病日本コホート（CKD-JAC）研究など，通院患者を基礎とするわが国の前向きコホート研究においてCKDステージG4，5の保存期CKD患者はCKDステージG3～5患者の約半数，CKD保存期通院患者全体の約

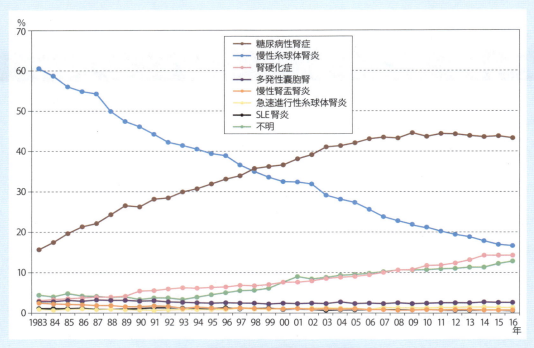

図1　導入患者の主要疾患割合推移

文献1より引用

表 特定健診受診者におけるCKD重症度分類の頻度

CKD診療ガイド2012, p9表5より引用, 改変

eGFR (mL/分/1.73 m²)			蛋白尿（試験紙法）				
			−	±	1+	2+以上	計
G1	正常または高値	90〜	15.70%	1.30%	0.55%	0.19%	17.74%
G2	正常または軽度低下	60〜89	59.40%	5.27%	2.28%	0.81%	67.76%
G3a	軽度から中等度低下	45〜59	10.63%	1.18%	0.72%	0.40%	12.94%
G3b	中等度から高度低下	30〜44	0.83%	0.14%	0.15%	0.18%	1.29%
G4	高度低下	15〜29	0.06%	0.02%	0.04%	0.09%	0.20%
G5	末期腎不全	<15	0.03%	0.00%	0.01%	0.03%	0.07%
	計		86.64%	7.92%	3.75%	1.70%	100%

2008年度特定健診受診者（n = 332,174）

1/4を占めることが示されてきた[3]。しかし，その基礎疾患の詳細について全国的な検討はなされていない。

これら進行したCKDステージの臨床的背景として，男性の比率が55〜65％でその平均年齢は61.8〜65.7歳と高齢化している。さらに，高血圧の合併あるいは降圧薬の使用が75％以上に認められ，糖尿病の合併が27.6〜33.5％

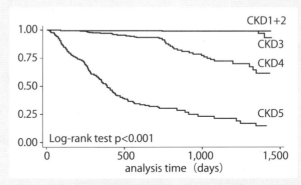

図2 艮陵研究におけるESKDの発生
Nakayama M, et al. Hypertens Res 2011；34：1106-10より引用

と，保存期CKD患者において高率である[3]。これらの患者が現在提唱されているDKDに相当すると考えられるが，わが国の透析導入における糖尿病性腎症の比率（2016年43.2％）に比較して低く，保存期の全体像を想定すると進行が緩徐で高齢者に多い腎硬化症の比率がより高いことが示唆される。

わが国におけるESKDへ進行するリスクを考慮すると，通院コホートである艮陵研究に

1章. CKD の疫学

おいて**図2**に示すように透析療法を必要とする ESKD が平均 22.6 カ月の観察期間中，CKD ステージ G 5：61.1％，CKD ステージ G 4：11.4％に発生し，基礎疾患（一次性腎疾患，高血圧性疾患，糖尿病性腎症，その他）による有意差はないことが示されている。さらに CVD 発症あるいは全死亡のハザード比は，CKD ステージ G 4：1.76 倍，CKD ステージ G 5：2.29 倍と増大し，基礎疾患別でも高血圧性疾患：3.3 倍，糖尿病性腎症：5.93 倍と高いことが示された。また，尿蛋白については特定健診でも保存期 CKD ステージ G 3 b ～ 5 例の 40％以上が陽性である（**表**）。さらに通院コホート（CKD-JAC）研究では，A 2 区分以上に尿蛋白が 90％以上認められた。 わが国では，健診受診者のなかで新規蛋白尿陽性となる患者は 0.5％前後と低いが，そこで発見された蛋白尿陽性患者が透析に移行する可能性は 5 ～ 10％前後と高く，蛋白尿が多いほど ESKD の発生も多いことが示されている[3]。

　これらのことから，わが国の保存期 CKD ステージ G 3 b ～ 5 においての基礎疾患は，糖尿病性腎症，慢性腎炎，高血圧性疾患であり，ESKD の高リスクとなる。特に高度蛋白尿（A3）併存例は腎機能低下速度が大きくなると考えられ，さらに保存期 CKD ステージ G3b ～ 5 は，CVD 発症，全死亡，CVD による死亡のリスクであり，糖尿病性腎症や高血圧性疾患ではこのリスクがさらに大きいと示唆される。

参考文献

1) 日本透析医学会（編）. 図説 わが国の慢性透析療法の現状（2016 年 12 月 31 日現在）. p3-17, 日本透析医学会統計調査委員会, 東京, 2017.

2) Imai E, Horio M, Watanabe T, et al. Prevalence of chronic kidney disease in the Japanese general population. Clin Exp Nephrol 2009；13：621-30.

3) 慢性腎臓病（CKD）進行例の実態把握と透析導入回避のための有効な指針の作成に関する研究班, 研究代表者山縣邦弘. CKD ステージ G3b ～ 5 診療ガイドライン 2017（2015 追補版）：1. わが国の慢性腎臓病の疫学. 日腎会誌 2017；59：1111-27.

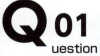

Question 01

医療機関の区分や主治医が"腎臓専門医"か"かかりつけ医"かでは，診療しているCKD患者の原疾患は異なりますか？

Answer

通院中のCKD患者の原疾患は，腎臓専門医療機関では一次性腎疾患，かかりつけ医では高血圧や糖尿病に関連するものが相対的に多い。また，腎臓専門医療機関では全グレードの一次性腎疾患に加え，原疾患にかかわらずCKDステージG4, 5の進行例を，かかりつけ医ではG1～3bまでの生活習慣病や加齢に起因するCKDが主な診療範囲となっている。

1 はじめに

わが国において医療機関の区分別あるいは腎臓専門医か非腎臓専門医かで診療しているCKDの原疾患を横断的に調査し，厳密に比較検討した報告はない。しかし，国内の既存の疫学研究などのデータから，腎臓専門医療機関とかかりつけ医療機関におけるCKD原疾患の分布の傾向を推測することができる。

2 腎臓専門医療機関に通院中のCKD患者

わが国の腎臓専門医療機関に通院中のCKD患者集団における代表的なコホート研究として，日本CKDコホート（CKD-JAC）研究と宮城良陵CKD研究（良陵研究）がある。

CKD-JAC

大学病院6施設を含む腎臓専門医療機関17施設からCKDステージG3～5の2,977例が登録された前向き研究であり，参加施設の平均病床数は約800床と極めて大規模な施設が対象となっている[1]。

良陵研究

宮城県内の大学病院1施設，無床診療所1施設を含む11施設の腎臓高血圧関連診療科から登録されたCKDステージG1～5の2,692例の前向き研究であり，参加施設の平均病床数は約450床である[2]。

それぞれの研究におけるCKDの基礎疾患

● CKD-JAC

糸球体腎炎：38.4%

糖尿病性腎症：20.6%

腎硬化症：18.4%

● 良陵研究

一次性腎疾患：48.5%

高血圧性腎症：17.5%

糖尿病性腎症：10.5%

大規模な施設での腎臓専門外来では一次性腎疾患（糸球体腎炎）が主な原疾患となっていることが示された（図1）。

CKDの重症度の観点からは，両研究の患者集団ならびに大学病院腎臓内科（筑波大学[3]，金

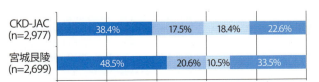

図1 専門医療機関に通院中の患者集団におけるCKD原疾患

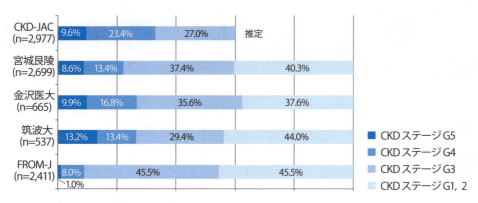

図2 専門医療機関ならびにかかりつけ医の患者集団におけるCKD重症度分類（Gグレード）の分布

文献4より引用，一部改変

沢医科大学[4])においては，保存期CKDのうちCKDステージG4,5の進行例が全体の約1/4(22.1〜26.7％)を占める一方，CKDステージG1,2の比較的早期例も約40％(37.6〜44.0％)を占めていた（図2）。

3 かかりつけ医に通院中のCKD患者

かかりつけ医に通院中のCKD患者の原疾患の正確な把握は難しいが，腎疾患重症化予防のための戦略研究「かかりつけ医/非腎臓専門医と腎臓専門医の協力を促進する慢性腎臓病患者の重症化予防のための診療システムの有用性を検討する研究」（FROM-J研究）にエントリーされた全国49医師会から参加した，かかりつけ医に通院中の2,411名のCKD患者（40〜74歳）のデータは参考になる。

● FROM-J研究の患者集団の有病率[5)]
高血圧：約90％
糖尿病：約60％

● ほぼ同時期に大学病院の腎臓専門外来に通院中のCKD患者[3)]
高血圧：72.2％
糖尿病：27.0％

FROM-J研究の患者集団では特に糖尿病が明らかに高率で，CKDステージG1,2：45.5％，CKDステージG3a,b：45.5％と全体の90％以上を占めており，CKDステージG4,5は相対的に少なかった（図2）。

4 おわりに

これらの知見を踏まえると，診療対象の中心となっている実態は以下のように推測される。

● 大規模な腎臓専門医療機関
CKD重症度分類の全グレードにわたる糸球体腎炎を含む一次性腎疾患と原疾患にかかわらずCKDステージG4,5の進行患者

● かかりつけ医療機関
CKDステージG1〜3bを中心に高血圧性腎硬化症，DKDなどの加齢や生活習慣病を背景とするCKD患者

参考文献

1) Imai E, Matsuo S, Makino H, et al. Chronic Kidney Disease Japan Cohort study: baseline characteristics and factors associated with causative diseases and renal function. Clin Exp Nephrol. 2010；14：558-70.

2) Nakayama M, Sato T, Sato H, et al. Different clinical outcomes for cardiovascular events and mortality in chronic

kidney disease according to underlying renal disease：the Gonryo study. Clin Exp Nephrol. 2010；14：333-9.

3）Okubo R, Kai H, Kondo M, et al. Health-related quality of life and prognosis in patients with chronic kidney disease：a 3-year follow-up study. Clin Exp Nephrol. 2014；18：697-703.

4）研究代表者 山縣邦弘：腎障害進展予防と腎代替療法へのスムーズな移行 CKD ステージ G3b 〜 5 診療ガイドライン 2017（2015 追補版）．日腎会誌．2017；59：1093-1216.

5）Yamagata K, Makino H, Iseki K, et al. Effect of Behavior Modification on Outcome in Early- to Moderate-Stage Chronic Kidney Disease：A Cluster-Randomized Trial. PLoS One. 2016；11：e0151422.

Q02 CKDの発症に男女差，人種差，地域差はありますか？

国内外にCKDの有病率（prevalence）および発症率（incidence）の男女差，人種差，地域差を示す種々の疫学データがあるが，CKDの定義，母集団およびその人口構成，社会経済状況，疾病罹患状況，医療水準などに起因するバイアス，バイアス調整に用いる因子などを総合的に吟味して，注意深い解釈をする必要がある。

1 男女差

わが国の11都道府県における20歳以上の574,024人を対象とした健康診断（健診）受診者の調査では，eGFR（2009年発表の日本人eGFR推算式による）＜60 mL/分/1.73 m^{2}のCKDステージG3～5の粗有病率をみると，年齢階層や性別に大きな差はなく，男女ともに全体の約14％であった[1]。しかし国勢調査の人口により調整した有病率の期待値を求めると男性：9.48％，女性：11.71％と女性で大きかった（表）。

また，米国で18歳以上の一般人口を代表するとされるNational Health and Nutrition Examination Surveys（NHANES）による近年（調査期間2013～2014年）の結果では，CKDステージG1～4（eGFRはCKD Epidemiology Collaboration（CKD-EPI）式で算出，アルブミン尿は30 mg/gCr以上を陽性）の粗有病率と年齢調整後有病率（男性：13.3％，女性：17.1％，全体：15.2％）のいずれも女性で大きかった[2]。

しかし，久山町研究の第4集団（2002年に健診受診した40歳以上の成人）におけるCKD（尿蛋白試験紙法1＋以上またはeGFR＜60 mL/分/1.73 m^2（日本人係数を用いたModification of Diet in Renal Disease：MDRD式による）で定義）の調整後有病率は男性：22.1％，女性：15.3％と男性

表　11都道府県の健診受診者（N=574,024）のCKD有病率

文献1より作成

年齢（歳）	男性 粗有病率（％）	男性 2005年国勢調査人口（人）	男性 2005年CKD患者数期待値（人）	男性 調整有病率（％）	女性 粗有病率（％）	女性 2005年国勢調査人口（人）	女性 2005年CKD患者数期待値（人）	女性 調整有病率（％）
20～29	0.12	7,953,373	9,544	—	0.22	7,677,274	16,890	—
30～39	0.92	9,336,052	85,892	—	0.9	9,154,586	82,391	—
40～49	3.97	7,932,970	314,939	—	2.58	7,873,487	203,136	—
50～59	7.48	9,460,609	707,654	—	6.82	9,591,054	654,110	—
60～69	15.84	7,699,535	1,219,606	—	14.78	8,277,704	1,223,445	—
70～79	27.75	5,296,060	1,469,657	—	31.77	6,604,238	2,098,166	—
80～	44.64	2,033,533	907,769	—	46.12	4,305,564	1,985,726	—
total	13.99	49,712,132	4,715,060	9.48	14.43	53,483,907	6,263,864	11.71

で大きかった[3]。この研究では，CKD有病率の時代的推移の検討のための年齢調整にWHOの世界標準人口を用いており，結果の乖離の一因と考えられる。

一方，わが国の直近の新規透析導入患者（CKDステージG5）の発生率は，米国United States Renal Data System（USRDS）の報告[4]と同様に男性が女性に比較して高く，80歳未満の成人の各年齢層ではいずれも男性が女性の2倍以上である（図）。

2 人種差

前述の米国NHANESによるCKDステージG1～4の年齢調整後有病率は，非ヒスパニック白人：14.9％，非ヒスパニック黒人：17.3％，ヒスパニック：15.5％と，黒人で高率であった[2]。また米国USRDSによる2015年のESKDの発症率（人口100万人当たり）は白人：290.2，黒人：850.6，アメリカ先住民：448.8，アジア系：303.8，ハワイ先住民・太平洋諸島住民：2,611.1と，明らかに人種差があった[4]。

3 地域差

わが国のESKDの有病率や発症率に地域差があることは，日本透析医学会の統計調査に基づく種々の検討など，既に多くの報告がある。

保存期CKDにおける地域差の検討として，茨城県と沖縄県で40歳以上の健診受診者データを用いた大規模なCKD頻度の比較がある[5]。高血圧や高血糖の有無との関連も検討されており，沖縄県では男女ともに血圧と血糖が正常であってもCKD頻度が茨城県より有意に高く，高血圧あり/高血糖なしの群でCKD頻度が最も高かった。これに類する解析は用いるデータセットの情報量により背景因子も含めさまざまな解析が可能であるが，常に解析の限界を考慮した注意深い結果解釈が必要である。

4 おわりに

CKDの実態に対するより厳密な横断的・縦断的評価には，複数の地域を含む一般人口やさまざまな人口集団を代表する保存期CKDの調査監視システム，コホート研究の充実がわが国においても必要である。ナショナルデータベース（NDB）など公的な医療系ビッグデータの利活用への取り組みも今後益々重要となるであろう。

参考文献

1) Imai E, Horio M, Watanabe T, et al. Prevalence of chronic kidney disease in the Japanese general population. Clin Exp Nephrol. 2009；13：621-30,

2) Centers for Disease Control and Prevention. Chronic Kidney Disease Surveillance System-United States. website. http://www.cdc.gov/ckd

3) Nagata M, Ninomiya T, Doi Y, et al. Trends in the prevalence of chronic kidney disease and its risk factors in a general Japanese population: the Hisayama Study.

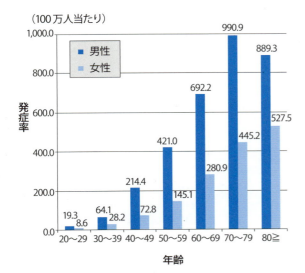

図　わが国の新規透析導入患者の発症率

日本透析医学会：わが国の慢性透析医療の現況（2016年末現在），2015年国勢調査人口を引用して作図

Nephrol Dial Transplant . 2010；25：2557-64.

4） United States Renal Data System. 2017 USRDS annual data report: Epidemiology of kidney disease in the United States. National Institutes of Health, National Institute of Diabetes and Digestive and Kidney Diseases, Bethesda, MD, 2017. https://www.usrds.org/reference.aspx

5） Iseki K, Horio M, Imai E, et al. Geographic difference in the prevalence of chronic kidney disease among Japanese screened subjects：Ibaraki versus Okinawa. Clin Exp Nephrol. 2009；13：44-9.

1章．CKDの疫学

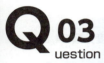

Q03 40歳未満の若年CKD患者の腎予後は近年改善しましたか？

20～40歳未満の若年CKD患者のESKDの原疾患は，慢性糸球体腎炎と糖尿病がそれぞれ1/4以上を占めており，CKD患者全体に比較して慢性糸球体腎炎の割合が高い。学校検尿やCKD対策の普及により，慢性糸球体腎炎を中心に早期発見，早期治療介入が可能となり，若年CKD患者の腎予後は近年改善しているといえる。実際に2015年の20～40歳未満の新規透析導入率は人口10万人あたり3.43人と，2005年の3.90人に比較して減少している。

1　CKDの動向　～年齢調整透析導入率は低下

CKDは2002年に国際的に定義され，ESKDだけでなくCVDによる死亡率が高い集団として重要視された。わが国では，2005年に疾患概念を定めてCKD対策が投じられ，2008年には厚生労働省が「今後の腎疾患対策のあり方について」を刊行し，国をあげてCKD対策が進められてきた。CKD対策の目標は「腎機能異常の重症化を防止し，慢性腎不全による透析導入への進行を阻止し新規透析導入患者を減少させること，さらにCKDに伴う循環器系疾患（脳血管疾患，心筋梗塞等）の発症を抑制すること」とされ，その対策が明記されている。実際，2008年を基準として性別・

表1 Standardized incidence ratios and 95% confidence intervals for starting dialysis, relative to reference year 2008, by sex

文献1より引用

Calendar year	Men Observed number of patients	Men Predicted number of patients	Men Difference	Men SIR (95% CI)	Women Observed number of patients	Women Predicted number of patients	Women Difference	Women SIR (95% CI)
2005	22,106	22,860	−754	96.7 (95.4～98.0)	12,415	12,237	181	101.5 (99.7～103.3)
2006	22,584	23,265	−681	97.1 (95.8～98.3)	12,580	12,445	135	101.1 (99.3～102.9)
2007	23,457	23,721	−264	98.9 (97.6～100.2)	12,701	12,674	27	100.2 (98.5～102.0)
2008	24,193	NA	NA	100 (reference)	12,911	NA	NA	100 (reference)
2009	24,433	24,533	−100	99.6 (98.3～100.8)	12,854	13,089	−235	98.2 (96.5～99.9)
2010	24,660	25,153	−493	98.0 (96.8～99.3)	12,578	13,353	−775	94.2 (92.6～95.9)
2011	25,377	25,468	−91	99.6 (98.4～100.9)	12,569	13,589	−1,020	92.5 (90.9～94.1)
2012	24,689	25,848	−1,159	95.5 (94.3～96.7)	11,901	13,776	−1,875	86.4 (84.8～88.0)
2013	24,644	26,049	−1,385	94.7 (93.5～95.9)	11,922	13,953	−2,031	85.4 (83.9～87.0)
2014	24,561	26,549	−1,988	92.5 (91.4～93.7)	11,816	14,118	−2,302	83.7 (82.2～85.2)
2015	25,007	26,753	−1,746	93.5 (92.3～94.6)	11,790	14,214	−2,424	82.9 (81.5～84.5)

CI：confidence interval，NA：not available，SIR：standardized incidence ratio
Difference was calculated by subtracting the predicted number from the observed number of patients.
SIR decreased year by year after reference year 2008 in both sexes.

年齢階級別透析導入率を求めた年齢調整透析導入率は低下傾向である（**表1**）[1]。男女ともに人口高齢化以外の要因による変化は減少しており，全国的な CKD 対策の効果が推測されている。CKD 対策の普及により，検診や病診連携による CKD の早期発見・早期治療，生活習慣の改善などが CKD の進行を抑制し，透析導入率の低下に寄与したと想定される。

2 若年CKD患者の主要疾患は慢性糸球体腎炎

約2万症例が登録され，腎生検実施数の 20～25％をカバーする腎臓病総合レジストリーでは，将来 ESKD に至る可能性の高い CKD ステージ G4, 5 が 19.5％を占める。その主な臨床診断は，若年・中年では慢性腎炎症候群が中心であり，高齢者のネフローゼ症候群や急速進行性腎炎症候群とは異なる[2]（**表2**）。CKD ステージ G4, 5 と高度尿蛋白を組み合わせた，腎生検レジストリーの約40％が CKD 重症度分類の高リスク群と判断され，ESKD 予備軍と考えられる。このように，若年者では CKD に至る原疾患として慢性腎炎が主体であることが腎予後に影響していると考えられる。さらに，住民検診コホートでは，新規に尿蛋白陽性となる患者は全体の 0.5％前後に過ぎないが，そこで発見された蛋白尿陽性患者が透析に移行する可能性は 5～10％前後と高い。また，蛋白尿 3＋以上：16％，蛋白尿 2＋：約7％と，蛋白尿が多いほど17年間の ESKD 累積発症率が高い[3]。

日本透析医学会統計調査委員会による，わが国の慢性透析療法の現況「透析患者の主要原疾患の推移」では，2016年に第2位（16.6％）であった慢性糸球体腎炎の割合のみが減少の一途を辿っている。腎臓専門医の医療機関の通院者コホート（慢性腎臓病日本コホート：CKD-JAC，宮城艮

表2　腎生検レジストリー（CKD重症度分類G4, 5）の年齢別臨床診断

文献2より引用

		65 歳未満（1,309 例）	（%）	65 歳以上（1,454 例）	（%）
性別	女	600	45.8	633	43.5
	男	709	54.2	821	56.5
G stage	G 4	769	58.7	852	58.6
	G 5	540	41.3	602	41.4
A stage	A 1	51	3.9	59	4.1
	A 2	157	12	165	11.3
	A 3	1,101	84.1	1,230	84.6
臨床診断	ネフローゼ症候群	221	16.9	315	21.7
	遺伝性疾患	5	0.4	3	0.2
	急性腎炎症候群	31	2.4	22	1.5
	急速進行性腎炎	270	20.6	518	35.6
	血尿症候群	3	0.2	2	0.1
	慢性腎炎症候群	354	27	230	15.8
	膠原病	58	4.4	58	4
	代謝性疾患	56	4.3	57	3.9
	薬剤性	27	2.1	23	1.6
	その他	284	21.7	226	15.5
合計		1,309	100.0	1,454	100.0

陵 CKD 研究：艮陵研究）において，ESKD に至る可能性が高いのは CKD ステージ G4, 5 である。その原疾患は CKD-JAC 研究[4]では，糸球体腎炎：38.4％，糖尿病性腎症：20.6％，腎硬化症：18.4％，艮陵研究では，一次性腎疾患：48.5％，高血圧性腎症：17.5％，糖尿病性腎症：10.5％であり，糸球体腎炎が主な疾患である。糸球体腎炎の早期発見，早期治療介入が進むことで進行期 CKD に至る患者が減少し，透析導入率が低下している可能性がある。

3 CKD 進展の Point of no return

腎臓病には Point of no return（PNR）と称される時期があり，ある程度まで病状が進行すると，

CKD 進展を食い止めることができず ESKD に至る。一般に，糖尿病性腎症では蛋白尿が 0.5 g / 日（アルブミン尿が 0.3 g / 日）以上の持続性蛋白尿の時期（顕性腎症－腎症第 3 期）とされ，IgA 腎症はわが国では血清 Cr 2.0 mg/dL 前後，CKD 合併高血圧患者では eGFR 25 mL / 分 / 1.73 m^2 と推定されている。組織学的観点からは，IgA 腎症において約 20 〜 30 ％の足細胞数の減少が PNR とされている[5]。足細胞は蛋白漏出を防ぐ糸球体構造の鍵であり，代償能を超える足細胞障害により基底膜を被覆できなくなると分節性硬化が惹起され，糸球体硬化が進展すると考えられている。PNR の観点からも，糖尿病性腎症では微量アルブミン尿の時期（腎症第 2 期）までに厳格な血糖コントロールと RA 系抑制薬を用いた腎保護治療の有用性が，糸球体腎炎では蛋白尿低減による腎障害進展防止の重要性が強調される。これらのことから，腎障害が不可逆的になる前に早期診断と適切な治療を徹底し，CKD 進展を阻止することが腎予後改善につながる。しかし，PNR を越えた後の腎機能の改善例も散見されており，近年の積極的な治療介入や CKD 対策の進歩により PNR の概念や推定値が変わる可能性がある。

参考文献

1) Wakasugi M, Narita I : Evaluating the impact of CKD initiatives on the incidence of dialysis in Japan. Jpn J Nephrol 2018 ; 60 : 41-9.

2) 研究代表者 山縣邦弘：腎障害進展予防と腎代替療法へのスムーズな移行　CKD ステージ G3b 〜 5 診療ガイドライン 2017（2015 追補版）. 日腎会誌 .2017; 59:1093-216.

3) Iseki K, Ikemiya Y, Iseki C, et al: Proteinuria and the risk of developing end-stage renal disease. Kidney Int. 2003 ; 63:1468-74.

4) Imai E, Matsuo H, Watanabe T, et al. Chronic Kidney Disease Japan Cohort study:baseline characteristics and factors associated with causative diseases and renal function. Clin Exp Nephrol.2010; 14:558-70.

5) Lemley KV, Lafayette RA, Safai M, et al.Podocytopenia and disease severity in IgA nephropathy. Kidney Int . 2002; 61: 1475-85.

Q04 中高年CKD患者の腎予後は近年改善しましたか？

急速に高齢化が進むなか，人口高齢化に伴う透析導入率は増加している。患者背景の多様性から画一的な管理は困難であるが，腎症改善効果をもつ薬剤の普及や包括的なCKD対策により，中高年CKD患者の腎予後は近年改善している可能性は否定できない。実際に2015年の65歳以上の新規透析導入率は，2005年に比較して人口千人あたり0.792人から0.778人に減少している。一方で80歳以上の新規透析導入率は，人口千人あたり0.810人から1.00人に増加しており，人口高齢化を反映していることが示唆される。

1 高齢化とCKDの動向

高齢化が進むわが国では，CKDの重症化を予防して新規透析導入患者減少を実現することが大きな課題となっている。年齢調整透析導入率は2008年以降低下しているが，男女とも人口高齢化に伴う新規透析導入患者の透析導入率は増加し続けている（図）[1]。

通院者コホート

慢性腎臓病日本コホート（CKD-JAC）研究[2]，宮城艮陵CKD研究（艮陵研究）[3]の結果から，高齢になるに従いCKD重症度は高くなる。艮陵研究では，平均22.6カ月の観察期間中にCKDステージG5：61.1％，CKDステージG4：11.4％が透析に至るESKDに進展し，CKD-JACではCKD病期が進むに従い蛋白尿陽性の割合が増え，GFR低下速度が大きかった。

保存期CKD患者の高齢化

新規透析導入患者の平均年齢は約70歳となり，最も多い年代層は75～80歳となった。CKDに合併の多い脳・心血管疾患の救命率上昇や癌治療の進歩など，他疾患の死亡減少が影響している可能性もあるが，その結果として人口高齢化が進み高齢者の透析導入が増加していると考えられる。

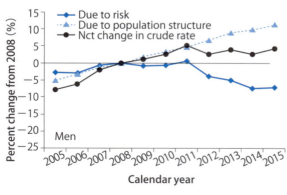
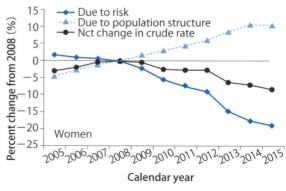

図　2008年を基準とした男女別の人口高齢化に伴う透析導入率の変化と人口高齢以外の要因による変化

文献1より引用

■ CKD 患者の高齢化に伴う腎代替療法の選択

CKD 患者の高齢化に伴い，フレイルや合併症を併発している患者が増えている。このような実態を受け，腎代替療法の選択方法や腎代替療法導入の見送りについても検討されている。腎代替療法開始後の早期死亡も問題視されており，高齢者の腎不全進行例の対策は議論の余地が残る。

2　高齢 CKD 患者の特徴

中高年 CKD 患者の特徴から腎予後について検討すると，ESKD への進展リスクの高い保存期 CKD 患者の原疾患は，慢性腎炎，糖尿病，高血圧性腎硬化症であるが，年齢層により原疾病が異なる。保存期 CKD 患者は年齢が高くなるに従い高血圧や糖尿病などの生活習慣病合併率が増え，高血圧性腎硬化症の頻度が高くなる[2, 3]。

腎生検レジストリーの登録症例の CKD ステージ G 4,5 の患者背景は，慢性腎炎症候群が若年・中年の原疾患であるのに対し，高齢者ではネフローゼ症候群と急速進行性腎炎症候群が原疾患である。しかし，実際に血液透析が導入された患者の糖尿病性腎症および腎硬化症の多くは非腎生検例である。

2016 年に新規透析導入となった患者の原疾患の割合は，第 1 位が糖尿病性腎症：43.2 ％，第 3 位が腎硬化症：14.2 ％で，新規透析導入患者の高齢化に伴い腎硬化症は増加し続けている。

3　管理の難しい高齢者 CKD

高齢者は，原疾患の良好なコントロールが必ずしも予後改善につながらない。高血圧を伴う高齢 CKD 患者においては，過剰な降圧治療による血圧低下がしばしば生命予後を悪化させる。糖尿病を合併する高齢 CKD 患者では，厳格な血糖コントロールの ESKD や生命予後に対する効果は不明であり，2016 年には日本糖尿病学会の血糖コントロール目標値に患者背景が勘案された。

近年，腎機能の悪化がアルブミン尿増加と一致しない非典型的糖尿病性腎症も増え，DKD という概念も登場した。さらに，75 歳以上の高齢者ではほかの合併症やフレイルによる個体差が大きく，過剰なたんぱく質制限食は低栄養やサルコペニアを引き起こし，QOL の低下や生命予後の悪化につながる。そのため，CKD 進展抑制効果が期待できるたんぱく質制限食に関しても高齢 CKD 患者では一概に実施することはできず，患者個々の身体機能，栄養状態，認知機能，生活状況などから判断する必要がある。

4　腎保護効果のある薬剤の影響

このようななか，CKD 進行抑制効果をもつ薬剤に期待がかかる。治療薬の筆頭は，RA 系阻害薬である。2000 年前後から次々にアンジオテンシン受容体拮抗薬が上市され，糖尿病性腎症に対する治療として普及した。近年，新たに開発された SGLT-2 阻害薬やインクレチン関連薬などの糖尿病治療薬にも，腎臓の保護効果をもつ可能性が示されている。

■ 米国における糖尿病腎合併症の調査

興味深いことに，1988 ～ 2014 年の米国における糖尿病腎合併症の調査（National Health and Nutrition Examination Surveys：NHANES）では年代が下がるほど，HbA1c，収縮期血圧，脂質代謝は改善傾向にあり，血糖降下薬，RA 系阻害薬，スタチンの服用割合が増加していた。腎合併症のうち，アルブミン尿陽性症例（ACR $\geqq$ 30 mg/gCr），顕性アルブミン尿（ACR $\geqq$ 300 mg/gCr）は減少傾向にある一方，eGFR $<$ 60 mL/分/1.73 m^2，eGFR $\leqq$ 30mL/分/1.73m^2 は有意に増加していた。アルブミン尿減少傾向の理由として，血糖管理の

改善とRA系抑制薬の普及があげられている[4]。

その他の薬剤

1991年に発売された経口吸着炭は腸管で産生される尿毒症毒素を吸着して透析導入の遅延をもたらす可能性があり，新たな選択的キサンチンオキシダーゼ阻害薬は，抗酸化による腎保護効果が期待される。また，1994年に保存期CKD患者に適応拡大されたエリスロポエチンは，2015年に改定された「慢性腎臓病患者における腎性貧血治療のガイドライン」[5]の高い目標ヘモグロビン値の推奨を受け，汎用されている。低すぎるヘモグロビン値は急速な腎機能低下を引き起こすため，保存期CKDのヘモグロビン値は適切に管理される傾向にある。

5 包括的治療と連携

わが国では急速に高齢化が進んでいるため，老化の影響を受けやすいCKDの予後改善を示すのが困難である。一方で，CKDの根本的な治療薬は登場していないものの，腎保護効果をもつ薬剤の報告は相次いでいる。さらに，生活習慣病に対する管理の重要性が浸透し，食事指導やCKD予防の情報は得やすい環境にある。個々の中高年CKD患者の腎予後は近年改善している可能性は否定できない。

2016年に日本腎臓学会より，「生活習慣病から

の新規透析導入患者の減少に向けた提言〜CKD（慢性腎臓病）の発症予防・早期発見・重症化予防〜」が刊行された。有用な薬物療法や生活・食事指導を組み合わせた包括的なCKD対策と，かかりつけ医や多職種との診療連携によるCKD発症予防，CKD重症化予防が解かれており，今後さらなる腎予後の改善が期待される[6]。

参考文献

1) 若杉三奈子, 成田一衛：慢性腎臓病（CKD）対策の評価—年齢調整透析導入率は低下したが，透析導入患者数減少は未達成—. 日腎会誌. 2018；60：41-9.

2) Inaguma D, Imai E, Takeuchi A, et al. Risk factors for CKD progression in Japanese patients：findings from the Chronic Kidney Disease Japan Cohort（CKD-JAC）study. Clin Exp Nephrol. 2017；21：446-56.

3) Nakayama M, Sato T, Sato H, et al.：Different clinical outcomes for cardiovascular events and mortality in chronic kidney disease according to underlying renal disease：the Gonryo study. Clin Exp Nephrol. 2010；14：333-9.

4) Afkarian M, Zelnick LR, Hall YN, et al. Clinical Manifestations of Kidney Disease Among US Adults with Diabetes, 1988-2014. JAMA. 2016；316：602-10.

5) 2015年版　慢性腎臓病患者における腎性貧血治療のガイドライン. 透析会誌. 2016；49：89-158.

6) 日本腎臓学会（編）. 生活習慣病からの新規透析導入患者の減少に向けた提言〜CKD（慢性腎臓病）の発症予防・早期発見・重症化予防〜. 日腎会誌. 2016；58：429-75.

2章

CKD のアウトリーチ活動の重要性

2章. CKDのアウトリーチ活動の重要性

CKDは，ESKDや心血管イベント発症および死亡のリスクになることが国内外の多くの疫学研究などにより明らかにされている。最も重要なことは，CKDの早期発見・早期治療介入による重症化予防であり，現実的には見過ごされたり，気づかれないままに進行した重症CKD患者が未だ数多く存在している。進行してしまったCKDステージG3b以降の要ケア患者でも，適切に腎臓専門医への紹介につなげられれば，腎不全への進行のみならず深刻な合併症の進展予防に有用であり，多くのガイドラインで推奨されている。急増するCKDステージG3b以降の高齢腎不全患者の急性増悪などによる緊急入院・緊急透析導入は，予定入院に比較して医療費は高騰し，医療経済上深刻な問題となっている。さらに，原疾患の悪化などに伴う緊急透析は医療費ばかりでなく，導入1年以内の死亡原因と密接に関連することも知られている。したがって，早期CKDのみならず進行したCKDステージ患者，特に腎臓専門医非管理下や医療機関未受診者への「アウトリーチ活動」による発見・診断と積極的管理・介入は，腎および生命予後の改善と同時に，医療費高騰の抑制にとっても重要な課題である。

腎機能障害は，よほど重症化しない限り自覚症状がなく病気の存在に気づきにくいため，緩徐進行性も多いことから重症化を見逃しやすいとされている。したがって，かかりつけ医や非腎臓専門医のみならず，市民公開講座などを通した患者自身に対する"気づきを促す"CKD啓発が重要となる。さらに，職域および特定健康診査（特定健診）などで血清Cr測定を含め，適切かつ効果的な腎スクリーニング検査を通じて，CKDを見逃さずに腎臓専門医への受診勧奨を行う確固たる流れを構築することも重要である。こういったCKDアウトリーチの確実な遂行は，腎不全のみならず生命にかかわる合併症の発見・予防にもつながる。腎臓専門医に加え，看護師，栄養士，薬剤師などの多職種による積極的介入は，CKD進行・重症化予防にさらに効果的であることは種々先行研究で証明されており，"多職種集学的管理"につながるアウトリーチ活動の施策も考慮されるべきである。その点で，2017年から始まった"腎臓病療養指導士制度"は大いに期待される。

本章では，わが国におけるCKD認知度の現状とCKDアウトリーチ活動を効果的に行うために必要な腎臓専門医の規模，多職種集学的管理のために期待される腎臓病療養指導士制度と展望，CKDの重症化予防のために有用な腎スクリーニング検査と有効なCKD啓発につながる市民公開講座の具体的な開催方法などを，CKDアウトリーチ活動にかかわる各分野のエキスパートが解説する。

2章. CKDのアウトリーチ活動の重要性 | 19

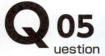

一般の日本人にCKDの認知度は十分にあがっていますか？

わが国のCKD患者数は約1,330万人と推計されており，日本人の成人人口の8人に1人が該当するが，一般住民の間でのCKDの認知度はその高い有病率に比較して決して十分とはいえない。またCKDが貧血や骨粗鬆症などと関連した全身疾患であり，血液透析などのESKDへの進展のみならずCVD発症の重大な危険因子であることの認識も低い。普及啓発活動を通じてCKDへの意識をより高め，国民の健康維持・増進を図る必要がある。

1 わが国のCKD対策の現状

わが国における腎疾患患者は増加傾向にあり，2016年の死因順位の第7位を腎不全が占め，同年末には約33万人が慢性透析療法を受けている。透析導入患者における主要原疾患の第1位は従来慢性糸球体腎炎であったが，1998年以降は糖尿病性腎症となり，2016年には全透析導入患者の43.2％を占めている[1]。高血圧症に伴う腎硬化症も徐々に増加し，2008年からは第3位を維持しており糖尿病や高血圧症などの生活習慣病が腎疾患発症・増悪の危険因子に大きくかかわっている。

このようななか，2002年に米国腎臓財団よりCKDという疾患概念が提唱された。これは原疾患を問わず，慢性に経過する腎臓病を包括した広い概念であり，わが国におけるCKD患者数は約1,330万人と推計されている（表1）。CKDはESKDの予備軍であり，さらにCVD合併の危険因子でもある[2]。したがってCKDに関する研究や治療法の向上のみならず，その普及啓発活動を通じた国民の健康増進に向けた対策も課題の一つである。

腎不全患者に対する医療対策については，1971年に実施した腎機能不全患者の治療状況に関する実態調査に基づき順次実施されてきた。2007年度にはCKDの発症・進展予防対策を強化するため，腎疾患対策検討会において普及啓発や医療水準の向上などを図ることを主な内容とする「今後の腎疾患対策のあり方について」を取りまとめた[3]。そのなかで，腎機能異常に気づいていない潜在的なCKD患者が存在することなどが推測され，健康診断で異常を発見されても医療機関を受診しない人やCKDハイリスク群に該当する人

表1　わが国におけるCKD患者数（%）（20歳以上）
（平成23年度厚生労働省CKDの早期発見・予防・治療標準化・進展阻止に関する研究班）

GFRステージ	GFR（mL/分/1.73 m²）	尿蛋白 −〜±	尿蛋白 1＋以上
G1	≧90	2,803万人	61万人（0.6%）
G2	60〜89	6,187万人	171万人（1.7%）
G3a	45〜59	886万人（8.6%）	58万人（0.6%）
G3b	30〜44	106万人（1.0%）	24万人（0.2%）
G4	15〜29	10万人（0.1%）	9万人（0.1%）
G5	<15	1万人（0.01%）	4万人（0.03%）

■のところが，CKDに相当する。

表2 CKD に関して普及啓発すべき内容

文献 3 より引用

1. CKD が極めて患者数の多い身近な疾患であること
2. 自覚症状に頼ると発見が遅れるが，尿検査や血清 Cr 検査を受けることなどにより発見が可能なこと
3. 腎機能の低下により将来透析に至る可能性があることや，心血管病変の進行が早まることなど，生命予後の悪化，入院リスクの増加，健康関連 QOL の低下をもたらすこと
4. CKD が予防，治療や進行の遅延の可能な疾患であること
5. CKD が生活習慣と深く係わり，生活習慣の変更により改善が可能であること

などに対する啓発活動の重要性が指摘された（**表2**）[3]。また，2018 年 7 月に厚生労働省よりこれまでの 10 年間の治療を評価し，更なる腎疾患対策の推進を目指して「腎疾患対策検討会報告書」が発出された。ここでも CKD の普及啓発が未だ十分でないことから，市民公開講座や資材などによる認知度の向上や通院患者への CKD 発症予防，重症化防止に関する知識の普及を成果目標の一つにあげている[4]。

2 CKD の認知度に関する調査

　一般住民における CKD の認知度についてこれまで複数の調査が行われているが，"CKD" を聞いたことがあると答えた人の割合は 14 〜 58％と，調査により大きな違いがみられる。"CKD" と " 慢性腎臓病 " の間で認知度が異なっていたという結果もあり，CKD という言葉が腎疾患を想像させにくく，"CKD ＝慢性腎臓病 " という概念が定着していない可能性がある。また，CKD が貧血や骨粗鬆症などと関連した全身疾患であるという認識も低かった[5]。CKD の高い有病率を考慮すると，その認知度は必ずしも十分なものとはいえず，普及啓発活動を通じて CKD への意識を高める必要がある。CKD に関する知識・情報を得る手段としてはテレビ・新聞が多く，医療に関する情報収集の中心的な役割としてマスメディアは大きな影響力をもっている。医療施設でのポスターや患者指導も知識・情報を得る手段としてあげられるが，これらの自発的・積極的な手段は一般住民への普及啓発の方法としては有効なものとは言いにくい。

3 CKD の普及啓発活動

　一般住民を対象とした市民公開講座などは直接医療者から知識・情報を得る貴重な機会であり，2016 年度には日本慢性腎臓病対策協議会と連携した啓発イベントが全国 36 都道府県で実施されているが，日本慢性腎臓病対策協議会と連携していない市民公開講座や勉強会は日本全国で数多く実施されていると思われ，今後はさらに積極的に活用できるよう開催方法や対象者への呼びかけ方法などのさらなる検討が望まれる。また 2017 年に創設された腎臓病療養指導士制度は，医療施設および地域における CKD 療養指導の担い手としての役割が求められる。対象となる CKD 患者数は約 1,330 万人と多く，普及啓発活動において重要な役割を担うことが期待される。

■ 普及啓発活動の効果

　CKD の普及啓発イベントの実施件数やそれに伴う CKD の認知度の現状については正確に把握できておらず，普及啓発活動の効果に関する評価も十分ではない。しかし，地域の実情に応じた独自の活動を行っている自治体・関係団体も着実に増えている。例えば熊本市では CKD に関する啓発イベントを積極的に行い，特定健康診査（特定健診）で腎機能低下を指摘された人への予防教室を実施するなどの活動を広げ，新規透析導入患者数を減少させることにつながっている。

■ NPO 法人日本腎臓病協会

2018 年 2 月には，NPO 法人日本腎臓病協会が設立され，下記に示す①〜④を取り組むべき 4 つの事業として位置付け，活動を開始した。

① CKD の普及啓発（予防，早期発見）と各地の診療連携体制の構築

② 腎臓病療養指導士の育成と制度運営

③ Kidney Research Initiative-Japan（薬剤，診断法，機器開発の支援とプラットフォームの構築）

④ 患者会・関連団体との連携・交流

これら CKD の認知度向上，さらには CKD 発症予防や進展抑制を通じた国民の健康維持・増進を推進することに貢献していくことが望まれる。

参考文献

1) 日本透析医学会．図説 わが国の慢性透析療法の現況 2016 年 12 月 31 日現在．東京，2017.

2) 厚生労働統計協会（編）．国民衛生の動向・厚生の指標，東京，2017.

3) 腎疾患対策検討会．今後の腎疾患対策のあり方について．2008

4) 腎疾患対策検討会．腎疾患対策検討会報告書 〜腎疾患対策の更なる推進を目指して〜．2018．https://www.mhlw.go.jp/stf/shingi2/0000172968_00002.html（2018.10.2 アクセス）

5) 内田治仁，杉山 斉，宮崎雅史，他．岡山県健診受診者の慢性腎臓病（CKD）認知度〜 2015 年度〜．岡山医会雑誌 2017；129：101-105.

Q06 日本に腎臓専門医は何人くらい必要ですか？

適正な腎臓専門医数については，実診療時間や理想的な診療時間から約8,700名〜12,400名というシミュレーション結果が報告されているのみで，ほかに研究報告は見いだせなかった．腎臓専門医の数は増加しているが，適切なCKD診療連携を実践するには不足しているため，腎臓専門医の数を増やすとともに腎臓専門医数の地域格差対策が必要である．また，地域の診療実態に基づくCKD診療連携やチーム医療体制の整備が重要である．

1 腎臓専門医とは

日本専門医機構は，専門医を「それぞれの診療領域における適切な教育を受けて，十分な知識・経験を持ち，患者から信頼される標準的な医療を提供できる医師」と定義している．腎臓専門医について日本腎臓学会は，「腎臓疾患の診療に従事する優れた医師を本会の腎臓専門医（以下，専門医）として認め，腎臓疾患診療の向上を図り，国民の医療に貢献することを目的とする」としている．腎臓専門医は内科医が多いが，小児科医や泌尿器科医が腎臓専門医資格を有する場合もある．日本腎臓学会の腎臓専門医数は2018年4月17日現在で5,030名である．

腎臓専門医へのカリキュラム

日本腎臓学会の腎臓専門医研修カリキュラムでは，腎の形態・機能・病態生理，蛋白尿や高血圧などの主要症候，臨床診断や腎病理診断（病因分類と病型分類）の疾患分類に関する知識，専門的な身体診察と腎生検を含む各種検査，治療として生活食事指導から輸液・水・電解質管理，腎移植レシピエントを含む免疫抑制治療やバスキュラー・アクセス作製を含む血液透析，腹膜透析，アフェレシスなどの治療，AKI，膠原病，腎疾患および妊娠を含む広範な腎疾患とその病態，合併症，管理・治療などについて，学習のポイントと到達目標が示され，症例の記録および要約の審査と筆記試験の得点の総合評価により合否判定されている．

新専門医制度において，専門医は19の基本領域専門医と29のサブスペシャルティー領域専門医の二段階制となる予定で，腎臓専門医はサブスペシャルティー領域専門医となる．最短で2022年に新制度下の腎臓専門医が誕生する．

2 腎臓専門医数の国際比較

腎疾患は日本国民の健康に重大な影響を及ぼしており，適切な診療を行うためには十分な腎臓専門医数が必要である．平成28年（2016年）人口動態統計によると腎不全は死亡原因の第7位であり，日本透析医学会統計調査によるとわが国の慢性透析患者数は2016年末現在で329,609人と未だに増加の一途をたどっている．高齢化や医学進歩に伴う新技術の導入を背景として平成27年度の国民医療費は42兆3,644億円と増加しているが，腎尿路生殖器系の疾患は65歳未満では8,349億円，65歳以上では1兆3,243億円と，ともに第5位であり総医療費の約7.2％を占めている．このうち透析医療費のみで1兆円を超えており，そ

の対策は喫緊の課題である。

透析や腎移植を要するESKD患者数を抑制するためには，1,330万人と推計されるCKD患者の治療が重要である。さらにCKDはCVDのハイリスクであることが国内外の多くの臨床研究より確立されており，腎臓専門医にとってCKD対策は最重要課題の一つである。

■ 国際的な腎臓専門医数

国際的にもCKD対策は重要であるが，そのために必要な腎臓専門医（nephrologist）は不足している。Global Nephrology Workforceの調査[1]によると，人口100万人あたりの腎臓専門医数は西欧：31名，北米：22名であるが，東南アジアやアフリカでは1名にすぎない（図1）。国別ではイタリア：53名，ギリシア：51名，スペイン：40名，ドイツ：30名，米国：28名の順であった。日本の人口と腎臓専門医数より，人口100万人あたりの腎臓専門医数は39.6名と算出された。

Global Nephrology Workforceの調査[1]ではESKD患者1,000例あたりの腎臓専門医数も報告しており，イタリア：94名，スイス：72名，オランダ：56名，ドイツ：28名，カナダ：14名，米国：14名，イギリス：10名であった。

日本移植学会の「2017臓器移植ファクトブック」では，腎移植レシピエントのうち，生存生着中：16,416例，生存しているが移植腎は廃絶している：3,389例，生存しているが移植腎の転帰がわからない：697例，既に死亡している：4,516例，追跡不能：6,567例であることが報告されている。わが国の腎移植レシピエント数に関する信頼できる統計情報がないため，生存生着中の16,416例と慢性透析患者数（2016年末）から算出すると，わが国のESKD患者1,000人あたりの腎臓専門医数は14.5名であった。

各国で医療システムが異なること，わが国の腎臓専門医に小児科医や泌尿器科医が含まれ，また腎臓内科以外にも専門医を取得していることがあるため直接比較は困難であるが，わが国の腎臓専門医数は人口100万人あたりでは欧米先進国と同水準，ESKD患者1,000例あたりでは少ない。

■ 今後の腎臓専門医数の動向

世界的に腎臓専門医数の減少が懸念されているが，わが国の腎臓専門医は着実に増加している。Global Nephrology Workforceの調査報告のなかで，米国腎臓学会の調査では腎臓内科を選択する医学部卒業生数は12年間減少し続けているなど，将来の腎臓専門医数不足を解決する対策が検討されている。一方，わが国の腎臓専門医数は2008年の2,807名から2018年の5,030名と10年間で2,223名増加しており，その増加率は79.2％であった。これまでの実績に加え，さらに日本腎臓学会は，腎臓学を通じて社会に貢献するため，2017年に5カ年計画を策定した。その柱の一つは教育・人材育成であり，生涯教育プログラムの再構築や若手腎臓医のキャリア形成支援の充実などが検討され

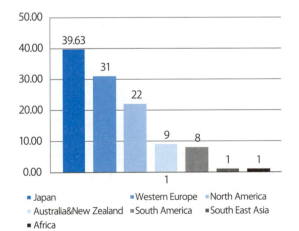

図1　人口100万人あたりの腎臓専門医数国際比較
日本の腎臓専門医数は内科医外にも泌尿器科，小児科を含み，引退した医師を含む可能性がある。
文献1と日本腎臓学会腎臓病専門医数より作成

ている。このような活動を通じ，今後もわが国の腎臓専門医数は増加していくことが期待される。

3 CKD診療での腎臓専門医の必要数

CKD診療において腎臓専門医はかかりつけ医と診療連携し，看護師，管理栄養士，薬剤師など多職種のメディカルスタッフと協力したCKDチーム医療を実践する必要がある。しかし，適切なCKD診療のために必要な腎臓専門医数に関する調査報告はほとんどない。厚生労働科学研究補助金地域医療基盤開発推進研究事業の報告書[2]では，わが国のCKD患者数に基づき「CKD診療ガイド2009」の診療連携システム案とCKD診療に要する実診療時間と理想的な診療時間に基づくシミュレーションを行い，必要な腎臓専門医数の推計は実診療時間によると8,676名，理想的な診療時間からは12,363名と報告した。

その後，日本腎臓学会腎臓病対策委員会より「腎健診受診者に対する保健指導，医療機関紹介基準に関する提言」が報告され，「エビデンスに基づくCKDガイドライン2018」[3]でも尿蛋白1＋以上で医療機関の受診，40歳以上であってもeGFRが45 mL／分／1.73 m² 未満の場合は腎臓専門医・専門医療機関への受診が推奨された。「CKD診療ガイド2009」の紹介基準に比較してeGFRでは紹介患者数が減少し，尿蛋白試験紙検査からは増加する。新しい紹介基準での調査報告はないが，現在の腎臓専門医数ではガイドラインに則したCKD診療が困難であると懸念される。

■ 腎臓専門医数はどこまで増やすべきか

専門医数の不足は腎臓内科だけの問題ではなく，日本呼吸器学会では2017年11月現在の専門医数6,201名を，10,000名程度まで増員する必要があるとしている[4]。一方，日本内科学会では総合内科専門医の適正な医師数を約30,000名としている[5]。もちろん腎臓専門医を含め複数の専門医を取得する内科専門医もいるが，わが国の総医師数や医学部定員に基づきさまざまな内科系専門医数が適正なバランスで維持されるように各学会が協力していくことが重要である。そして少ない腎臓専門医数でより多くのCKD患者を診療するためには，CKD診療連携とCKDチーム医療の充実を図ることが大切である。加えて専門医数の地域格差対策も重要である。

■ 各都道府県の腎臓専門医数

各都道府県の人口100万人あたりの腎臓専門

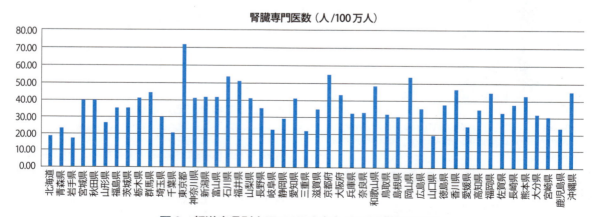

図2　都道府県別人口100万人あたりの腎臓専門医数

医数を比較すると，東京都：72.23 名，京都府：54.89 名，石川県：53.87 名，岡山県：53.79 名，福井県：51.15 名の順であった。一方，少ないのは岩手県：17.35 名，北海道：18.50 名，山口県：19.38 名，千葉県：20.53 名，三重県：22.12 名であった（**図 2**）。実際の医療圏は必ずしも都道府県単位ではないが，腎臓専門医数には大きな都道府県別の差が存在する。さらに多くの腎臓専門医は県庁所在地などの都市部に勤務しており，実際の地域格差はさらに深刻であることは確実である。

4 おわりに

CKD 対策を中心として平成 20 年 3 月に腎疾患対策検討会より「今後の腎疾患対策のあり方について」提言された。その後の 10 年を経て腎疾患対策検討会が新たに組織され，CKD 診療連携を中心とした地域における医療提供体制の整備や，腎臓病療養指導士を含む人材育成などに関して提言が検討されている。腎臓専門医数を増やす対策に加え，各地域の診療実態に基づいた病診連携・病病連携システムを構築すること，そして腎臓専門医の少ない地域では腎臓病療養指導士などのメディカルスタッフを活用した CKD チーム医療を充実していくことが大切である。

「働き方改革」の時代を迎え，腎臓専門医がワーク・ライフ・バランスを改善しつつ，継続可能な CKD 診療連携・チーム医療体制を構築していくことが重要である。

参考文献

1) Sharif MU, Elsayed ME, Stack AG. The global nephrology workforce：emerging threats and potential solutions! Clin Kidney J. 2016；9：11-22.

2) 研究代表者：渡辺 毅 . 厚生労働科学研究補助金地域医療基盤開発推進研究事業「医療連携モデルを基盤とした総合診療系医と領域別専門医の必要数算定法と専門医制度の検討」平成 22 年度総括・分担研究報告書

3) 日本腎臓学会（編）．エビデンスに基づく CKD ガイドライン 2018. 東京医学社 , 東京 ,2018.

4) 日本呼吸器学会専門医制度運用内規第 1 章（専門医制度施行における考え方等）https://www.jrs.or.jp/modules/specialist/index.php?content_id=27

5) 日本内科学会「総合内科専門医」の医師像と適正な医師数．http://www.naika.or.jp/nintei/seido/ishizo_top/ishizo_01/

Q07 腎臓病療養指導士について教えてください。

A

腎臓病療養指導士とは，CKD患者の療養指導に関する職種横断的な標準的知識と技能を有する，看護職（看護師，保健師）・管理栄養士・薬剤師の3職種に与えられる資格で，日本腎臓学会・日本腎不全看護学会・日本栄養士会・日本腎臓病薬物療法学会の共同認定である。2017年度に第1回の募集が行われ，要件を満たした合計734名が初めての合格者となった。今後は新たに誕生した腎臓病療養指導士の活躍でチーム医療が一層進み，診療水準の向上によってCKD患者の予後と生活の質改善につながることが期待される。

1 設立の背景

わが国でのCKD患者は1,330万人と推定され，高齢化や生活習慣病の増加を背景に今後も増えることが見込まれる。CKDは腎不全進行のみならず，CVD発症のハイリスクとなるため，早期からの集学的・全身的ケアが重要となる。しかし，多数のCKD患者を限られた数の腎臓専門医や専門スタッフだけで診療することは不可能である。CKD患者の早期発見およびCKDステージの軽度〜中等度低下にあたるCKDステージG3aまでのCKD診療は，多くはかかりつけ医に委ねられる[1]。腎臓専門医とかかりつけ医の適切な医療連携（紹介，併診）も不可欠である。また，CKD診療はチーム医療で成り立っており，CKD診療の水準をより向上させるためには医師だけでなく，看護師・管理栄養士・薬剤師をはじめとする多職種が互いに協力し，各領域の知識と経験を活かした療養指導を継続的に行っていくことが求められる（図）。

日本腎臓学会では，以上のような背景のもと，CKDの療養指導を担うことのできるCKD診療のエキスパートを幅広く養成することが必須と考え，医療スタッフを対象とした腎臓病療養指導士

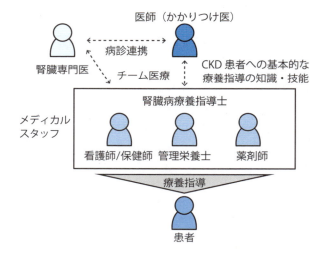

図　腎臓病療養指導士のイメージ

創設を模索し，基本的スキームについて検討が進められてきた。そして，このような制度設立の趣旨に日本腎不全看護学会・日本栄養士会・日本腎臓病薬物療法学会から賛同を得たことで，2016年から「腎臓病療養指導士」制度創設の具体的な取り組みが始まった。その後も日本腎臓学会の重点事業として検討を重ね，2018年4月からスタートした[2]。

2 対象・要件と期待される役割

　対象職種は，看護職（看護師，保健師）・管理栄養士・薬剤師の3職種であり，応募要件はCKDの療養指導に関する実務経験，講習会受講，所定の研修およびこれを証明する症例リスト・要約の提出と認定試験からなる（詳細は日本腎臓学会ウェブサイトを参照：https://www.jsn.or.jp/educator/ で閲覧可能）。

■ 腎臓病療養指導士の役割

　期待される役割は以下の通りである。

1) CKDの意義，CKDに関する基本的知識と対策，および予防法についての理解・習熟。
2) ステージに応じたCKD患者への基本的な管理方法の理解・習熟。
3) CKDステージに応じた包括的な療養指導。
4) 腎臓専門医との連携。
5) CKDに関するほかの医療従事者との円滑な連携とチーム医療への参加。
6) 腎代替療法についての基本的知識，3つの療法選択に関する説明。
7) AKIについての基本的知識と適切な腎臓専門医との連携。
8) 自らの指導技術を高める活動の継続。
9) 後進の指導と腎臓病療養指導士の育成。
10) CKDの啓発活動への協力。
11) 地域の行政機構，医師会などと連携しCKD対策を推進。
12) 腎臓病療養指導活動の普及への協力。
13) CKDの臨床研究への参加。

　標準的なCKD療養指導を全国各地に普及させることが目的のため，各領域の専門資格取得に必要とされるような高度な専門性は要求されない。しかし，CKD療養指導に必要な基本的・標準的な知識と技能については自身の職種以外の領域に関する内容も求められ，これにより医師のもとでCKD患者の基本的な療養指導を一人で行うことが可能となる。

■ 認定にあたって

　応募に際しては，自らの職種だけでなく他領域におけるCKD療養指導の実習・見学と所定数の症例報告の提出が求められる。そのため，取得の過程で職種横断的な知識が共有され，多職種間の連携が自然に身につく仕組みとなっている。

　また，腎臓病療養指導士はさまざまな医療施設でCKD診療を行っている医療従事者が広く取得可能な資格であることも特徴である。

◉ 所属施設ごとに期待される役割

①大学病院・基幹病院

　CKD療養指導チームの中心として一層の活躍。

②一般病院・クリニック

　非腎臓専門医やかかりつけ医をサポートし，腎臓専門医との連携における橋渡し。特に，腎臓専門医不在の地域における役割が重要となる。

③それ以外（行政，薬局，栄養ケア・ステーションなど）

　保健師，薬局薬剤師，栄養ケア・ステーションや行政に属するメディカルスタッフ有資格者などが含まれ，受診勧奨やCKD対策の後方支援などが期待される。

　なお，他施設研修が困難な場合に配慮し，新たな代替措置も現在検討中である。

　2017年に3回の講習会を開催したところ合計1,203名の受講があり，そのうち800名から本資格取得の応募があった。2018年1月29日に第1回の認定試験が行われ，最終的に734名が合格し，同年4月に初めての腎臓病療養指導士が誕生した。なお，この資格は前述の設立4団体の合同認定となる。

3 今後の課題

　今後の課題として，研修プログラムの整備，資格更新に向けた更新要件の整備があげられる。腎臓病療養指導士の制度が発展していくためには，地域偏在を考慮した継続的な育成と資格取得者がCKDのチーム医療の中核として活躍可能な環境を作ることが重要である。資格取得者間の情報交換会やセミナーの開催，好事例の共有などを図り，他領域の療養指導士との連携や制度発足後の効果検証なども進めて行く予定である。今回誕生した腎臓病療養指導士が，チーム医療・地域医療の一翼を担い，CKDの療養指導の普及と診療水準向上の起爆剤になることが期待される。

参考文献

1) 菅野義彦，要 伸也：チーム医療と医療連携. CKDステージ G3b～5 診療ガイドライン 2017（2016 追補版）. 日腎会誌. 2017；59：1198-1203.
2) 要 伸也：腎臓病療養指導士制度とチーム医療. 日腎会誌. 2018；60：1-5.

Q08 現在の健診における腎スクリーニング検査は有用ですか？

CKDは，一般に自覚症状に乏しいため患者が病気に気づきにくく，心血管病，脳血管病など生命予後を規定する疾患を高率に合併する。健康診断（健診）によるCKDの早期発見・早期治療介入によって，進行予防・合併症予防が期待できるため，尿検査，血清Crの測定は必要不可欠であると考えられる。

1 CKDの早期発見

CKDは，心血管病，脳血管病など生命予後を規定する疾患のハイリスクであり，重篤な合併症予防のためにCKDの早期発見が重要であり，早期に腎臓専門医に紹介することが求められる。CKDステージG3以降の腎機能低下患者での急性増悪による緊急入院・緊急透析導入は，予定入院に比較して病状の重症化により入院期間の延長を余儀なくされている。したがって，CKDの早期発見・早期治療介入によって，進行予防・合併症予防が期待でき，生命予後の改善と医療費の抑制につながると考えられる。

2 健診の重要性

CKDは血液・尿検査で診断可能であるが，一般に自覚症状がないため病気に気づきにくい。また，緩徐進行性であることから重症化を見逃しやすいため，CKDを早期に検出する健診システムが重要である。CKDの多くは加齢に伴う腎機能低下と高血圧や糖尿病などの生活習慣病が関連しているため，まずは生活習慣の改善および食事療法が第一である。

■ 新規CKD発症・蛋白尿出現の危険因子

地域住民健診の結果から新たに蛋白尿が出現する危険因子は，加齢，血尿2＋以上，高血圧，糖尿病，脂質異常症，肥満，喫煙であった[1]。ベースラインの血圧にかかわりなく非高血圧から高血圧への進展が，新規CKD発症・蛋白尿出現の危険因子とされている[2]。また，eGFRが60 mL/分/1.73 m^{2}未満に低下する危険因子は，加齢，蛋白尿2＋以上，血尿2＋以上，血尿と蛋白尿が1＋以上，高血圧，糖尿病，脂質異常症，喫煙であった[1]。海外からの報告でも，eGFRの低下に寄与する危険因子は，eGFR低値，高血圧，糖尿病，脂質異常症，高齢，高BMI，喫煙であった[3]。

これらのことから，一般住民におけるCKD進展のリスクは，生活習慣病，肥満，喫煙が関連しており，CKDを早期に発見し，生活習慣の改善および高血圧，糖尿病，脂質異常症の治療によって，CKDの進展防止が期待できる。その点で，保健指導はCKDの理解や生活習慣病のリスクコントロールの意識改革など，CKD対策に有用であろう。

3 血清Cr測定の重要性

定期健診で血清Crを積極的に測定し，eGFRを算出することで適切にCKDを診断し，腎臓専門医の受診勧奨を行うことが重要である。

■ 経年的な血清Crの測定

平成20年度から特定健診が導入され，生活習慣病やMetSの検査を受け，リスクに応じた保健指導を受けることができるようになっている。CKD

は血液検査・尿検査で診断できるため，特定健診の検査項目に加えて血清 Cr を測定することで，CKD の診断や重症度評価が可能となる。特定健診受診者での腎機能の経年的な低下が心血管病の新規発症の独立した危険因子であり，腎機能低下速度は蛋白尿とは独立した心血管イベント発症の危険因子である[4]。また，CKD（eGFR ≦ 60 mL / 分 / 1.73 m^2）の集団では，2 年間で 30％以上の eGFR の低下は有意な ESKD の予測因子となることが示唆されている[5]。これらのことから，経年的な血清 Cr の測定が重要であるといえる。

蛋白尿が陽性とならない CKD

2008 年に特定健診を受診した 54 万人余りの受診者の 約 14 ％ が eGFR 60 mL / 分 / 1.73 m^2 未満であり，その集団の尿蛋白陽性者はわずか 10％であった[6]。したがって，血清 Cr を測定しなければ多くの CKD 患者を見逃すことになる。さらに，尿蛋白の陰性率は，CKD ステージ G 3 a：約92％，CKD ステージ G 3 b：77％，CKD ステージ G 4：41％，CKD ステージ G 5：44％であり，CKD ステージ G 4 や G 5 の高度腎障害の患者であっても 40％以上が尿蛋白陽性にならないことが明らかとなった[6]。実際に透析導入原疾患の第3 位であり，近年疾患頻度が増加している腎硬化症は，高齢化や高血圧に起因していることから尿蛋白は陽性にならないことが多い。これらのことから，特定健診を受診しても血清 Cr を測定しなければ CKD の診断は困難であり，血清 Cr 測定は CKD の早期診断のみならず，尿蛋白が陽性とならない高度腎機能低下患者を同定するうえでも必要不可欠と考えられる。

医療機関未受診者

さらに，全国 27 都道府県の特定健診受診者を対象に行われた研究では，血清 Cr が測定され eGFR の算出が可能な対象者のなかで，eGFR が 30 mL / 分 / 1.73 m^2 未満の高度腎機能低下例は約0.26％であった。このうち約 17％が医療機関未受診者であった（厚生労働科学研究費補助金 循環器疾患等生活習慣病対策総合研究事業「今後の特定健康診査・保健指導における慢性腎臓病（CKD）の位置付けに関する検討」研究代表者 渡辺 毅）。特定健診の平均受診者が 2,400 万人程度であるため，約 1 万人が未受診の高度腎機能低下例（eGFR ＜ 30 mL / 分 / 1.73 m^2）と推算される。アウトリーチ活動による受診勧奨が必須ではあるが，まずは医療機関未受診者の実態を明らかにすることが重要である。

血清 Cr 測定の費用対効果

健診での血清 Cr 測定は重要であるが，健診費用を費やすことでベネフィットは得られるのだろうかという議論が生じる。Kondo らにより，特定健診で血清 Cr を測定する場合と測定しない場合とでの医療費の比較検証が報告されているが[7]，公衆衛生学的に医療経済上のメリットが確認され，特定健診では血清 Cr を測定すべきであると考えられる。

4 血尿の重要性

わが国では，検尿システムが非常に発達していることから腎疾患が早期に発見され，CKD の重症化予防につながってきたと考えられるが，血尿に対するアプローチはこれまで不十分であったといわざるを得ない。

潜在的 IgA 腎症

年間約 6,500 万人が健診を受け，その大部分に検尿が施行されているわが国の検尿における尿潜血陽性の頻度は約 3 ～ 5％とされ，1 次スクリーニングで年間 250 ～ 300 万人程度に尿潜血陽性者がいる可能性がある。続く 2 次スクリーニングで尿潜血陽性を呈しても，泌尿器科疾患を除外診断

されると，大部分が経過観察にとどまるのが現状である。しかし病状が進行し，尿蛋白も陽性になった時点で初めて腎臓専門医に紹介され，IgA 腎症と診断されるケースが少なくないことを考えると，尿潜血陽性者のなかには相当数の潜在的 IgA 腎症患者が含まれている可能性がある。IgA 腎症の初発症状は血尿が主体であり，わが国における発見機転は学校健診や職場健診で指摘される血尿や蛋白尿が約 70％と大多数を占め，約 40％は ESKD に至る予後不良の疾患であり，検尿システムが発達しているわが国でさえ，診断・治療時期を逸した IgA 腎症患者が多いと考えられる。

尿潜血陽性のみの場合，ほかの急性症状などがある場合を除いて経過観察として放置されることが多い。これは，入院を要する腎生検以外に糸球体腎炎を簡便に診断する手段がないことに起因している。尿沈渣などによる腎炎の判断は，非腎臓専門医には容易でなく，蛋白尿を合併しない限り 3 次スクリーニングで専門医に紹介する判断も難しいため，経過観察となるケースが多い。

■ IgA 腎症早期発見・早期診断

このような背景を踏まえ，複数の健診センターの協力を得て健診・人間ドック受診者を対象に，厚生労働省腎疾患対策研究事業「IgA 腎症新規バイオマーカーを用いた血尿の 2 次スクリーニングの試み」として平成 24 年度から研究を開始し，平成 27 年度からは国立研究開発法人日本医療研究開発機構腎疾患実用化研究事業として，健診での尿潜血陽性者を対象にバイオマーカーを用いたスコア法による IgA 腎症早期発見・早期診断を目指した研究を行っている。中間解析の結果では，腎生検で実際に IgA 腎症と診断される患者数の約 10 倍に潜在的な IgA 腎症が存在すると推定される[8]。今後，血尿に関するスクリーニングの標準化が期待され，かかりつけ医，産業医・学校医など，非腎臓専門医による血尿陽性者に対する適切な専門医への紹介が可能となる。また，IgA 腎症の早期発見・診断のための行政施策に向けた基礎となるエビデンス構築ができると考えられる。

5 おわりに

一般に，自覚症状に乏しく患者が病気に気づきにくいことから，重症化が見逃されやすい CKD を適切に診断したうえで早期治療介入するためには，まず特定健診などの定期健診受診を勧奨することが重要である。そして健診における尿検査，血清 Cr の測定は有用であり，必要不可欠である。

参考文献

1) Yamagata K, Ishida K, Sairenchi T, et al. Risk factor for chronic kidney disease in a community-based population: a 10-year follow-up study. Kidney Int. 2007；71：159-66.

2) Yano Y, Fujimoto S, Sato Y, et al. New-onset hypertension and risk for chronic kidney disease in the Japanese general population. J Hypertens .2014；32：2371-77.

3) FoxC, Larson MG, Leip EP, et al. Predictors of new-onset kidney disease in a community-based population. JAMA. 2004；291：844-50.

4) Nagai K, Yamagata K, Ohkubo R, et al. Annual decline in estimated glomerular filtration rate is a risk factor for cardiovascular events independent of proteinuria. Nephrology. 2014；19：574-80.

5) Coresh J, Turin TC, Matsushita K, et al. Decline in estimated glomerular filtration rate and subsequent risk of end-stage renal disease and mortality. JAMA. 2014；311：2518-31.

6) Uchida D, Kawarazaki H, Shibagaki Y, et al. Underestimating chronic kidney disease by urine dipstick without serum creatinine as a screening tool in the general Japanese population. Clin Exp Nephrol. 2015；19：474-480.

7) Kondo M, Yamagata K, Hoshi SL, et al. Budget impact analysis of chronic kidney disease mass screening test in Japan. Clin Exp Nephrol. 2014；18：885-91.

8) 厚生労働科学研究費補助金 難治性疾患克服研究事業 研究代表者 鈴木祐介：IgA 腎症新規バイオマーカーを用いた血尿の 2 次スクリーニングの試み. 平成 24-26 年度総合研究報告書.

Q09 Question

CKD 啓発のための市民公開講座の開催法を教えてください。

Answer　CKD に関する知識・情報を得る手段としてはテレビ・新聞などのマスメディアが大きな影響力をもっているが，一般住民を対象とした市民公開講座などは直接医療者から知識・情報を得る貴重な機会である。1．開催母体，2．開催場所，3．開催日時，4．開催の告知方法，5．講演内容，6．開催資金，7．開催後までを考慮し，開催している。

1　はじめに

2008 年，腎疾患対策検討会において CKD の発症・進展予防対策を強化するため，「今後の腎疾患対策のあり方について」が取りまとめられた[1]。そのなかで，腎機能異常に気づいていない潜在的な CKD 患者が存在することなどが推測され，健康診断（健診）で異常を発見されても医療機関を受診しない人や CKD ハイリスク群などに対する啓発活動の重要性が指摘された[2]。

なお，腎疾患対策の更なる推進のため腎疾患対策検討会が開催され，2018 年 7 月に「腎疾患対策検討会報告書～腎疾患対策の更なる推進を目指して～」が厚生労働省から発表された[3]。

CKD に関する知識・情報を得る手段としてはテレビ・新聞などのマスメディアが大きな影響力をもっているが，一般住民を対象とした市民公開講座などは直接医療者から知識・情報を得る貴重な機会である。2016 年度には日本慢性腎臓病対策協議会と連携した CKD 啓発イベントが全国 36 都道府県で実施されている。

2　島根大学腎臓内科の市民公開講座

市民公開講座の開催に関して，我々島根大学腎臓内科が開催してきた経験や市民公開講座後のアンケート調査をもとに解説する。

■ 1. 開催母体（主催，共催，後援）

主催・共催は各地域の慢性腎臓病対策協議会や大学，CKD に関連する製薬企業が中心となっていることが多い。後援は日本慢性腎臓病対策協議会（2018 年 2 月からは NPO 法人日本腎臓病協会が設立され，すべての業務を移行した），日本腎臓財団，NPO 法人腎臓サポート協会を中心に，県・市町村，医師会，看護協会，薬剤師会，栄養士会，新聞社，テレビ局などにお願いすることが多い。

■ 2. 開催場所

地域にもよるが，一般住民が集まりやすいように公共交通機関や駐車場の広さなどを考える必要がある。しかし，それらの公共機関は使用を希望する団体も多く，また予約開始時期も決まっているため，早めの始動が良い。我々は，世界腎臓デーのイベント（CKD 啓発チラシ，CKD グッズ配布，医療相談など）を市民公開講座とは分けて実施している。その際には少しでも多くの市民に啓発したいという思いから，人が多く集まる地域のショッピングセンターの一角を使用している。

■ 3. 開催日時

一般に，CKD の市民公開講座は世界腎臓デー（3 月の第 2 木曜日）の前後で行われることが多い。日本慢性腎臓病対策協議会が主催・後援するイベントも 3 月に集中している。我々は市民公開講座

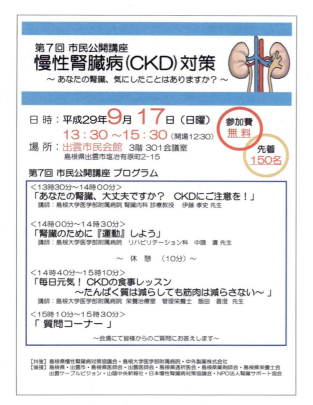

図　パンフレット：表

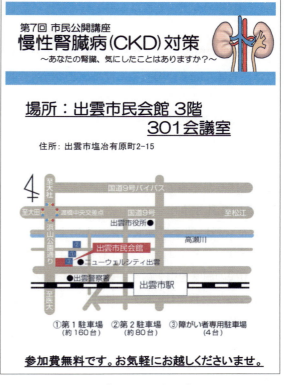

図　パンフレット：裏

に先駆け，世界腎臓デーのイベントを世界腎臓デーに合わせて実施したため，市民公開講座は半年あけた9～10月で開催しており，CKD啓発活動を年2回実施できている。

3月に実施しなければいけないわけではなく，1年を通して実施可能である。一般住民の参加を考えれば，年末年始，連休は避けたほうがよい。また，地域での行事（運動会，夏祭り，秋祭りなど）も避けることが望ましい。

開催曜日は，週末がよいと思われる。全国的にも日曜日の午後が多い。我々も日曜日の午後に実施しているが，アンケートでも開催日時・時間帯に関して日曜日の午後でよいという意見が多かった。開催時間はあまり長くならないようにし，途中で休憩を入れたほうがよい。全国的にも2～3時間のところが多いが，なかには午前の部と午後の部に分けて1日がかりで開催している講座もある。

4. 開催の告知方法

図のようなパンフレットを作成している。地域の医師会・薬剤師会などにお願いし，かかりつけ医・総合病院・調剤薬局などに置いてもらうようにした。また行政にもお願いし，地域のコミュニティーセンターにも置いてもらうようにした。

新聞・テレビなどのマスメディアも積極的に活用するとよい。地域におけるケーブルテレビは各家庭での視聴率も高く，我々の経験では健康に対する関心の薄い人や普段健康教室などに参加しない人たちに対しての告知としては最も効果的であった。市町村の広報誌（市報など）に載せてもらうのもよい。勿論，腎臓内科の外来でも患者に

渡し，家族や友人にも声をかけてもらうようにするとよい。

3月の世界腎臓デーに合わせて実施するのであれば，人通りの多い場所や市役所などの行政機関に懸垂幕をかけるのも効果が期待できる。

市民公開講座のタイトルに関しては，我々が思うほどCKDの認知度は高くはないため（Q5参照），「CKD」だけではなく，「慢性腎臓病」と記載したほうが認識されやすいようである。

■ 5．講演内容

CKD一般に関する講演と栄養士による食事療法の講演は必須であろう。CKD関連ばかりでは一般市民の興味を引きにくいのではないかという意見もあり，我々はCKDに関連するような診療科，部門にも協力してもらっている。これまでは，泌尿器科（血液浄化治療部），循環器内科，内分泌代謝内科，神経内科，MSW，リハビリテーション部にお願いしており，今後は薬剤部，看護部，その他の診療科・部署にも依頼していく予定である。また，2018年度から活動が開始される腎臓病療養指導士にも参画してもらう予定である。

講演では沢山のことを伝えようとして早口になり，「スライド枚数が多くついていけなかった」というアンケート結果があったため，最近はハンドアウトを講演前に渡すようにしている。「帰ってからも見直すことができるのでよい」という意見をいただいた。

■ 6．開催資金

会場費，広告費，放映料などが必要になる。講師の先生を外部から招聘すれば経費も増えることになるが，共催企業があれば可能であろう。

■ 7．開催後

地域のケーブルテレビなどのテレビ局と連携し，後日放映してもらうようにするとよい。参加できなかった人からは，「視聴できてよかった」という意見や，参加した人からは「2回聞いたら理解が深まった」という意見をいただいた。健康に対する関心の薄い人や普段健康教室などに参加しない人たちに対しても開催告知同様に効果があり，放送を見て参加した人もいた。

3 おわりに

市民公開講座の開催の最大の原動力は，CKDにかかわる我々医療従事者の「情熱」である。

準備は大変であるが，CKD啓発のための市民公開講座の開催の意義は大きく，市民公開講座が全国各地で開催され，一人でも多くの一般市民，CKD患者の腎臓が守られることを期待したい。

参考文献

1) 厚生労働統計協会（編）：国民衛生の動向・厚生の指標．東京，2017
2) 腎疾患対策検討会：今後の腎疾患対策のあり方について．2008．https://www.mhlw.go.jp/bunya/kenkou/pdf/jinshikkan01.pdf（2018.9.13アクセス）
3) 腎疾患対策検討会：腎疾患対策検討会報告書 ～腎疾患対策の更なる推進を目指して～．2018．https://www.mhlw.go.jp/content/10901000/000332759.pdf（2018.9.13アクセス）

3 章

高血圧診療

3章. 高血圧診療

　CKD患者では一般にGFRの低下に伴い，腎臓のNa^+や水の排泄能が低下することで細胞外液量・循環血漿量が増え，心拍出量が増加するため高血圧症を合併する。一方，高血圧自体も直接腎臓に障害を与えるため，高血圧を放置すると腎機能が低下する。したがって，腎臓は高血圧の原因臓器ではあるが被害臓器でもあり，腎機能低下と高血圧は悪循環を形成する。これまでの研究でもCKD患者においては血圧が高いほど腎イベント（血清Crの2倍化，ESKDなど）を発症しやすく，降圧により進展を抑制できる可能性が示されてきた。高血圧を合併したCKD患者の適切な降圧療法の標準化は，避けて通れない重要な臨床上の課題である。

　CKDに対して単一の治療法が奏効することはなく，多角的なアプローチが必要であるが，降圧薬はかなり大きな影響力をもつ治療介入手段の一つである。降圧薬を用いる場合，注意すべき事項は以下の6つに大きく分けられる。

　①どこまで血圧を下げればよいか

　②薬剤は何を選択するべきなのか

　③CKDステージ

　④糖尿病合併の有無

　⑤心血管合併症の有無

　⑥年齢

　①～⑥のすべてに関して近年では動向が少し変わりつつあり，本章における個別のクエスチョンとの大まかな対応は，Q 10：①③⑤，Q 11：②③，Q 12：②③④⑤⑥，Q 13：①③，Q 14：②③④，Q 15：①②となる。

　糖尿病合併例や脳卒中既往例を除いた高血圧患者に対して，降圧目標120 mmHg未満（厳格降圧群）と140 mmHg未満（標準降圧群）との間で複合心血管疾患の発症を比較したSPRINT研究[1]の結果が2015年に発表された。厳格降圧群は標準降圧群に比較し，有意に複合エンドポイント（心筋梗塞，その他の急性冠症候群，脳卒中，心不全，心血管死）のリスクが低かったが，厳格降圧群でAKIの発症が明らかに増えていた。一方，この研究のサブ解析では，腎機能が低下し，CKDステージG 3 b以降ではその心血管イベントの抑制効果は弱いことが示された。SPRINT研究では血圧測定をAOBPという特殊な測定法で測定しているので，従来の診察室血圧と比較して収縮期圧で10 mmHg程度低めに出る。したがって，降圧目標120 mmHg未満というのは従来の130 mmHg未満に置き換えてもよいであろう。このようななか，2017年の米国心臓病学会（ACC）/米国心臓協会（AHA）の高血圧診療

ガイドラインではこれを積極的に取り入れ，すべての CKD 合併高血圧患者の降圧目標を130 / 80 mmHg 未満とし，顕性アルブミン尿レベル以上のときには ACE 阻害薬（忍容性がない場合は ARB）を，微量アルブミン尿以下のときには降圧薬の種類は問わないとした。糖尿病非合併 CKD の高血圧患者での研究として有名な AASK 研究[2]や MDRD 研究[3]では，蛋白尿を有する群でのみ厳格降圧による腎障害抑制効果を認めており，わが国の CKD 診療ガイドライン 2013 では糖尿病非合併 CKD で蛋白尿・アルブミン尿を認めない患者に積極降圧を推奨していないが，ACC/AHA の最新ガイドラインでは一律厳格降圧を推奨していることになる。

　今後わが国の診療ガイドラインもこの影響を受けて少しずつ変化していくことが予想されるが，欧米とは人種・年齢構成，医療経済状況などの差もあり，よく吟味してわが国に最適な形にしていく努力が必要である。本章がその一助になれば幸いである。

参考文献

1) The SPRINT Research Group. A randomized trial of intensive versus standard blood-pressure control. N Engl J Med. 2015；373：2103-16.

2) Wright JTJr, Bakris G, Greene T, et al. Effect of blood pressure lowering and antihypertensive drug class on progression of hypertensive kidney disease：results from the AASK trial. JAMA. 2002; 288: 2421-31.

3) Peterson JC, Adler S, Burkart JM, et al. Blood pressure control, proteinuria, and the progression of renal disease. The modification of diet in renal disease study. Ann Intern Med. 1995；123：754-62.

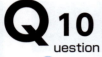

CVD発症抑制を目的とした場合のCKDステージG3b〜5患者の降圧目標は，腎機能障害進行抑制を目的とした場合と同じですか？

CVD発症抑制と腎機能障害進行抑制では降圧目標が異なる可能性がある。特に心疾患の既往，糖尿病，高齢者などのCVDハイリスク患者ではJカーブ現象を認め，背景に動脈硬化による臓器灌流障害が影響している可能性がある。したがって，CVDハイリスク患者では過降圧を避けるなど，降圧目標を個別に設定する必要がある。

1　Jカーブ現象

　一般に，血圧が上昇するということは代償反応すなわち血流障害のある心臓，脳，腎臓に血液の循環を保持するためではないかと考えられており，過度の降圧が心血管イベントを増加させる可能性が危惧されていた。

　実際，近年のわが国からの報告によると，頭蓋内外主幹動脈に50％以上の症候性狭窄を認める患者は，収縮期血圧（SBP）130 mmHg以下で脳梗塞発症のリスクが増加するとされた[1]。冠動脈疾患を合併した高血圧の患者は拡張期血圧（DBP）がおよそ70 mmHg未満まで降圧するとむしろ心血管イベントが増加するが，冠血行再建術によりこのリスク増加は50％以上軽減される[2]。

　したがって，臓器虚血をきたすような主幹動脈の狭窄病変を有する患者においては，過度の降圧はむしろ予後を悪化させるJカーブ現象が存在すると考えられる。

　冠動脈疾患におけるDBPのJカーブ現象は，高度の動脈硬化，心不全，CKDなどのCVDリスクが高い患者ではもともとDBPが低いこと（因果の逆転）も関与している。

2　CKDとCVD発症

　わが国のCVDによる死亡リスクの増加はCKDステージG3bから観察され，ステージの進行とともに増大する[3]。最もCVDリスクが高いCKDステージG5D，つまり維持透析患者では一貫して透析時に測定した血圧にJカーブ現象が認められる。

　透析導入時には無症候性であっても冠動脈造影を行うと，糖尿病症例：83％，非糖尿病症例：53％と高率に冠動脈狭窄を認め[4]，冠動脈疾患が疑われるにもかかわらず心臓カテーテル検査を施行されていない患者の割合は，GFR≧90 mL/分/1.73 m^{2}が18％であるのに対し，CKDステージG5においては76％にのぼる。つまりCKDステージG3b以降は，ステージの進行とともに特に糖尿病合併例で冠動脈疾患を有している可能性が非常に高く，実臨床では積極的な診断および治療がされていない患者も多いと考えられる。

　一般住民における無症候性頸動脈狭窄症の頻度は，50％以上の中等度狭窄が70歳未満では男性：4.8％，女性：2.2％，70歳を超えると男性：12.5％，女性：6.9％であり，男性および高齢者に多い。冠動脈疾患や末梢動脈疾患などの全身性動脈硬化疾患では，70％以上の高度狭窄を10〜15％認める[5]。CKDに関する報告はないが，高リスク群であることが容易に予想され，少なからず存在すると考えられる。

脳卒中とは，脳の血管に障害が起きることで生じる疾患の総称で，脳血管障害とも呼ばれている。そのなかには，脳出血，くも膜下出血，脳梗塞などが含まれている。脳卒中病型別に CKD の寄与を検討したわが国の報告によると，男性では脳出血，女性では脳梗塞の有意な危険因子であった[6]。

これらのことから，CKD ステージ G 3 b 以上，高齢者，糖尿病，末梢動脈疾患などの全身性動脈硬化疾患の既往がある患者において，冠動脈や頸動脈に無症候性狭窄を有している可能性を十分に

考慮する必要がある。

3 CKDにおけるCVDのJカーブ現象

CVD 発症抑制に 対する 降圧目標を 検討した CKD ステージ G 3 b ～ 5 患者を含んだ臨床研究でJ カーブ現象の有無を**表**のようにまとめたところ，CVD，心疾患，脳卒中のいずれにおいてもJ カーブ現象を認めた。また，CKD に対する高血圧の合併が，心血管死亡リスクにどのように影響するかを調査したメタ解析では，高血圧の合併は

表　CKD における CVD の J カーブ現象

	*	国	対象CKDステージ	平均年齢（歳）	糖尿病（%）	Jカーブ現象 転帰：CVD	転帰：心疾患	転帰：脳卒中	転帰：腎疾患	文献
一次予防	Racial and cardiovascular risk anomalies in CKD study	USA	3a～5	69	49	―	なし	なし	なし	Clin J Am Soc Nephrol 11 : 821, 2016
一次予防＋二次予防	SHARP trial	多国	2～5	62	23	心疾患（+）：あり 心疾患（−）：なし	―	―	―	Hypertension 69 : 314, 2017
	CRIC study	USA	4, 5	60	46	なし	―	―	なし	Kidney Int 90 : 1348, 2016, Ann Intern Med 162 : 258, 2015
	HOST trial	USA	4, 5	69	55	なし	―	―	なし	Clin J Am Soc Nephrol 10 : 934, 2015
	Taiwanese Cohort study	台湾	3, 4	64	44	糖尿病（+）：あり 糖尿病（−）：なし	―	―	糖尿病（+）：あり 糖尿病（−）：なし	Am J Hypertens 27 : 1396, 2014
	宮城良陵 CKDstudy	日本	1～5	60	28	―	あり	あり	なし	Clin Exp Nephrol 19 : 878, 2015
	ARIC と CHS study	USA	3, 4	70.2	18	―	―	あり	―	J Am Soc Nephrol 18 : 960, 2007
	IDNT trial	多国	3a～5	56.6～59.0	100	あり	心筋梗塞：なし 心不全：あり	なし	なし	J Am Soc Nephrol 16 : 2170, 2005
	SPRINT trial	USA	3 b, 4	72～73	0	なし	―	―	―	J Intern Med 283 : 314, 2018
二次予防	PROGRESS trial	多国	3, 4	70	11			なし		Kidney Int 73 : 963, 2008

*study はコホート研究を，trial は Randomized Controlled Trial のサブ解析を表している。

軽症CKD（ほぼステージG1〜3a）において心血管死亡リスクを増大させたが，重症CKD（ほぼステージG3b以降）ではむしろ正常血圧群のほうでリスクが高く[7]，CKDステージG3b以降ではJカーブ現象を認める可能性が示唆されている。

CKDステージG4，5のCRIC studyやHOST trial，糖尿病，脳卒中の既往やeGFR 20 mL/分/1.73 m^2未満を除外したSPRINT trial，心疾患や脳卒中既往症例を除外したRacial and cardiovascular risk anomalies in CKD studyではJカーブ現象を認めなかった。SHARP trialやTaiwanese Cohort studyにおいても糖尿病や心疾患の既往のない症例ではJカーブ現象は認めなかったが，糖尿病や心疾患の既往のある症例ではJカーブ現象を認めた。

したがって，糖尿病などのCVDハイリスク群，心疾患や脳卒中の既往のある全身性動脈硬化症例では，CKDステージの進行に従いJカーブ現象を認める可能性が高くなると考えられる。

4 CVD発症抑制と腎機能障害進行抑制の比較

宮城艮陵CKD研究（艮陵研究）やIDNT研究では，CVDで認めたJカーブ現象を腎予後では認めなかった（**表**）。Taiwanese Cohort studyではESKD（腎代替療法開始）は糖尿病症例でJカーブ現象を認めたが，急速な腎機能低下（年間eGFR低下率5 mL/分/1.73 m^2を超える）ではJカーブ現象を認めず，年間のeGFR低下速度では降圧に従い有意に低下していた。ここでは考察されていないが，糖尿病では心不全など別の要因で腎代替療法を開始することが多く，そのような症例が多く含まれていた可能性がある。つまり，CKDではJカーブ現象を認めず，CVDではJカーブ現象を認める可能性が高いため，降圧目標が異なると考えられる。

5 CKDにおけるCVD発症抑制の降圧目標

艮陵研究では，高血圧とCVDリスクに有意な関連は認められず，逆にSBP 110 mmHg未満，DBP 70 mmHg未満でCVDや死亡の発症リスクがおよそ2倍高かったと報告されている。ARIC・CHS studyやIDNT trialでは，SBP 120 mmHg未満でCVD発症リスクが増大している。

すなわち，CKDステージG3b〜5を対象とした降圧目標に関するRCTはなく降圧目標を定めることは難しいが，CVD予防のための降圧目標130/80 mmHg未満，脳卒中予防のための降圧目標140/90 mmHg未満とし，120/70 mmHg未満への降圧は推奨できない。仮に120/70 mmHg未満への降圧を目指す（特にCKDステージG5）場合には，カナダの高血圧診療ガイドライン2017同様にSPRINT trialで除外されている糖尿病，脳卒中を含むCVDの既往の有無などを確認し，臓器虚血を疑う所見（頸動脈雑音，頸動脈エコー，心電図，心エコーなど）について精査した後，慎重かつ緩徐に行うべきである。

参考文献

1) Yamauchi H,Kagawa S,Kishibe Y, et al. Misery perfusion, blood pressure control, and 5-year stroke risk in symptomatic major cerebral artery disease. Stroke. 2015；46：265-8.

2) Messerli FH,Mancia G,Conti CR, et al. Dogma disputed: can aggressively lowering blood pressure in hypertensive patients with coronary artery disease be dangerous? Ann Intern Med. 2006；144：884-93.

3) Nagai K,Sairenchi T,Irie F, et al: Relationship between Estimated Glomerular Filtration Rate and Cardiovascular Mortality in a Japanese Cohort with Long-Term Follow-Up.PloS One. 2016；11：e0156792.

4) Ohtake T,Kobayashi S,Moriya H, et al. High prevalence of occult coronary artery stenosis in patients with chronic kidney disease at the initiation of renal replacement therapy：an angiographic examination. J Am Soc Nephrol. 2005；16：1141-8.

5) Chaturvedi S, Chimowitz M, Brown RD Jr, et al. The urgent need for contemporary clinical trials in patients with asymptomatic carotid stenosis. Neurology. 2016：87：2271-8.

6) Shimizu Y,Maeda K,Imano H, et al. Chronic kidney disease and drinking status in relation to risks of stroke and its subtypes:the Circulatory Risk in Communities Study （CIRCS）．Stroke. 2011；42：2531-7.

7) Mahmoodi BK,Matsushita K,Woodward M, et al.Associations of kidney disease measures with mortality and end-stage renal disease in individuals with and without hypertension: a meta-analysis. Lancet. 2012；380：1649-61.

Q11 RA系阻害薬はすべてのCKD患者に推奨されますか？

A RA系阻害薬は，CKD患者すべてに推奨される薬剤ではない。動脈硬化が強いCKDステージG4，5の高齢者（75歳以上），RA系阻害薬開始後に急激な腎機能悪化や高カリウム血症をきたしたCKD患者ではCa拮抗薬を推奨する。

1 RA系阻害薬の作用機序

RA系の概略を図1に示す[1]。レニンは，傍糸球体細胞から分泌され，アンジオテンシノーゲンをアンジオテンシンIに変換するが，この抑制薬が直接的レニン阻害薬である。

ACEは主に肺の血管内皮細胞から分泌されるが，ACE阻害薬はACEを阻害することで，アンジオテンシンII（AII）の合成を抑制する。さらにACE阻害薬は，ブラジキニンの分解を抑制することで相対的にブラジキニンを増加させる。ブラジキニンは，B2受容体を介してNO産生を増加させることで，さまざまな心血管系への作用をもつと考えられている。

ARBは，AII1型受容体（AT1受容体）を阻害する受容体拮抗薬である。さらにARBは，AII2型受容体（AT2受容体）の刺激作用があり，AT1受容体と拮抗して血管保護的に作用すると考えられている。

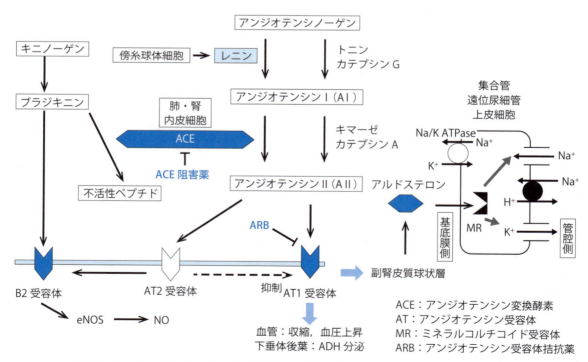

図1 レニン-アンジオテンシン系とRA系阻害薬（ACE阻害薬，ARB）の作用部位

文献1より引用，一部改変

2　RA系阻害薬の心・腎保護効果

　RA系阻害薬のACE阻害薬とARBは，ESKDへの進展および全死亡を抑制することが数多く報告されている[2,3]。一方，心血管イベントの抑制効果については一定の見解が得られていない[2,3]。RA系阻害薬の併用療法については，ACE阻害薬とARBの併用は単剤に比較して尿蛋白減少効果が強いものの，腎機能低下，高カリウム血症，低血圧，失神のリスクが高いと報告されており[4]，併用せざるを得ない場合には細心の注意が必要である。また，2型糖尿病を対象とした直接的レニン阻害薬とARBの併用による心・腎アウトカムを検討したALTITUDE試験は，有害事象のため中止となっており，両剤の併用は推奨されない。

3　RA系阻害薬投与を慎重にすべきCKD患者

■ CKDステージG4,5の高齢者（75歳以上）

　高齢者は，動脈硬化が強くRA阻害薬は少量から慎重に投与する必要がある。特に動脈硬化が強い高齢者では，急速に腎機能が低下する恐れがあり，その機序を図2に示す[1]。ACE阻害薬やARBは，腎臓の輸出細動脈の拡張により糸球体

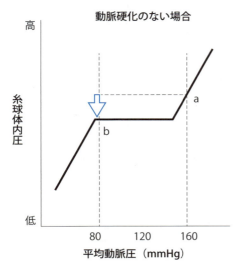

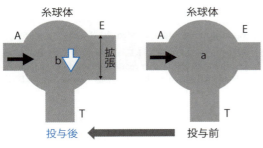
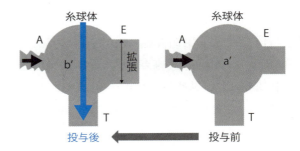

A：輸入細動脈，E：輸出細動脈，T：尿細管

図2　動脈硬化が強いCKD患者へのRA系阻害薬投与で急激に糸球体内圧が低下する機序

文献1より引用，一部改変

表　CKD ステージと年齢，糖尿病有無による推奨降圧薬一覧

CKD ガイドライン 2018 より引用

	75 歳未満		75 歳以上
CKD ステージ	糖尿病，非糖尿病で蛋白尿（＋）	非糖尿病で蛋白尿（－）	
G 1 〜 3	① ACE 阻害薬，ARB ② Ca 拮抗薬〔CVD ハイリスク〕 　サイアザイド系利尿薬〔体液貯留〕	ACE 阻害薬，ARB，Ca 拮抗薬，サイアザイド系利尿薬〔体液貯留〕	75 歳未満と同様
G 4，5	① ACE 阻害薬，ARB ② Ca 拮抗薬〔CVD ハイリスク〕 　ループ利尿薬〔体液貯留〕	ACE 阻害薬，ARB，Ca 拮抗薬，ループ利尿薬〔体液貯留〕	Ca 拮抗薬

CVD：心血管疾患
・軽度尿蛋白（0.15 g/gCr）以上を「蛋白尿（＋）」と判定
・ステージ G 4，5 での ACE 阻害薬，ARB 投与は少量から開始し，重篤な腎機能悪化や高カリウム血症などの副作用出現時は，速やかな減量・中止または Ca 拮抗薬への変更を推奨する。

内圧を低下させ，腎保護的に作用する。動脈硬化のない場合，例えば平均動脈圧が体血圧と輸出細動脈の拡張で 160 mmHg から 80 mmHg に低下しても，糸球体内圧の低下は少ない（白矢印）。しかし，腎硬化症などの動脈硬化性疾患では糸球体内圧の上昇がないため，平均動脈圧の低下により急激に糸球体内圧が下がり（青矢印），GFR も急激に低下することで高カリウム血症の危険性が高くなる。これらのことから，75 歳以上の高齢 CKD 患者，特に動脈硬化が強く脱水や虚血に対する脆弱性が危惧される CKD ステージ G 4，5 では，Ca 拮抗薬（Q 12 参照）が推奨される（**表**）。

■ RA 系阻害薬開始後に急激な腎機能悪化や高カリウム血症をきたした CKD 患者

75 歳未満の CKD 患者においても，CKD ステージ G 4，5 では ACE 阻害薬，ARB 投与は少量から開始し，腎機能悪化や高カリウム血症などの副作用出現時には，速やかに減量・中止または Ca 拮抗薬への変更を推奨する。近年では，ACE 阻害

薬または ARB 開始直後（2 カ月以内）の GFR 低下が 10 〜 30％であっても，長期的な腎予後悪化につながると報告されており[5]，CKD ステージ G 4，5 ではより慎重な使用が求められる。

参考文献

1) 長田太助．【腎臓病のすべて】腎臓病の治療薬の使い方　レニン - アンジオテンシン系阻害薬の使い分け．医学のあゆみ 2014；249：881-7.

2) Xie X, Liu Y, Perkovic V, et al. Renin-Angiotensin System Inhibitors and Kidney and Cardiovascular Outcomes in Patients With CKD：A Bayesian Network Meta-analysis of Randomized Clinical Trials. Am J Kidney Dis. 2016；67：728-41.

3) Nistor I, De Sutter J, Drechsler C,et al.Effect of renin-angiotensin-aldosterone system blockade in adults with diabetes mellitus and advanced chronic kidney disease not on dialysis: a systematic review and meta-analysis. Nephrol Dial Transplant. 2018；33：12-22.

4) ONTARGET Investigators, Yusuf S, Teo KK, et al. Telmisartan, ramipril, or both in patients at high risk for vascular events. N Engl J Med. 2008；358：1547-59.

5) Schmidt M, Mansfield KE, Bhaskaran K, et al. Serum creatinine elevation after renin-angiotensin system blockade and long term cardiorenal risks：cohort study. BMJ. 2017；356：j791.

Q12 Ca拮抗薬が第一選択となるCKD患者の特徴を教えてください。

蛋白尿を伴わない糖尿病非合併CKD患者（尿蛋白Cr比：0.15g/gCr未満），なかでも腎硬化症の高齢者は良い適応である。RA系阻害薬を開始後，急激な腎機能障害や血清カリウム値の上昇がみられる場合は，Ca拮抗薬へ変更する。RA系阻害薬を内服している患者がCKDステージG4以降に進展した場合は，RA系阻害薬を減量・中止してCa拮抗薬に切り替える。

1　Ca拮抗薬が適応となる病態

Ca拮抗薬が適応となる病態を表1に示す[1,2]。蛋白尿を伴わない糖尿病非合併CKD患者の主な原疾患として腎硬化症があげられ，動脈硬化を合併していることが少なくない。このような患者は，RA系阻害薬や利尿薬で腎血流が減少することによるAKIの発症が懸念される。また，75歳以上の高齢者で高血圧を有するCKD患者では，蛋白尿を伴う患者であっても動脈硬化による臓器虚血症状に注意し，Ca拮抗薬による降圧管理を考慮する。CKDステージG4，5の患者で，内服中のRA系阻害薬中止から12カ月後のeGFRが，16.38 mL/分/1.73 m² → 26.6 mL/分/1.73 m² へと上昇したことが報告された[3]。また，近年ではRA系阻害薬内服開始後の血清Cr値の上昇が，その後のCVDやESKDの発症と相関することが報告されている[4]。わが国のCASE-J試験のサブ解析[5]により，CKDステージG4でのみカンデサルタンによる有意なCVD抑制効果が確認されてはいるものの，進行CKD患者でRA系阻害薬による腎機能悪化や高カリウム血症が疑われる場合，Ca拮抗薬への変更を検討する必要がある。

2　Ca拮抗薬の種類

Ca拮抗薬はジヒドロピリジン（DHP）系と非ジヒドロピリジン（非DHP）系に大別され，降圧薬としてはDHP系に属する薬剤を使用することが多い。非DHP系の降圧薬としてベンゾジアゼピン系に属するジルチアゼムがあり，蛋白尿減少効果，交感神経活動抑制効果が報告されている。心臓の刺激伝導系を抑制することから，徐脈性不整脈に注意する必要がある。Caチャネルは，そ

表1　Ca拮抗薬の積極的適応とジヒドロピリジン系Ca拮抗薬の腎作用

文献1, 2より引用，一部改変

CCBの積極的適応
左室肥大，頻脈（非ジヒドロピリジン系），狭心症，蛋白尿陰性CKD，脳血管障害慢性期

	Na排泄	GFR	濾過率	腎血流	腎血管抵抗	蛋白尿
ジヒドロピリジン系CCB	↑	↑〜↔	↔	↑〜↔	↓	↑*〜↓

*AASK試験では，ACE阻害薬であるラミプリルと比較し，アムロジピン群で有意に蛋白尿が増加した。ただし，蛋白尿を伴わない非CKDの高血圧症例に投与しても蛋白尿をきたすことはない。蛋白尿を伴うCKD症例にアムロジピンを投与すると，蛋白尿が増加する可能性がある。

表2　ジヒドロピリジン系Ca拮抗薬のサブタイプ

文献6より引用，改変

降圧薬	サブタイプ
ニフェジピン	L
アムロジピン	L（N？）
エホニジピン	L/T
ニルバジピン	L/T
アゼルニジピン	L/T
ベニジピン	L/T/N
シルニジピン	L/N

の電気生理学特性や分布の違いから複数のサブタイプに分類される（**表2**）。L型Caチャネルは輸入細動脈血管平滑筋に分布し，T型Caチャネルは輸入・輸出細動脈の血管平滑筋のみならず心臓などにも分布する。N型Caチャネルは輸入・輸出細動脈の交感神経終末や副腎に分布している。DHP系Ca拮抗薬のうち，L型Caチャネルを選択的に拮抗阻害するCa拮抗薬は輸入細動脈を優先的に拡張し，糸球体内圧を上昇させ糸球体硬化を助長する可能性がある。しかし，L型と同時にT型Caチャネルも拮抗阻害するCa拮抗薬では，輸入細動脈のみならず輸出細動脈も拡張すると考えられており，糸球体内圧を低下させ蛋白尿の減少や糸球体硬化の抑制が期待される。L型＋N型のCa拮抗薬も，輸入・輸出細動脈を拡張し，T型と同様の腎保護作用を有すると考えられている。

3　Ca拮抗薬投与の実際

アムロジピンは長時間作用型で血圧変動の抑制にも優れ，多くの臨床試験で確実な降圧作用が実証されてきた。ニフェジピン徐放錠は優れた降圧作用に加え，冠攣縮性狭心症の治療にも有効である。蛋白尿を伴う患者においては，N型またはT型も拮抗阻害するCa拮抗薬を検討する。

■ 75歳未満の糖尿病非合併CKDステージG3b，蛋白尿区分A1

- アムロジン®（アムロジピン）
  2.5〜5 mg 分1
- アダラート®CR（ニフェジピン徐放錠）
  10〜20 mg 分1
- アテレック®（シルニジピン）　10 mg 分1

降圧不十分ならば増量する。アムロジン®は10 mg/日，アダラート®CRは80 mg/日，アテレック®は20 mg/日まで増量可能である。1日1回の投与が基本であるが，1日2回分割投与により，更に安定した降圧管理が可能となることが報告されている。

■ 75歳以上の糖尿病合併CKDステージG4，アルブミン尿区分A3

- コニール®（ベニジピン）　2 mg 分1
- アテレック®（シルニジピン）　5 mg 分1
- カルブロック®（アゼルニジピン）
  4 mg 分1

高齢者の降圧薬投与は，高血圧緊急症などの緊急に降圧するべき病態でなければ，常用量の1/2から開始する。コニール®2 mgおよびアテレック®5 mgには割線がない。カルブロック®8 mgには割線がある。

■ 妊娠20週以降のCKD合併妊娠高血圧症候群

- アダラート®CR（ニフェジピン徐放錠）
  10〜20 mg 分1

添付文書上，徐放性ニフェジピン以外の経口Ca拮抗薬は禁忌である。徐放性ニフェジピンは治療上の有益性が危険性を上回ると判断された場合にのみ投与可能である。降圧が不十分ならば，40 mg/日（1日1回投与）に増量する。

参考文献

1）日本高血圧学会（編）．高血圧治療ガイドライン 2014. ライフサイエンス出版 , 東京 , 2014.

2）Skorecki K, Chertow GM, Marsden PA, et al. BRENNER AND RECTOR'S THE KIDNEY. 10th ed. ELSEVIER, Amsterdam, 2016.

3）Ahmed AK, Kamath NS, El Kossi M, et al. The impact of stopping inhibitors of the renin-angiotensin system in patients with advanced chronic kidney disease. Nephrol Dial Transplant. 2010；25：3977-82.

4）Schmidt M, Mansfield KE, Bhaskaran K, et al. Serum creatinine elevation after renin-angiotensin system blockade and long term cardiorenal risks：cohort study. BMJ. 2017；356：j791.

5）Saruta T, Hayashi K, Ogihara T, et al. Effects of candesartan and amlodipine on cardiovascular events in hypertensive patients with chronic kidney disease: subanalysis of the CASE-J Study. Hypertens Res. 2009；32：505-12.

6）Hayashi K, Homma K, Wakino S, et al. T-type Ca channel blockade as a determinant of kidney protection. Keio J Med. 2010；59：84-95.

Q13 減塩はすべてのCKD患者に必要ですか？

CKD患者においては6g/日未満の食塩摂取制限が推奨され，3g/日未満は過度の減塩による害の懸念があり推奨されない。血圧高値，体液量の増加，尿蛋白を伴う場合，RA系阻害薬の投与下では特に減塩が効果的である。脱水による急性イベント発症の恐れがある心不全合併患者や高齢者などでは，減塩が過度にならないよう注意が必要である。

1 CKDと減塩

CKD患者は高血圧の頻度が高く，一般に食塩負荷による血圧上昇が起こりやすい食塩感受性の高血圧を呈する。また，減塩には血圧とは独立した心血管系の臓器保護作用も示されており，減塩は原則としてCKD患者に有用な治療であることから実施が勧められる。

CKD患者の減塩についての臨床研究は比較的少なく，治療目標値の推奨は非CKD患者の一般的なガイドラインなどが参照されている。日本腎臓学会による「CKD診療ガイドライン2018」では，高血圧，尿蛋白の抑制，CVDの予防として6g/日未満の減塩が推奨されている。また，3g/日未満への制限は低栄養の懸念があり，行わないほうが安全である。CKDステージG3～4を対象に含む国際的な診療ガイドラインであるKDIGOガイドライン（2012年）ではナトリウム（Na）2g（＝食塩5.1g）/日未満，2013年の米国IOM（Institute of Medicine）による報告[1]ではNa 2.3g（＝食塩5.8g）/日未満を推奨している。

2 CKD患者では特に減塩の害を懸念すべきか

一般に，食塩摂取で体液量が増加すると代償的にRA系は抑制され，アルドステロン分泌の低下，Na排泄の増加を介して体液量が減少し，もとの平衡状態に戻る。この反応は腎臓が体液量増加を感知するほか，中枢での交感神経活性の抑制が関与する。食塩感受性高血圧ではNaへの感受性が変化し，このような通常の代償反応の機能不全が起こるため高血圧になると考えられる。

減塩に伴うリスクとして，体液量減少への通常の代償反応による交感神経やアルドステロン作用の亢進が過剰になるとすれば，心血管系の臓器障害をきたしてむしろ有害となる可能性が考えられてきた。CKD患者・心不全患者・糖尿病患者・高齢者では，脱水への注意が特に必要であるとされるが，脱水があるとこれらの機序に加え，脳梗塞などの急性イベントの可能性が高まるおそれがある。1型糖尿病患者を前向きに10年間観察した研究では，食塩摂取の過剰および強い減塩の両方で総死亡が増加するJカーブ現象の関連性が示され，ESKD発症においては食塩摂取量が少ないほど増加していた[2]。

ほかにも減塩のリスクを報告した研究がいくつかあるが，いずれもWHOの推奨する複数回の24時間蓄尿ではなく，単回の随時尿によるNa測定のため信頼性に欠けることや予後不良患者での蓄尿不十分による因果関係逆転の可能性などの問題点が指摘されている。

■ 6 g/日未満の減塩におけるリスク

欧米では健常者でも 6 g/日未満の減塩が推奨されているが，特に議論となるのは 6 g/日よりも減塩を強化した場合の有用性やリスクである。DASH-sodium 研究は健常者と高血圧患者を対象に Na 65 mmol（＝食塩 3.8 g）/日までの減塩が安全に行えたと報告しているが，この研究では腎不全，心疾患，糖尿病の患者は除外されている。また，IOM 報告は摂取量 Na1.5 ～ 2.3 g（＝食塩 3.8 ～ 5.8 g）/日の範囲での報告を検討し，CKD，心不全，糖尿病などで減塩のリスクが増加するとの知見を一部に認めるものの，特定の疾患に個別の推奨を行う根拠は不足しているとの表現にとどまった[1]。

3 CKD における食塩摂取の RCT

CKD 患者の食塩摂取に介入した RCT は少なく，特に臨床的イベントについての報告は少ない。2015 年のシステマティックレビュー[3]では RCT 8 試験が検討され，52 ～ 141 mmol（＝食塩 3.0 ～ 8.2 g）/日への減塩により 8.8/3.7 mmHg の降圧効果があり，尿蛋白は結果の得られた 4 報告すべてで有意に減少した。Saran らは CKD ステージ G3 ～ 4 患者 58 例への栄養指導による減塩のクロスオーバー RCT 試験を行い（2017 年），24 時間尿中 Na 57.3 mEq（＝食塩 3.4 g）の減少に伴い収縮期血圧 10.8 mmHg の低下や細胞外液量の減少を認めたが，尿中アルブミンの有意な減少は認めなかった。

4 尿蛋白を介する減塩の効果

RA 系阻害薬の効果を検証する RCT の後付け解析で，食塩摂取量の影響が検討された。

■ 非糖尿病 CKD 患者

ACE 阻害薬の効果を検討した REIN 試験結果の解析（2012 年）において，ラミプリル内服中の非糖尿病 CKD 患者 500 例（平均 eGFR 43.3 mL/分/m²）を 4 年間観察し，尿中 Na が ＜ 100 mEq/gCr，100 ～ 200 mEq/gCr，≧ 200 mEq/gCr（＝食塩 ＜ 5.8 g，5.8 ～ 11.7 g，≧ 11.7 g）の場合の ESKD 発症は 6.1/100 例・年，7.9/100 例・年，18.2/100

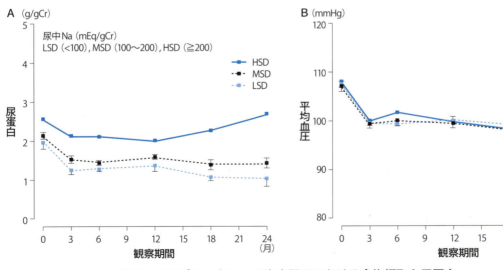

図1　ラミプリル（5 mg/日）内服下における食塩摂取と尿蛋白

文献 4 より引用，一部改変

例・年と正の関連性がみられた[4]。ラミプリル内服下では食塩摂取が少ないほど尿蛋白はベースラインで少なく、観察期間中も大きく低下した（図1）。また、食塩摂取量は血圧とは独立してESKDの発症と関連したが、尿蛋白変化量で調整後に関連性が消失した。

■ 糖尿病合併腎症患者

2型糖尿病の腎症患者のARBの効果を検討したRENAAL試験とIDNT試験の参加者1,177例（eGFR 44 ± 16mL/分/m²）の後付け解析（2012年）において、24時間尿中Na排泄量が三分位で最少の群（121 mmol（＝食塩7.1 g）/24時間未満）がARB投与による尿中アルブミン量の低下が最も強く認められた。腎イベント（血清Crの2倍化またはESKD発症）と心血管イベントも尿中Na排泄量が少ないほど低頻度であった。

5 複数回の24時間蓄尿による推定食塩摂取量とイベント発症の関連性

CKD患者の前向き多施設コホート研究であるCRIC研究は、信頼性が高いとされる複数回（3回）の24時間蓄尿測定に基づき、全死亡、CKD進行、心血管イベントとの関連を報告した。CKD進行（ESKD発症またはeGFRの半減）と全死亡は、eGFR 20〜70 mL/分/m²の3,939例（15,807例・年）を対象に検討された。四s分位群間の比較で、尿中Naが194.6 mmol（＝食塩11.4 g）/日以上は116.8 mmol（＝食塩6.8 g）/日未満より、CKD進行のハザード比は1.54（図2）、全死亡のハザード比は有意上昇ではないが1.45であった[5]。心血管イベントについては3,757例を対象に検討され、四分位群間の比較で24時間尿中がNa 4.5 g（＝食塩11.6g）以上はNa 2.9g（＝食塩7.3g）未満より、ハザード比は複合心血管イベント（うっ血性心不全、脳卒

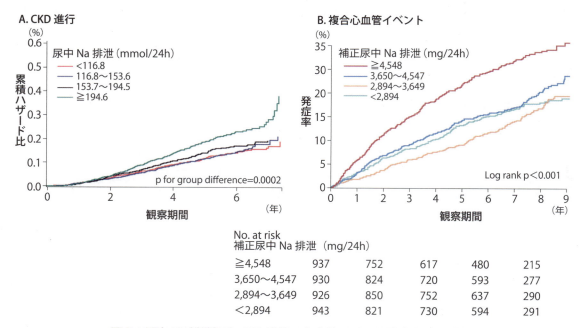

図2 尿中Na排泄量とCKD進行、心血管イベント発症（CRIC研究）

文献5, 6より引用, 一部改変

中, 急性心筋梗塞) で 1.36, うっ血性心不全で 1.34, 脳卒中で 1.81 と有意に上昇した (観察期間 6.8 年) (図 2) [6]。

6 どのような CKD 患者に減塩が有用と考えられるか

CKD 患者の高血圧には食塩感受性の機序が関与するため, 減塩は特に有用である。食塩には血圧値とは独立し, 腎臓や心血管系の臓器を障害する作用も認められている。患者ごとに過度の減塩のリスクに注意したうえで, すべての CKD 患者で 6 g/ 日未満の減塩が推奨される。高血圧, 体液量の増加, 尿蛋白を伴う CKD 患者には特に減塩の有用性が期待される。

RA 系阻害薬の尿蛋白減少を介する作用は食塩摂取の過剰により制限されるため, RA 系阻害薬の投与下では特に減塩が有用である。制限が過度の場合, 急激な腎機能悪化が起こり得ることに注意が必要である。また, 間質の障害により低ナトリウム血症をきたす塩類喪失性の腎症, 心不全や高齢者など脱水のリスクがある場合の減塩は慎重に行うことが望まれる。

参考文献

1) Strom BL, Anderson CA, Ix JH. Sodium reduction in populations : insights from the Institute of Medicine committee. JAMA. 2013 ; 310 : 31-2.

2) Thomas MC, Moran J, Forsblom C, et al. The association between dietary sodium intake, ESRD, and all-cause mortality in patients with type 1 diabetes. Diabetes Care. 2011 ; 34 : 861-6.

3) McMahon EJ, Campbell KL, Bauer JD, et al. Altered dietary salt intake for people with chronic kidney disease. Cochrane Database Syst Rev. 2015 ; CD010070. doi : 10.1002/14651858.CD010070.pub2.

4) Vegter S, Perna A, Postma MJ, et al. Sodium intake, ACE inhibition, and progression to ESRD. J Am Soc Nephrol. 2012 ; 23 : 165-73.

5) He J, Mills KT, Appel LJ, et al. Urinary Sodium and Potassium Excretion and CKD Progression. Chronic Renal Insufficiency Cohort Study Investigators. J Am Soc Nephrol. 2016 ; 27 : 1202-12.

6) Mills KT, Chen J, Yang W, et al. Sodium Excretion and the Risk of Cardiovascular Disease in Patients With Chronic Kidney Disease. JAMA. 2016 ; 315 : 2200-10.

Q14 利尿薬はCKD患者の蛋白尿を減らすのですか？

Answer

ミネラロコルチコイド受容体拮抗薬やサイアザイド系利尿薬は，RA系阻害薬との併用により蛋白尿減少効果がある．しかし，併用による長期的な腎予後改善効果のエビデンスは乏しく，進行したCKD患者への投与は腎機能悪化や電解質異常などに細心の注意が求められる．

1 利尿薬の作用部位と機序[1]

利尿薬は，尿細管における電解質・水再吸収を抑制することで尿量を増加させる薬剤である．主な利尿薬を表に示す．糸球体で濾過されたNa^+は，約70％が近位尿細管，約20％がヘンレ係蹄の太い上行脚，約7％が遠位尿細管，約2％が集合管で再吸収される（図1）．そのため，各利尿薬の利尿効果は作用する部位のNa^+再吸収量に依存する．

ループ利尿薬

約20％のNa^+再吸収を担うヘンレ係蹄の太い上行脚に存在する$Na^+/K^+/2Cl^-$共輸送体（NKCC2）を阻害し，強い利尿作用を発揮する（図1）．最も頻用されるフロセミドは，作用持続時間が2時間程度と短いが，うっ血性心不全やCKDに伴う浮腫の軽減に有用である（表）．

サイアザイド系利尿薬

遠位尿細管のNa^+/Cl^-共輸送体（NCC）を阻害する（図1）．遠位尿細管はNa^+再吸収量の約7％しか担っていないため，GFRが低下すると利尿効果が減弱する．一方，サイアザイド系利尿薬は血管拡張作用も有することから，RA系阻害薬やCa拮抗薬と同様に降圧薬として広く用いられている．

表 主な利尿薬一覧

ループ利尿薬	
フロセミド	ラシックス®，フロセミド®
アゾセミド	ダイアート®
トラセミド	ルプラック®
サイアザイド利尿薬・サイアザイド類似利尿薬	
トリクロルメチアジド	フルイトラン®
ヒドロクロロチアジド	ヒドロクロロチアジド®
インダパミド	ナトリックス®
ミネラロコルチコイド受容体拮抗薬（カリウム保持性利尿薬）	
スピロノラクトン	アルダクトンA®
エプレレノン	セララ®
バソプレシンV_2受容体拮抗薬	
トルバプタン	サムスカ®

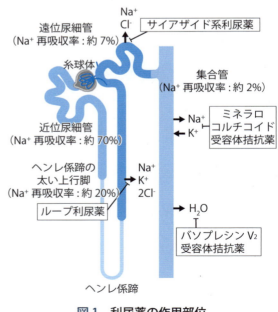

図1 利尿薬の作用部位

ミネラロコルチコイド受容体拮抗薬

主に皮質集合管のミネラロコルチコイド受容体へのアルドステロンの結合を阻害し，尿細管管腔側のNa^+チャネル（ENaC）の発現増加を介した尿細管細胞への Na 取り込みを阻害する（図 1）。

バソプレシン V_2 受容体拮抗薬

下垂体後葉から分泌されるバソプレシンが，集合管に存在する V_2 受容体に結合することを阻害し，アクアポリン 2 を介した水再吸収を阻害する（図 1）。

2 利尿薬による蛋白尿減少作用

ミネラロコルチコイド受容体拮抗薬

糖尿病性腎症患者（血清 Cr $0.86 ± 0.2$ mg/dL）を対象とした検討で，ミネラロコルチコイド受容体拮抗薬スピロノラクトンと RA 系阻害薬の併用は，アルブミン尿を減少させると報告されている（図 2 A）[2]。その機序として，スピロノラクトンによる抗酸化作用のほか，糸球体内の足細胞やメサンギウム細胞への作用などが考えられている。一方，併用群は RA 系阻害薬群に比較して有意な eGFR の低下も認められた[2]。

サイアザイド系利尿薬

わが国の CKD 患者（eGFR $43.8 ± 21.9$ mL/分/1.73 m^2）におけるサイアザイド系利尿薬（ヒドロクロロチアジド）と ARB（ロサルタンカリウム）の併用療法は，血圧と eGFR 変化が同等であった ARB 単剤に比較し，尿蛋白減少効果が強いと報告されている（図 2 B）[3]。その機序として，①尿中 Na 排泄促進に伴う夜間高血圧の改善，②酸化ストレスの軽減，③欧米人より食塩摂取が多いわが国の CKD 患者が対象であった点などが考えられている[3]。

バソプレシン V_2 受容体拮抗薬

近年の検討で，バソプレシン V_2 受容体拮抗薬トルバプタンは，常染色体優性多発性囊胞腎患者への投与で，アルブミン尿を減少させたと報告されている[4]。

その他

近位尿細管に発現するナトリウム-グルコース共輸送体 2（SGLT-2）を阻害する SGLT-2 阻害薬は，Na^+ 排泄促進を伴う利尿作用が報告されている[5]。さらに，SGLT-2 阻害薬は蛋白尿やアルブミン尿の減少効果もあり，尿細管-糸球体フィー

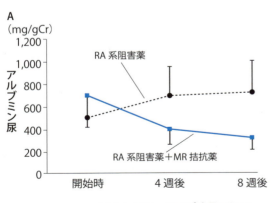

RA：レニン・アンジオテンシン
MR：ミネラロコルチコイド受容体

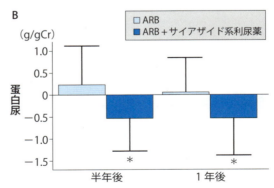

ARB：アンジオテンシン受容体拮抗薬
＊p<0.05 vs. ARB

図 2　利尿薬の蛋白尿減少効果

A：文献 2 より引用，B：文献 3 より引用

ドバック機構を介した糸球体過剰濾過の是正の関与が考えられている[5]。

3 進行した CKD 患者への利尿薬使用時の注意点

CKD 患者への利尿薬投与は，RA 系阻害薬との併用などにより蛋白尿を減少させるが，長期的な腎予後改善効果を示したエビデンスに乏しい。そのため，特に CKD ステージ G 4，5 では利尿薬投与時の腎機能低下や電解質異常への十分な注意が求められる。

参考文献

1) 柏原直樹, 桑原篤憲. 利尿薬の正しい使い分け. 医学のあゆみ. 2014；249：874-80.

2) Kato S, Maruyama S, Makino H, et al. Anti-albuminuric effects of spironolactone in patients with type 2 diabetic nephropathy：a multicenter, randomized clinical trial. Clin Exp Nephrol. 2015；19：1098-106,

3) Fujisaki K, Tsuruya K,Nakano T, et al. Impact of combined losartan/hydrochlorothiazide on proteinuria in patients with chronic kidney disease and hypertension. Hypertens Res. 2014；37：993-8.

4) Gansevoort RT, Meijer E, Chapman AB,et al. Albuminuria and tolvaptan in autosomal-dominant polycystic kidney disease：results of the TEMPO 3：4 Trial. Nephrol Dial Transplant.2016；31：1887-94.

5) Vallon V, Thomson SC. Targeting renal glucose reabsorption to treat hyperglycaemia：the pleiotropic effects of SGLT2 inhibition. Diabetologia. 2017；60：215-25.

Q15

RA系阻害薬，Ca拮抗薬，利尿薬の3種の降圧薬を併用しても血圧が目標に達しない場合，次の選択肢を教えてください。

腎機能が低下した患者の治療抵抗性高血圧は，基本的に水・Na排泄不全による循環血漿量増加が背景にある可能性は高いが，白衣高血圧を除外したうえで，服薬コンプライアンス，生活習慣，併用薬剤，内分泌性高血圧，睡眠時無呼吸症候群など，さらに原因を検索する。薬物治療としては，利尿薬増量や交感神経遮断薬など，ほかの降圧機序を有する降圧薬の追加を検討する。

1 治療抵抗性高血圧とは

一般に，利尿薬を含む降圧薬を3剤併用しても目標以下にコントロールされない血圧は治療抵抗性高血圧と定義される。高血圧患者の約15〜30％は治療抵抗性高血圧といわれている[1,2]。一方，CKDステージG3b〜5に限ると腎性高血圧の割合が高く，治療抵抗性高血圧も腎性高血圧に関連していると考えられている。

2 治療抵抗性高血圧の原因

表に代表的な原因を示す[1]。

1．偽性高血圧
最初に家庭血圧を測定し，白衣高血圧を除外する必要がある。また，服薬コンプライアインス不良も原因となり得る。

2．生活習慣
ライフスタイルを改善することにより，血圧の是正が可能である。減塩，禁煙，節酒，ダイエットなどを勧める。

3．体液貯留
CKD患者は，体液量過剰により血圧が上昇しやすい。塩分摂取過剰，利尿薬の処方不足，アルドステロン高値は，更なる体液貯留をきたし高血圧症を加速させる要因となる。

4．併用薬剤
非ステロイド抗炎症薬（NSAIDs）は血圧上昇作用を示す。腎臓内プロスタグランジン合成を抑制することにより，GFR低下などを介して水・Naの貯留が起こるためであり，高齢者・糖尿病患者・CKD患者で起こりやすい[2]。ほかに，交感神経作動薬，経口避妊薬，副腎皮質ステロイド，シクロスポリン，エリスロポエチンなども血圧を上昇することが知られている。

表　治療抵抗性高血圧の原因

1．偽性高血圧	白衣高血圧，服薬コンプライアンス不良
2．生活習慣	塩分過多，喫煙，カフェイン，アルコール，肥満，慢性疼痛，不安症
3．体液過剰	塩分過剰摂取，腎不全
4．薬剤	NSAIDs，交感神経作動薬，経口避妊薬，副腎皮質ステロイド，シクロスポリン，タクロリムス，エリスロポエチン
5．二次性高血圧症	睡眠時無呼吸症候群，原発性アルドステロン症，腎動脈狭窄症，褐色細胞腫，Cushing症候群，甲状腺機能亢進症，大動脈縮窄症

■ 5．二次性高血圧の除外

1〜4を除外・是正しても治療抵抗性高血圧が持続する場合，腎性以外の二次性高血圧の検索を行う。頻度の高い疾患として，睡眠時無呼吸症候群や原発性アルドステロン症があげられる。問診でいびきの有無を確認し，睡眠ポリグラフ検査，血漿レニン・アルドステロン，血漿カテコラミン三分画などの測定を検討する。

3　治療抵抗性高血圧の治療

■ 診断・治療の流れ

図に診断・治療の流れを示す。まず白衣高血圧を除外し，服薬コンプライアンス，生活習慣の改善，血圧上昇作用のある薬剤の中止や減量を考慮する。表に示す二次性高血圧の精査を行う。

■ 強化薬物療法

薬物強化療法の基本は，作用機序の異なる降圧薬（Ca拮抗薬，RA系阻害薬，利尿薬）を組み合わせることである[2]。ミネラロコルチコイド受容体拮抗薬の有効性も示されているが，CKD患者では腎機能悪化や高カリウム血症をきたし得るため[3]，使用する際は少量から始めて増量するなど

```
3剤以上の降圧薬を服用しても血圧 >140/90 mmHg
（慢性腎不全，糖尿病患者は血圧 >130/80 mmHg）
          ↓
偽性高血圧症（白衣高血圧）を除外
          ↓
生活習慣の改善
          ↓
血圧上昇作用のある薬剤の中止や減量を考慮
          ↓
二次性高血圧の精査
          ↓
薬物治療
          ↓
専門医へ紹介
```

図　治療抵抗性高血圧の診断・治療

慎重に投与する。α1遮断薬や蛋白尿減少効果が報告されているβ遮断薬の使用を検討するのも選択肢の一つであるが，CKD患者へこれら薬剤の臓器保護に関するエビデンスは極めて乏しい。また，β遮断薬のビソプロロールは尿中排泄が主であるため腎機能の低下した患者への使用は，減量のうえで慎重に投与すべきである。

> **例** スピロノラクトン 25 mg 錠
> 1日1回 朝食後からスタートして適宜増量．
> （添付文書上，エプレレノンは高血圧症の場合，微量アルブミン尿を伴う糖尿病患者，GFR 50 mL/分/1.73 m^{2}未満の患者は禁忌である）

■ 体液貯留を標的とした治療

CKD患者の場合，血圧上昇の原因の多くは体液貯留に起因する。正常腎機能の患者ではサイアザイド系利尿薬が主に選択されるが，CKD患者（特に eGFR < 30 mL/分/1.73 m^2）ではループ利尿薬の使用が望ましい。近年登場した SGLT-2阻害薬は Na排泄・浸透圧利尿作用があり，有意に血圧値を低下させたとの報告もあるが[4]，添付文書では高度腎不全の患者には使用できない。

> **例** フロセミド 20 mg 錠
> 1日1回 朝食後からスタートして適宜増量

■ 中枢性交感神経を標的とした外科的治療

近年，治療抵抗性高血圧に対する侵襲的な治療として腎交感神経アブレーションが開発され，海外では臨床応用されている。有効な治療効果が得られたとする報告がある一方，コクラン・レビューによる最新のメタ解析では，血圧値は有意に改善しなかった（エビデンスレベル：中程度）と結論づけている[5]。わが国では未だ治験の段階である。

4 おわりに

治療抵抗性高血圧は，適切な診断・治療を行ったとしても目標値まで血圧が下がらない患者も少なからず存在する。利尿薬の調整などによる体液量の適正な管理，交感神経作動薬の投与など，患者個々の腎機能をみながら最適な治療法を選択する必要がある。

参考文献

1) Kaplan NM, Victor RG. Kaplan's Clinical Hypertension：Eleventh ed, Wolters Kluwer, 2014.

2) 市原淳弘．4. 治療抵抗性高血圧症の診断と治療最前線．日内会誌．2015；104：496-501.

3) Pisoni R, Acelajado MC, Cartmill FR,et al. Long-term effects of aldosterone blockade in resistant hypertension associated with chronic kidney disease. J Hum Hypertens. 2012；26：502-6.

4) Baker WL,Buckley LF, Kelly MS, et al. Effects of Sodium-Glucose Cotransporter 2 Inhibitors on 24-Hour Ambulatory Blood Pressure：A Systematic Review and Meta-Analysis. J Am Heart Assoc. 2017；6:pii：e005686.

5) Coppolino G, Pisano A, Rivoli L,et al. Renal denervation for resistant hypertension. Cochrane Database Syst Rev. 2017；2：CD011499.

4章

糖尿病性腎臓病
（diabetic kidney disease：DKD）の診療

4章. 糖尿病性腎臓病 （diabetic kidney disease : DKD）の診療

糖尿病に伴う腎症は高血糖により生じる細小血管障害であり，3大合併症の一つである。典型（古典的）例としては，微量アルブミン尿で発症し，蛋白尿の増悪・腎機能低下を経てESKDに至ると考えられ，早期腎症は微量アルブミン尿が出現した時点で鑑別診断を行い，臨床的に診断する。しかし，近年ではその臨床病態が変わり，アルブミン尿を示さない腎機能低下例が存在することが認識されるようになった。また，急速に腎機能が低下する例や顕性アルブミン尿（蛋白尿）が持続しているにもかかわらず腎機能低下が進行しない症例群など，臨床上の不均一性・多様性が増したことから糖尿病性腎臓病（DKD）という広い概念が用いられるようになってきている（図）[1]。このDKDは，典型的な糖尿病性腎症を含む糖尿病の病態が関与するCKD全般を包括した概念である[2]。

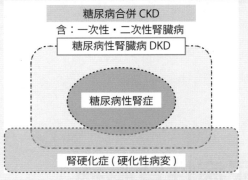

図　臨床病理学的にみた糖尿病性腎臓病と糖尿病性腎症

文献1より引用，一部改変

このように多様であるからこそ，複雑な病態の理解とそれに応じた治療法の選択に向けた取り組みがより一層求められる。さらに，超高齢社会を背景にした加齢に伴う腎機能低下例，病態の進行例に対する治療法の選択とその実践は判断に苦慮することも多く，これらは現在の臨床上の重要な課題である。

本章ではDKDの診療を概説し，血糖コントロール目標とその指標，脂質異常症の目標値，治療薬の選択と使用法を中心に，判断に苦慮することが多いCKDステージG3b～5患者に焦点をあてて解説する。また，近年では新規の糖尿病治療薬が使用可能となり，使用法にも焦点をあてている。これらの内容が診療に役に立ち，患者の福音につながることを祈念している。

参考文献

1) Furuichi K, Shimizu M, Okada H, et al. Clinico-pathological features of kidney disease in diabetic cases. Clin Exp Nephrol 2018. https://link.springer.com/content/pdf/10.1007%2Fs10157-018-1556-4.pdf （2018.6.15アクセス）.
2) 日本腎臓学会（編）. エビデンスに基づくCDK診療ガイドライン2018. 東京医学社，東京，2018.

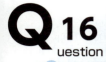

Q16 CKDステージG3b〜5のDKD患者の血糖コントロール目標を教えてください。

Answer　腎機能が低下したDKDでは、血糖コントロールの有効性に関するエビデンスは不足している。しかし、DKD以外の合併症を考慮すると、CKDステージG3b〜5においても血糖管理は重要である。血糖管理目標値はHbA1c：7.0％未満が理想的ではあるが、低血糖のリスク増加、インスリンの抵抗性増加、インスリンの代謝・排泄低下、経口血糖降下薬の薬物動態の変化など、多様な変化が生じるため血糖管理目標値は個別に設定して、腎機能に応じた薬剤の選択と用量調整が必要である。

1　血糖コントロールの有効性

DCCT[1]、UKPDS[2]、Kumamoto Study[3]、ADVANCE[4]、ACCORD[5]、VADT[6]などのさまざまな検討の結果から、これまでに腎機能低下のないDKD、すなわち早期腎症以前のDKDの発症・進展を抑制するために血糖コントロールが有効であるという報告がされてきた。しかし、腎機能が低下したDKD患者では血糖コントロールの有効性に関するエビデンスは不足している。

Shurrawらは、eGFR＜60 mL/分/1.73 m²のCKDステージG3〜4の糖尿病症例を対象とした研究においてHbA1cの上昇に伴い、死亡、ESKD、心血管イベントなどが増加することを報告している。しかし、HbA1cが6.5％未満の症例では死亡率が増加していた。また、HbA1c高値がESKDのリスクとなるのは、開始時のeGFR＞25 mL/分/1.73 m²の症例であることも報告されている[7]。

2　腎機能が低下したDKD

①腎臓での糖新生低下
②腎機能低下によるインスリンの代謝や排泄の低下により低血糖のリスクが高まる
③経口血糖降下薬の薬物動態の変化
④尿毒症によるインスリン抵抗性増加

①〜④のように、腎機能の低下のない糖尿病性腎症とは異なった病態の変化が生じるため、腎機能に応じた薬剤の選択と用量調整が必要である。αグルコシダーゼ阻害薬や一部の速効型インスリン分泌促進薬・DPP-4阻害薬は、腎機能正常患者と同様に使用できるが、スルホニル尿素薬やビグアナイド薬、チアゾリジン薬、SGLT-2阻害薬など、多くの経口血糖降下薬は重篤な腎機能障害患者には投与できない。インスリンは、腎機能低下患者や透析患者で広く使用されている一方、腎機能低下による代謝低下によって半減期が長くなるため、低血糖の危険が高くなるので適宜減量が必要となる。GLP-1受容体作動薬のリラグルチド・デュラグルチドは、腎機能正常患者と同様に使用できる。

3　血糖コントロールの指標

一般に、血糖コントロールの指標としてHbA1cが用いられているが、腎機能が低下すると腎性貧血が生じる。その治療のために、エリスロポエチンや鉄剤の投与、また輸血が行われることで赤血

球寿命が短縮し，幼若な赤血球が増加するため HbA1c は見かけ上低値となる。そのため，HbA1c だけではなく同時にグリコアルブミンや血糖値も血糖コントロールの指標とすることが必要となる[8]。日本透析医学会では，透析患者の血糖管理目標値としてグリコアルブミン 20％未満（心血管イベントの既往があれば 24％未満）を推奨している[9]。

Kumamoto Study や既存の診療ガイドラインから，糖尿病神経障害や糖尿病網膜症を含めた細小血管障害の進行を抑制するために HbA1c：7.0％未満の血糖管理が推奨されるが，CKD 進行例では低血糖も起こりやすいため個別に目標を設定する。

参考書籍

- 日本糖尿病学会（編・著）．糖尿病診療ガイドライン 2016．南江堂，東京，2016．
- 日本腎臓学会（編）．CKD 診療ガイド 2012．東京医学社，東京，2012．
- 日本腎臓学会（編）．エビデンスに基づく CKD 診療ガイドライン 2013．東京医学社，東京，2013
- 各社添付文書，インタビューフォーム

参考文献

1) Diabetes Control and Complications Trial Research Group, Nathan DM, Genuth S, Lachin J, et al. The effect of intensive treatment of diabetes on the development and progression of long-term complications in insulin-dependent diabetes mellitus. N Engl J Med. 1993；329：977-86.

2) UK Prospective Diabetes Study（UKPDS）Group. Intensive blood-glucose control with sulphonylureas or insulin compared with conventional treatment and risk of complications in patients with type 2 diabetes（UKPDS 33）. Lancet. 1998；352：837-53.

3) Ohkubo Y, Kishikawa H, Araki E, et al. Intensive insulin therapy prevents the progression of diabetic microvascular complications in Japanese patients with non-insulin-dependent diabetes mellitus：a randomized prospective 6-year study. Diabetes Res Clin Pract. 1995；28：103-17.

4) ADVANCE Collaborative Group, Patel A, MacMahon S, Chalmers J, et al. Intensive blood glucose control and vascular outcomes in patients with type 2 diabetes. N Engl J Med. 2008；358：2560-72.

5) Ismail-Beigi F, Craven T, Banerji MA, et al. Effect of intensive treatment of hyperglycemia on microvascular outcomes in type 2 diabetes.：an analysis of the ACCORD randomized trial. Lancet. 2010；376：419-30.

6) Duckworth W, Abraira C, Moritz T, et al. Glucose control and vascular complications in veterans with type 2 diabetes. N Engl J Med. 2009；360：129-39.

7) Shurraw S, Hemmelgarn B, Lin M, et al. Association between glycemic control and adverse outcomes in people with diabetes mellitus and chronic kidney disease：a population-based cohort study. Arch Intern Med. 2011；171：1920-7.

8) Inaba M, Okuno S, Kumeda Y, et al. Glycated albumin is a better glycemic indicator than glycated hemoglobin values in hemodialysis patients with diabetes：effect of anemia and erythropoietin injection. J Am Soc Nephrol. 2007；18：896-903.

9) 日本透析医学会：透析患者の糖尿病治療ガイド 2012．2013；透析会誌 46：311-357

4章．糖尿病性腎臓病(diabetic kidney disease：DKD)の診療 | 63

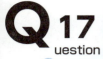

CKDステージG3b〜5のDKD患者の血糖コントロール指標は，HbA1cとグリコアルブミンのどちらがいいのですか？

腎不全期には，HbA1cは赤血球寿命の短縮やエリスロポエチンの使用により低値となる傾向がある。グリコアルブミンは貧血やエリスロポエチンの治療の影響を受けないが，蛋白尿が多い患者では低値となる傾向がある。CKDステージG3b〜5患者における血糖コントロール指標に関するエビデンスは不足しているが，腎性貧血を伴う患者においては，ESA投与などの適切な治療を行いつつグリコアルブミンの使用を考慮すべきである。

1　HbA1c

HbA1cは糖尿病治療において最も広く用いられている血糖コントロールの指標であり，過去1〜3カ月間の平均血糖値を反映する。HbA1cに対する血糖の寄与率は，1カ月前までの血糖：50％，1〜2カ月前：25％，2〜4カ月前：25％であることが報告されている[1, 2]。

日本糖尿病学会による「糖尿病治療ガイド」では，合併症を予防するための血糖コントロールの指標として，HbA1c＜7.0％が推奨されている[3]。しかし，腎不全患者では赤血球寿命の短縮に加え，腎性貧血に対するエリスロポエチンの使用によってHbA1cは低値になる傾向がある。このため，腎不全患者のHbA1c値は血糖コントロールを過小評価する可能性があり，注意が必要である。

2　グリコアルブミン (GA)

GAはアルブミンの糖化産物であり，過去2〜4週間の血糖コントロール状態を反映する。GA値に対する血糖の寄与率は，採血直前の17日間の血糖：50％，その前の17日間の血糖：25％，さらにその前の血糖：25％であることが報告されている[1, 2]。GAの正常値は11〜16％程度である。GAは赤血球寿命やエリスロポエチンの影響を受けないため，透析患者ではHbA1cに代わる有用な血糖コントロール指標となることが報告されており，日本透析医学会では透析患者における血糖コントロールの指標としてGAを推奨している[2, 4]。しかし，保存期腎不全患者において検討した報告は少なく，GAを用いた血糖管理目標値に関するエビデンスは不足している。

GAは以下のような病態において低値または高値を示すため，注意が必要である[2, 5]（表）。

● ネフローゼ症候群
　血中アルブミンの半減期が短縮するため，GAは低値となる。

● 甲状腺機能異常症
　甲状腺機能亢進症ではアルブミン代謝が促進

表　血糖値とグリコアルブミン値が解離する状態
文献5より引用

グリコアルブミン値が低値を示す状態	グリコアルブミン値が高値を示す状態
甲状腺機能亢進症	甲状腺機能低下症
ネフローゼ症候群	肝硬変
腹水（腹膜透析）	低栄養
乳幼児	
ステロイド糖尿病	
BMI高値	

し，GA は低値になり，逆に甲状腺機能低下症で
は高値となる。

● 肝硬変

肝硬変では脾機能亢進により赤血球寿命が短縮
するため HbA1c は低値を示すが，アルブミン代
謝の遅延により GA は上昇する傾向がある。

3 おわりに

腎不全期には HbA1c，GA ともに異常値を示す
可能性がある。CKD ステージ G3b〜5 におけ
る血糖コントロールの指標は確立されていない
が，腎性貧血を伴う患者においては ESA 投与な
どの適切な治療を行いつつ GA の使用を考慮する
べきである。

参考文献

1) Tahara Y, Shima K. Kinetics of HbA1c, glycated albu-min, and fructosamine and analysis of their weight func-tions against preceding plasma glucose level. Diabetes Care. 1995；18：440-7.

2) 日本透析医学会（編）．血液透析患者の糖尿病治療ガイド 2012．透析会誌．2013；46：311-57.

3) 日本糖尿病学会（編）．糖尿病治療ガイド 2016-2017．pp26-9，文光堂，東京，2016.

4) Inaba M, Okuno S, Kumeda Y, et al. Glycated albumin is a better glycemic indicator than glycated hemoglobin values in hemodialysis patients with diabetes：effect of anemia and erythropoietin injection. J Am Soc Nephrol 2007；18：896-903.

5) 日本糖尿病学会（編）．糖尿病専門医研修ガイドブック．p114，診断と治療社，東京，2017.

Q18

CKDステージG3b〜5のDKD患者の脂質異常症の管理目標値を教えてください。

A CKDステージG3b〜5のDKD患者においては，CVD発症予防の観点からLDLコレステロール(LDL-C)の厳格な管理が推奨される。管理目標値について，冠動脈疾患の一次予防でLDL-C 120 mg/dL未満，二次予防で100 mg/dL未満が推奨されている。治療の第一選択薬はスタチンである。トリグリセライド(TG)およびHDL-Cについては，TG 150 mg/dL未満，HDL-C 40 mg/dL以上が推奨される。

1 糖尿病合併CKD患者における脂質管理の有用性

糖尿病合併CKD患者は脂質異常症を合併しやすく，脂質異常症は冠動脈疾患をはじめとするCVD発症およびCKDの発症・進行の危険因子である[1〜3]。

生活習慣の改善やスタチンなどの使用による適切な脂質低下療法により，① CKD患者におけるCVD発症および死亡リスクが低下すること，②蛋白尿が減少することが報告されている[1,2]。

このようなエビデンスに基づき，CKDに対する脂質管理の診療ガイドラインも整備され，脂質管理指標および管理目標値が設定されてきた。ただし，糖尿病合併CKDステージG3b〜5患者に対する値の設定に高いエビデンスはなく，推奨グレードはC[1]もしくはコンセンサス[4]による推奨とされている。

なお，2013年に発表されたKDIGO診療ガイドラインでは，脂質低下療法での管理目標値としてLDLコレステロール値を設定しない形式となった。個々の患者におけるCVDリスクおよび治療によるベネフィットに応じて治療するかどうかの意思決定を行うことに推奨のポイントが置かれている。

2 診断とリスク評価

LDL-C値は，空腹時TC値・TG値・HDL-C値を測定し，Friedewaldの式LDL-C = TC－HDL-C－TG/5で算出する[3,4]。ただし，食後やTG値400 mg/dL以上のときには直接法を用いて測定する[3,4]。Non-HDL-CはLDLとTG-richリポ蛋白のもつコレステロールを合計した値であり，動脈硬化促進性リポ蛋白レベルの総合的指標となる[3,4]。管理目標はLDL-C＋30 mg/dLである。Non-HDL-CはTC－HDL-Cで算出され，食後に影響されないことから外来で空腹時採血が困難な場合や高トリグリセライド血症のためにFriedewaldの式が使用できない患者にも有用である[3,4]。

2017年に改訂された「動脈硬化性疾患予防ガイドライン」における冠動脈疾患の一次予防では，糖尿病およびCKDのいずれかがある場合の管理区分を高リスク病態として位置づけている[4]。

3 治療の実際

■ 考え方

脂質異常症の管理目標に向けた治療の目的は動脈硬化性疾患の予防であり，ほかの危険因子への治療・介入も並行して行う。LDL-Cを低下させる必要がある場合は，薬物治療の有無にかかわら

ず生活習慣の改善を指導する[3, 4]。2次予防ではより積極的な治療が必要であるが，一次予防では原則として3〜6カ月間の生活習慣の改善で，十分な効果が得られなかった場合に薬物療法の適用を検討する[4]。

国内のガイドラインによると，糖尿病合併の有無に限らずCKDにおける脂質管理目標として，LDL-C 120 mg/dL未満，可能であればLDL-C 100 mg/dL未満が推奨されている[1, 3]。近年では「動脈硬化性疾患予防ガイドライン」より，**表**に示す目標値が示されている[4]。TGとHDL-Cについては，一次予防でも二次予防でもそれぞれ150 mg/dL未満，40 mg/dL以上を目標として管理することが勧められている[4]。

なお，脂質管理については，個々の病態や薬剤の必要性に応じて判断する。ここで示されている管理目標値はあくまで到達努力目標であり，個々の患者の治療目標や手段の最終判断は主治医が包括的に行う。

食事療法

食事療法ではまず最初に，総摂取エネルギー，栄養素配分，コレステロール摂取量の適正化を図る[3]。標準体重および活動量を基に適正なカロリー計算を行い，その範囲での食事摂取を勧める。また，飽和脂肪酸やコレステロールを多く含む食事を制限し，n-3系多価不飽和脂肪酸の多い魚類の摂取を勧める[4]。栄養素配分の適正化について，特にCKDステージG3以上では蛋白質を優先して栄養素の適正配分を行う。その他，日本腎臓学会による「慢性腎臓病　生活・食事指導マニュアル〜栄養指導実践編〜」などを参考として具体的指導を行う。

運動療法

運動療法は，血圧・血糖値，尿蛋白量，腎機能などを評価しながら運動量を調節する[3]。この際，日本腎臓学会による「医師・コメディカルのための慢性腎臓病　生活・食事指導マニュアル」[5]などを参考として指導を行う。

表　リスク区分別脂質管理目標値

文献4より引用，改変

治療方針の原則	管理区分	脂質管理目標値（mg/dL）			
		LDL-C	Non-HDL-C	TG	HDL-C
一次予防 　まず生活習慣の改善を行った後，薬物療法の 　適用を考慮する	低リスク	< 160	< 190	< 150	≥ 40
	中リスク	< 140	< 170		
	高リスク	< 120	< 150		
二次予防 　生活習慣の是正とともに薬物療法を考慮する	冠動脈疾患の既往	< 100 （< 70）*	< 130 （< 100）*		

＊家族性高コレステロール血症，急性冠症候群の時に考慮する。糖尿病でも他のリスク病態を合併する時はこれに準ずる。

・一次予防における管理目標達成の手段は非薬物療法であるが，低リスクにおいてもLDL-Cが180 mg/dL以上の場合は薬物治療を考慮するとともに，家族性高コレステロール血症の可能性を念頭においておくこと。

・まず，LDL-Cの管理目標値を達成し，その後non-HDL-Cの達成を目指す。

・これらの値はあくまでも到達努力目標値であり，一次予防（低・中リスク）においてはLDL-C低下率20〜30％，二次予防においてはLDL-C低下率50％以上も目標値となり得る。

・高齢者（75歳以上）についてはガイドライン第7章を参照。

LDL-C：LDLコレステロール，HDL-C：HDLコレステロール，TG：中性脂肪（早朝空腹時の採血による），Non-HDL-C：non-HDLコレステロール

■ 薬物療法

　CKDや糖尿病において合併する脂質異常症には，スタチンをはじめとする薬剤が使用されることが多い。「CKD診療ガイド2012」には，薬剤の種類ごとに使用する際の注意点が示されている[3]。また，CKDにおいて安全に使用できる脂質低下薬として，スタチン単独あるいはスタチン・エゼチミブの併用が推奨されている[1~3]。「エビデンスに基づくネフローゼ症候群診療ガイドライン2017」では，エゼチミブ単独でのネフローゼ症候群における脂質代謝異常や生命予後の改善効果が明らかでないことから，推奨グレードは「なし」とされている。一方，腎排泄性のフィブラート系薬については，CKDステージG4以降での使用は推奨されない[1~3]。特に，クリノフィブラート以外は禁忌とされている[3]。

参考文献

1) 日本腎臓学会(編). エビデンスに基づくCKD診療ガイドライン2013. 東京医学社，東京，2013.
2) 慢性腎臓病(CKD)進行例の実態把握と透析導入回避のための有効な指針の作成に関する研究研究班. 腎障害進展予防と腎代替療法へのスムーズな移行CKDステージG3b〜5診療ガイドライン2017(2015追補版). 日腎会誌. 2017；59：1093-101, 1103-216.
3) 日本腎臓学会(編). CKD診療ガイド2012. 東京医学社，東京，2012.
4) 日本動脈硬化学会(編). 動脈硬化性疾患予防ガイドライン2017年版. 日本動脈硬化学会，2017.
5) 日本腎臓学会(編). 医師・コメディカルのための慢性腎臓病 生活・食事指導マニュアル. 東京医学社，東京，2015.

Q19 CKDステージG3b～5患者に対しての経口血糖降下薬の使用方法を教えてください。

A CKDステージG3b～5のDKD患者では，低血糖を避けながら血糖コントロールを行う必要がある。eGFRを参考に経口血糖降下薬の減量・中止・変更を検討するが，特にスルホニル尿素薬とビグアナイド薬（メトホルミン）には注意が必要である。DPP-4阻害薬を中心に，α-グルコシダーゼ阻害薬，レパグリニド，ミチグリニドを慎重に使用しながら適切な血糖コントロールを試みる。

1 腎機能障害における血糖コントロール

近年の糖尿病治療においては，良好な血糖コントロールと同様に，あるいはそれ以上に低血糖を生じさせないことが重要視されているが，CKDステージの進んだ患者では低血糖が生じやすい。腎臓は糖新生とインスリンクリアランスという生理的作用を有し，さらに薬物動態における未変化体や代謝産物の排泄経路としても重要な役割を果たしている。したがって，腎機能が障害されると糖新生の低下やインスリンクリアランスが低下するため，低血糖を生じやすくなる。また，薬物療法中の患者においては腎排泄性の薬物の蓄積により，重篤な遷延性低血糖をきたしやすくなる。このように，CKDステージG3b～5患者は低血糖が生じやすい状況下で限られた薬物により血糖コントロールを行うことを余儀なくされる。

2 腎機能障害による薬物動態への影響

薬物動態の基本はADME（Absorption：吸収, Distribution：分布, Metabolism：代謝, Excretion：排泄）である（図1）[1]。経口投与された薬物は吸収された後，全身に分布し，標的臓器で薬理作用を発揮する（薬理作用の発揮）。経口血糖降下薬の場合は，膵β細胞や肝，骨格筋，脂肪などに作用し

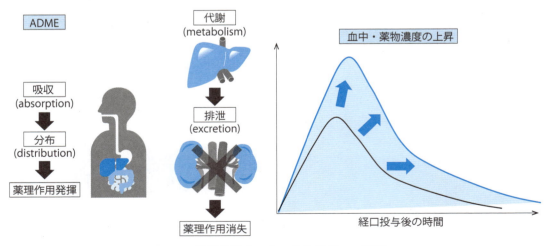

図1 腎機能障害による薬物動態への影響

文献1より引用して作成

た後，代謝，排泄され，その作用が消失する（薬理作用の消失）。腎機能障害は，ADME のすべての相に影響を与えるが，臨床で問題となるのは代謝（主に肝），そして特に排泄への影響である。最終ステップである排泄は，腎排泄（尿排泄）と胆汁排泄（便排泄）に大別されるが，最も大きな割合を占めているのは腎排泄である。腎機能障害時に留意すべきポイントは，薬物の未変化体あるいは活性代謝産物が腎排泄であるかどうかである。

■ 腎機能の評価法

腎機能障害患者における薬物投与量の設定には，腎機能評価が欠かせない。腎機能の評価法としては gold standard であるイヌリンクリアランスによる実測 GFR，もしくは内因性 Cr を利用した実測 CCr の測定が必要であるが，日常診療ではその煩雑性・時間的制約・蓄尿の問題などから現実的ではないため，eGFR が頻用されている。しかし，eGFR は 75 ％の患者が実測 GFR ± 30 ％の範囲に入る程度の正確度であること，また筋肉量や脱水などの影響も受けやすいことは念頭に置く必要がある[2]。これらの血清 Cr 値による eGFRcreat に問題があると考えられる場合には，血清シスタチン C（Cys-C）値を基にした eGFRcys も使用する[2]。

腎機能障害に応じた薬物の減量または中止を検討するため，各薬物の添付文書やインタビューフォームなどを参照する場合は，腎機能として eGFR（mL／分／1.73 m²）ではなく CCr（mL／分）で記載されていることが多い[2]。これも前述の実測 CCr ではなく，推算式（Cockcroft-Gault 式な

ど）である。実臨床では，CCr を eGFR とみなして調整することになるが，CCr と異なり eGFR は標準的な体型（体表面積が 1.73 m²）に補正されている点に注意が必要である。したがって，体表面積の補正を外した個々の eGFR（mL／分）を基に減量または中止を検討する必要がある[2]。特に，小柄な体格の患者においては体表面積の補正を外した eGFR を使用しないと，薬物過剰投与の危険性が生じることになる（図 2）[2]。

■ 腎機能に基づいた経口血糖降下薬の投与量

前述の問題点もあり，現時点では eGFR を用いた CKD ステージ別の薬物の減量・中止を明記することは困難である。各薬物の添付文書，インタビューフォームなどでは，CCr が 50（mL／分）以下（CKD ステージ G 3 b 以降にほぼ該当）を中等度腎機能障害とし，薬物の減量・中止に言及している場合が多い。CCr を用いて**表 1**，**表 2** にまとめるが，あくまでも参考に留めていただきたい。

● スルホニル尿素薬と速効型インスリン分泌促進薬

インスリン分泌促進系であるスルホニル尿素薬と速効型インスリン分泌促進薬のナテグリニド

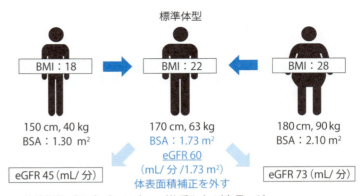

図 2　CKD の薬物投与における eGFR 使用時の注意点
体表面積補正を考慮した薬物投与設計

文献 2 より引用して作成

表1　腎機能に基づいた DPP ～ 4 阻害薬を除く代表的な経口血糖降下薬の投与量（減量・中止）

各薬物の添付文書，インタビューフォーム，文献3より引用して作成

	経口血糖降下薬	一般名（商品名）	用量（mg/ 日）※成人の場合	10 ≦ CCr（mL/ 分）≦ 50	CCr（mL/ 分）< 10 血液透析
インスリン抵抗性改善系	ビグアナイド薬	メトホルミン（メトグルコ®）	500 ～ 2,250mg	軽度：慎重投与 中等度以上：禁忌	禁忌
	チアゾリジン薬	ピオグリタゾン（アクトス®）	15 ～ 45mg	慎重投与	禁忌
インスリン分泌促進系	スルホニル尿素（SU）薬	グリクラジド（グリミクロン®）	20 ～ 160mg	慎重投与，重篤な腎機能障害：禁忌	
		グリメピリド（アマリール®）	0.5 ～ 6mg		
	速効型インスリン分泌促進薬	ナテグリニド（スターシス®）（ファスティック®）	270 ～ 360mg	慎重投与	禁忌
		ミチグリニド（グルファスト®）	15 ～ 30mg	慎重投与	
		レパグリニド（シュアポスト®）	0.75 ～ 3mg	慎重投与	
糖吸収・排泄調節系	α-グルコシターゼ阻害薬	アカルボース（グルコバイ®）	150 ～ 300mg	慎重投与	
		ボグリボース（ベイスン®）	0.6 ～ 0.9mg		
		ミグリトール（セイブル®）	150 ～ 225mg		
	SGLT 2 阻害薬	―	―	中等度：投与の必要性を慎重に判断（効果が十分に得られない可能性）高度および透析中の末期腎不全：投与しない（効果が期待できない）	

表2　腎機能に基づいた DPP- 4 阻害薬の投与量（減量・中止）

各薬物の添付文書，インタビューフォーム，文献3より引用して作成

	一般名	用量（mg/ 日）※成人の場合	30 ≦ CCr（mL/ 分）< 50	CCr（mL/ 分）< 30 血液透析
DPP- 4 阻害薬	シタグリプチン（ジャヌビア®）（グラクティブ®）	50 ～ 100 mg	25 ～ 50 mg	12.5 ～ 25 mg
	ビルダグリプチン（エクア®）	50 ～ 100 mg	慎重投与：50 mg	
	アログリプチン（ネシーナ®）	25 mg	12.5mg	6.25mg
	リナグリプチン（トラゼンタ®）	5 mg		
	テネリグリプチン（テネリア®）	20 ～ 40 mg		
	アナグリプチン（スイニー®）	200 ～ 400 mg	CCr < 30：100 mg	
	サキサグリプチン（オングリザ®）	5 mg	2.5mg	
持続性 DPP- 4 阻害薬	トレラグリプチン（ザファテック®）	100 mg（週 1 回）	50 mg（週 1 回）	禁忌
	オマリグリプチン（マリゼブ®）	25 mg（週 1 回）	25 mg（週 1 回）	eGFR < 30：12.5mg（週 1 回）

は，代謝産物に血糖降下作用が残存し，かつ腎排泄であるため，遷延性の低血糖をきたす危険性があることから高度腎機能障害では禁忌である（**表1**）。特にスルホニル尿素薬は，わが国における重症低血糖の原因として，インスリンに次いで経口血糖降下薬としては最も高頻度であり，注意が必要である。

◉ ビグアナイド薬

インスリン抵抗性改善薬であるビグアナイド薬（メトホルミン）は，代謝を受けず未変化体が主に腎排泄であり，乳酸アシドーシスのリスクのためCKDステージG3bでは慎重投与，G4以降は禁忌である（**表1**）。

◉ チアゾリジン薬

インスリン抵抗性改善系であるチアゾリジン薬（ピオグリタゾン）は，主に肝代謝・胆汁排泄であるため薬物動態的な問題は少ないと考えられるが，体液貯留もしくは低血糖のリスクのため高度の腎機能障害では禁忌となる（**表1**）。

◉ SGLT-2阻害薬

近年話題を呼んでいるSGLT-2阻害薬は，腎保護作用も示唆されている。しかし依然として未知な部分も多く，少なくとも血糖コントロール改善という観点からは腎機能障害患者では効果が十分に得られない，あるいは期待しにくい（**表1**）。

◉ 高度腎機能障害でも使用可能な薬物

α-グルコシダーゼ阻害薬とナテグリニドを除く速効型インスリン分泌促進薬（**表1**）とDPP-4阻害薬（**表2**）は高度腎機能障害でも使用可能な薬物である。特にDPP-4阻害薬は血糖依存的にインスリン分泌を促進するため，単独投与では低血糖リスクも少なくCKDステージの進んだG3b〜5，あるいはG5D（透析）でも幅広く使用されている[4]。ただし，代謝，排泄の観点から用量調整が必要なものが多い（**表2**）。

DPP-4阻害薬で十分な血糖コントロールが得られない場合は，速効型インスリン分泌促進薬であるレパグリニドは比較的血糖降下作用が強く，インスリン導入前の選択肢の一つである[5]。レパグリニドは，主に肝代謝・胆汁排泄のため，慎重投与としてCKD進展患者でも使用可能であるものの，やはり低血糖には注意が必要である。

実臨床では，前述のようにCCrを体表面積の補正を外したeGFRで置き換え，薬物選択，用量調整を行うことになる。しかし，体表面積の補正を外したとしてもeGFRは実測GFRとは大きく乖離している危険性もある。超高齢社会を迎えCKD患者もますます増加し，またCKDの急性増悪の危険性などもある。現実には算出されたeGFR値よりもかなり低い値を想定し，投与量を設定した方が安全だと思われる。もしくは経口血糖降下薬のなかで腎機能障害に合わせて減量・中止を考慮しなくても良い薬剤を選択することも一つの対策としてあげられる。

> **例** トラゼンタ®（5 mg）1錠，1日1回 朝
> ベイスン®（0.3 mg）3錠，1日3回 毎食直前
> シュアポスト®（0.25 mg）3錠，1日3回 毎食直前

参考文献

1) 稲葉雅章（監），絵本正憲，森 克仁（編）．糖尿病腎症の治療のポイント〜早期腎症から透析療法まで〜．医薬ジャーナル社，東京，2016.

2) 日本腎臓学会（編）．CKD診療ガイド2012．東京医学社，東京，2012.

3) 森 克仁，稲葉雅章．糖尿病性腎症の病期に応じた血糖管理．Pharma Medica. 2016；34：37-42.

4) Mori K, Emoto M, Shoji T, et al. Linagliptin monotherapy compared with voglibose monotherapy in patients with type 2 diabetes undergoing hemodialysis：a 12-week randomized trial. BMJ Open Diabetes Res Care. 2016；4：e000265.

5) Mori K, Emoto M, Numaguchi R, et al. Potential Advantage of Repaglinide Monotherapy in Glycemic Control in Patients with Type 2 Diabetes and Severe Renal Impairment. Acta Endocrinol（Buc）. 2017；13：133-7.

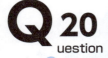

Q20 CKDステージG3b〜5患者に対してのインスリン製剤，GLP-1受容体作動薬の使用方法を教えてください。

A CKDステージG3b以降では，低血糖を生じやすくCKD進展とともに必要インスリン量も減少する。血糖値のモニタリングを行いながら適切なインスリン製剤を選択し，投与回数や投与量の調整を試みる。GLP-1受容体作動薬は単剤では低血糖を生じにくく，週1回投与の製剤なども登場したことで治療選択薬も多くなったが，胃腸障害には注意が必要である。

1 腎機能障害時の注射薬療法

従来，腎機能障害患者は使用可能な経口血糖降下薬が限られており，インスリン療法（注射薬療法）が血糖コントロールの原則であった。近年ではDPP-4阻害薬などの登場により治療が大きく変わりつつあるが，インスリン依存状態にある患者にインスリン療法は絶対適応である。また，顕著な高血糖を呈する患者やるい痩の目立つ低栄養患者に対してもインスリン導入をためらうべきではない。インクレチン関連薬であるGLP-1受容体作動薬は，DPP-4阻害薬とは異なり注射薬であるため使用頻度は高くない。しかし，透析を含むCKD進展患者でも使用可能な製剤あるいは週1回投与の製剤など，さまざまな特徴を有するGLP-1受容体作動薬が登場し，治療選択の幅も拡がっている。

2 インスリン療法

インスリン製剤は作用発現時間や作用持続時間により，超速効型，速効型，中間型，持効型，混合型（超速効型または速効型と中間型：懸濁液），配合溶解インスリン製剤（超速効型と持効型：無色透明の液）に分類される。生理的なインスリン分泌は，食後の血糖値上昇を制御する追加分泌と空腹時血糖値を調整する基礎分泌からなる（図）[1]。速効型・超速効型インスリン製剤は追加分泌を，中間型・持効型インスリン製剤は基礎分泌の補充を目的に使用される。また，注射回数を減らすために混合型あるいは配合溶解製剤も用いられる。

腎機能障害時は腎臓でのインスリンクリアランスが低下するため，CKD進展とともに血糖コントロールの改善あるいは必要インスリン量が減少することはしばしば経験することである。また，内因性インスリンが直接門脈から肝臓（インスリンクリアランス臓器としては最も重要）に流入するのに対し，皮下投与となるインスリン療法中の患者では腎臓のインスリンクリアランスに対する寄与率が相対的に大きくなる。したがって，CKD進展による低血糖を防ぐ観点からは，効果の遷延をきたしやすい速効型よりも超速効型インスリン製剤[2]が推奨され，また効果のピークを示さない持効型が中間型インスリン製剤よりも一般には推奨される[1]。

■ 強化インスリン療法（図A）

1型糖尿病，あるいは内因性インスリン分泌能の枯渇した2型糖尿病患者では，図Aのような強化インスリン療法が必須となる。生理的なインスリンの基礎・追加分泌の補充を考慮すれば適切な投与法となる。空腹時血糖値を確認し，持効型（中

間型）を，食後血糖値を参考にしながら超速効型（速効型）の投与単位数を調節する．CKD進展患者の特徴として，糖新生低下のため空腹時の血糖値は低値傾向となりやすく，持効型インスリン製剤が不要になり毎食直前の超速効型（速効型）インスリン製剤でコントロール可能な場合もある．

> 例　ヒューマログ®（朝食直前8単位，昼食直前6単位，夕食直前6単位）＋ランタス®XR就寝前12単位

■ 持効型インスリン製剤＋経口血糖降下薬またはGLP-1受容体作動薬（図B）

現在は，持効型インスリン製剤を中心に経口血糖降下薬との組み合わせ（いわゆる basal supported oral therapy：BOT）あるいは後述のGLP-1受容体作動薬との組み合わせ（いわゆる basal supported prandial GLP-1 receptor agonist therapy：BPT）も頻用されている．腎機能障害時に使用可能な経口血糖降下薬としては，DPP-4阻害薬，速効型インスリン分泌促進薬（グリニド薬），αグルコシダーゼ阻害薬などがあげられるが，いずれも食後高血糖に有効であるため，BOTは理にかなったインスリン療法である．また，後述のGLP-1受容体作動薬も体重増加や食後高血糖を示す患者には，特に短時間作用型を使用したBPTが適している．

> 例　(BOT) ランタス®　朝食前6単位＋テネリグリプチン（テネリア®）（20 mg）1日1回　朝

■ 配合溶解（混合型）インスリン製剤1～2回（図C）

年齢，認知機能，日常生活活動度，血管合併症，余命などを考慮し，厳格な血糖コントロールよりも低血糖をきたさないことを優先とする患者もいる．このような患者においては，配合溶解あるいは混合型インスリン製剤1日1回または2回投与が総合的により望ましいこともある．個々の患者

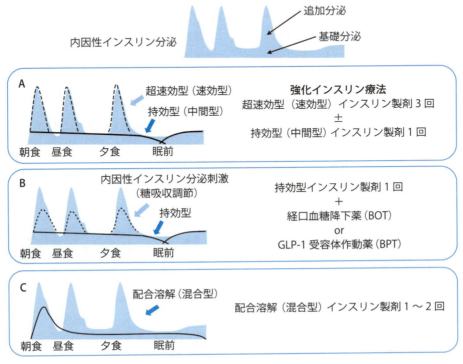

図　インスリン療法

の背景・状態を十分に観察・把握し，個別化治療を行うことが大切である。

例　ライゾデグ®　朝食前8単位

3　GLP-1受容体作動薬

■ GLP-1受容体作動薬の分類

インクレチン関連薬であるGLP-1受容体作動薬は，DPP-4阻害薬と同様に血糖依存性のインスリン分泌促進作用やグルカゴン分泌抑制作用を有するため，低血糖をきたしにくい。DPP-4阻害薬による内因性のGLP-1濃度上昇（生理的範囲内）に比較し，GLP-1受容体作動薬投与では薬理量，すなわち非生理的な高い血中GLP-1濃度に達するため，食欲抑制や胃排出遅延作用などの膵外作用なども期待される[3]。

内因性GLP-1の血中半減期が2～3分であるため，GLP-1受容体作動薬の条件としてはDPP-4に対して分解を受けにくく，かつGLP-1受容体に結合・刺激することが求められる。GLP-1受容体作動薬は，その由来と作用時間により分類されるが，臨床では作用時間がより重要となる。作用時間の長短は薬理作用の差異や注射回数の頻度にもつながる（表）。

1日2回投与のエキセナチドと1日1回投与のリキシセナチドは，短時間作用型に分類される。1日1回投与のリラグルチド，週1回投与の持続性エキセナチド，デュラグルチド，上市予定のセマグルチドは長時間作用型に分類される。短時間作用型は膵外作用，特に胃排出遅延作用が強く，食後血糖の上昇が抑制される。一方，長時間作用型は胃内容排出遅延作用が減弱する現象（タキフィラキシー）が認められるため，食後血糖上昇の抑制は短時間作用型ほど強くなく，主にインスリン分泌促進・グルカゴン分泌抑制作用により空腹時血糖値を低下させる[3]。

■ 腎機能障害時のGLP-1受容体作動薬

腎機能障害時における各種GLP-1受容体作動薬の適応についてまとめるが，CCrでの表記となり（Q 19参照），参考程度にとどめていただきたい（表）[4]。エキセナチドおよびその徐放製剤である持続性エキセナチドは，腎機能低下に伴う血中半減期延長，血中濃度上昇による消化器症状をはじめとする忍容性の問題から重度腎機能障害では禁忌となる。その他のGLP-1受容体作動薬は，腎機能の観点からは禁忌ではないが，悪心・嘔吐・下痢・便秘などの胃腸障害はGLP-1受容体作動薬に共通であり，特に高齢でるい痩を認めるような低栄養状態の患者への投与は慎重に検討する必要がある。

表　腎機能に基づいたGLP-1受容体作動薬の適応

各薬剤の添付文書，インタビューフォーム，文献4を引用して作成

	一般名（商品名）	用法・用量	軽度（50≦CCr≦80）中等度（30≦CCr≦50）	CCr<30 透析
1日1～2回	エキセナチド（バイエッタ®）	1日2回／1回5～10μg	慎重投与	禁忌
	リラグルチド（ビクトーザ®）	1日1回／1回0.3～0.9mg	慎重投与	慎重投与
	リキシセナチド（リキスミア®）	1日1回／1回10～20μg	―	慎重投与
週1回	持続性エキセナチド（ビデュリオン®）	週1回／1回2mg	慎重投与	禁忌
	デュラグルチド（トルリシティ®）	週1回／1回0.75mg	―	―
	セマグルチド（オゼンピック®）	週1回／1回0.25～1mg	―	―

CCr（mL/分）：クレアチニンクリアランス，―：特に用量調整などの記載なし

■ 1日1回のGLP-1受容体作動薬

> **例** ビクトーザ® 0.3 mg 朝（消化器症状，血糖コントロールを確認しながら 0.6mg，0.9mgに増量）

■ 週1回のGLP-1受容体作動薬

インスリンの代替にはならないことに十分注意する必要があるが，近年では週1回の製剤も登場し，注射の負担も少なく特に高齢者などのインスリン導入が困難な患者への適応も考えられる。

> **例** トルリシティ® 0.75 mg 土曜日朝1回

■ 持効型インスリン製剤＋GLP-1受容体作動薬

持効型インスリン製剤を使用し，食後高血糖が顕著で体重増加を認める患者には，短時間作用型のGLP-1受容体作動薬を用いた前述のBPTが良い適応である。また，インスリン減量を目的とした持効型インスリン製剤と長時間作用型GLP-1受容体作動薬との組み合わせも考えられる。

> **例** （BPT）ランタス® 朝食前 8単位＋リキシセナチド（リキスミア®）朝食前 10μg

4 おわりに

近年では，リラグルチドやセマグルチドの腎保護作用を示唆するデータも報告されている。しかし，腎機能障害患者への長期間にわたる安全性や有効性については未知の部分も多く，今後も症例を積み重ねての検討が必要である。

参考文献

1) 森 克仁，絵本正憲，稲葉雅章．透析患者に対する薬の使い方—疾患別・病態別〔代謝異常〕糖代謝異常．腎と透析（増刊号）．2013；74：609-13.

2) Urata H, Mori K, Emoto M, et al. Advantage of insulin glulisine over regular insulin in patients with type 2 diabetes and severe renal insufficiency. J Ren Nutr. 2015；25：129-34.

3) 森 克仁，稲葉雅章．最近の腎臓・透析領域の新薬とその使い方のコツ 糖尿病治療薬 GLP-1受容体作動薬．腎と透析（増刊号）．2016；81：209-13.

4) 森 克仁，稲葉雅章．糖尿病性腎症の病期に応じた血糖管理．Pharma Medica. 2016；34：37-42.

Q21 uestion
CKD ステージ G3b〜5 患者に対しての SGLT-2 阻害薬の使用法を教えてください。

A nswer
CKD ステージ G3b，4 患者に関しては効果の減弱がみられるものの，尿糖排泄による血糖降下作用に加え，血糖非依存的な腎臓・心臓保護効果，血圧降下，体重減少効果が期待できる。CKD ステージ G5 患者に関しては，血糖降下作用，腎臓保護効果を証明するエビデンスに乏しく，今後の更なる研究結果が待たれる。

1 はじめに

SGLT-2 阻害薬は糸球体から濾過され，近位尿細管の SGLT-2 を阻害することにより尿糖排泄効果を発揮する。そのため，血糖降下効果は腎機能に依存することから，高度腎機能障害患者に投与は行わないとされている。腎障害進展例に対する SGLT-2 阻害薬の効果についてのエビデンスは少ないが，これまでの知見から CKD ステージ別にみた SGLT-2 阻害薬の使用法について解説する。

2 CKD ステージ G3b，G4

イプラグリフロジンを使用した腎機能低下患者に対する二重盲検比較試験では，28 週間の投与による HbA1c の変化率として，$60 \leqq eGFR < 90：-0.54\%$，$30 \leqq eGFR < 60：-0.33\%$であり，1 日あたりの尿中グルコース排泄量はそれぞれ約 71 g，約 38 g であった。SGLT-2 阻害薬の血糖降下作用に関しては eGFR の低下に伴い減弱することに留意する必要がある。腎機能障害患者へのエンパグリフロジン投与は，腎機能正常群と比較して血中濃度を上昇させず副作用も増加させなかったことから，腎機能障害患者に関しても減量の必要はないと考えられる。

一方，EMPA-REG 試験において eGFR < 60mL/分 / 1.73 m^2 の患者群（平均 eGFR 48 mL/分 / 1.73 m^2 前後）で血糖降下作用は減弱するものの，eGFR $\geqq$ 60 mL/分 / 1.73 m^2 を呈する患者群と同様に eGFR 低下の抑制が示されており，血糖非依存的な腎保護効果が示唆される[1]。また，ダパグリフロジンに関する二重盲検第 3 相試験において，CKD ステージ G3b〜4 患者に対するダパグリフロジン 10 mg は，プラセボ群と比較して HbA1c の低下を示さなかったが，収縮期血圧を 3.8 mmHg，体重を 2.2 kg 減少させている[2, 3]。同様に，CKD ステージ G3b 患者に対するカナグリフロジン 100 mg 投与は，プラセボ群と比較して収縮期血圧を 4.8 mmHg，体重を 1.2 kg 減少させた[4]。これらのことから，CKD ステージ G3b〜4 患者においては SGLT-2 阻害薬の血圧低下・体重減少を介した臓器保護効果が期待できる。また，eGFR < 60 mL/分 / 1.73 m^2 の患者群に対するエンパグリフロジン投与は，プラセボ群と比較して心血管死を 29%，心不全による入院を 39% 減少させており[5]，腎機能が低下した患者に対する SGLT-2 阻害薬の心保護効果についても期待される。現在進行中のカナグリフロジンを用いた CREDENCE 試験には CKD ステージ G3b〜4 の患者が含まれており，腎ハードエンドポイントに対する効果やその安全性についての結果が待たれる。

例 カナグリフロジン 100 mg　1 錠，1 日 1 回.

例 エンパグリフロジン 10 mg もしくは 25 mg
1 錠，1 日 1 回

3　CKD ステージ G 5

　eGFR 15 mL / 分 / 1.73 m^2 以下の患者での血糖改善効果は期待できないため，基本的に投与は行わないとされている。しかし，SGLT-2 阻害薬の血糖非依存的な直接的腎保護作用も報告されており，今後安全性や有用性を検証していく必要がある。

参考文献

1) Wanner C, Inzucchi SE, Lachin JM, et al. Empagliflozin and Progression of Kidney Disease in Type 2 Diabetes. N Engl J Med. 2016；375：323-34.

2) Dekkers CCJ, Wheeler DC, Sjöström CD, et al. Effects of the sodium-glucose co-transporter 2 inhibitor dapagliflozin in patients with type 2 diabetes and Stages 3b-4 chronic kidney disease. Nephrol Dial Transplant. 2018；33：1280.

3) Kohan DE, Fioretto P, Tang W, et al. Long-term study of patients with type 2 diabetes and moderate renal impairment shows that dapagliflozin reduces weight and blood pressure but does not improve glycemic control. Kidney Int. 2014；85：962-71.

4) Yamout H, Perkovic V, Davies M, et al. Efficacy and safety of canagliflozin in patients with type 2 diabetes and stage 3 nephropathy. Am J Nephrol. 2014；40：64-74.

5) Wanner C, Lachin JM, Inzucchi SE, et al. Empagliflozin and Clinical Outcomes in Patients With Type 2 Diabetes Mellitus, Established Cardiovascular Disease, and Chronic Kidney Disease. Circulation. 2018；137：119-29.

5章

高齢 CKD 患者の診療

5章. 高齢CKD患者の診療

　わが国では超高齢社会の到来を迎え，診療対象の多くが高齢者となっている。老年人口の増加は今後も継続し，2025年の高齢化率は30％を超えることが予想されている。それに伴いCKD患者，特に新規透析導入患者の高齢化も進み，わが国では2015年度の透析導入時平均年齢は男性が68.37歳，女性は70.95歳であった。透析導入率の経年変化を年齢別に検討すると，80歳以上の男性を除き男女ともすべての年齢層で透析導入率は減少傾向にある（図）。しかし，80歳以上の男性が人口に占める割合は今後も増え続けることから，透析導入患者数は今後も増加傾向であることが推定されている[1]。CKDは国民の健康寿命延伸の障害因子であり，高齢者のCKD進展抑制により健康寿命の延伸を図ることができれば，QOLの低下防止とともに社会保障負担の軽減も期待できる。

　高齢者の医療においては，非高齢者とは異なる視点が必要となる。高齢者では臓器に加齢変化が及ぶため，心不全，弁膜疾患，骨・骨格筋変化，視力障害，歯・口腔疾患も増加し，必然的に多臓器障害を有することから，全人的医療が求められる。また，特定の腎疾患を有しない腎臓も加齢による変化（腎硬化症様変化）を免れず，高齢者の腎機能は経時的に低下する。加齢腎では腎排泄性薬物の代謝が遅延し，また虚血や中毒に脆弱なためにAKIのハイリスク状態であることから腎臓専門医のみならず高齢者をケアするすべての医療者が留意

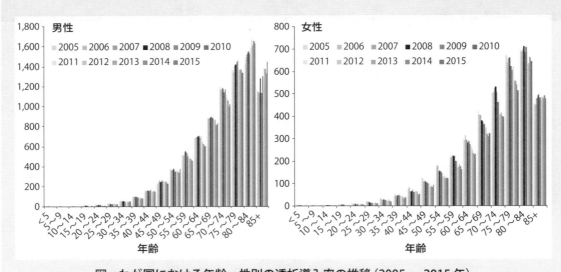

図　わが国における年齢，性別の透析導入率の推移（2005〜2015年）
2008年（黒線）以降，80歳以上の男性を除く男女すべての年齢層において透析導入率（人口100万人当たりの導入数）は減少傾向にある。

する必要がある。さらに，必ずしも生命予後の延長が最善のアウトカムになるとは限らず，むしろ QOL の維持・向上，苦痛緩和に最大限の配慮を行い，高齢者のみならず家族満足度の高い医療の提供が求められる。

　本章では 75 歳以上の高齢 CKD 患者を対象とし，ESKD への進展，重症合併症阻止，QOL の維持・向上を目指した血糖・血圧管理およびフレイル予防について解説する。ただし，高齢者を対象とした臨床研究（特に QOL を指標としたもの）が限られているだけでなく，そもそも高齢者は個々の多様性が大きいことから，標準医療の推奨が困難である。実臨床においてはガイドラインなどを参考に，個々の患者の特徴を重視した柔軟かつ細やかな対応（個別化医療）が求められる。

参考文献

1) 若杉三奈子, 成田一衛. 慢性腎臓病 (CKD) 対策の評価―年齢調整透析導入率は低下したが，透析導入患者数減少は未達成. 日腎会誌. 2018；60：41-9.

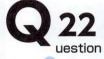

75歳以上の高齢CKDステージG3b〜5の糖尿病患者における血糖コントロール目標を教えてください。

CKDステージG3b〜5かつ75歳以上の高齢糖尿病患者に対して，血糖コントロール目標を一律に設定することは困難である。厳格な血糖コントロールを行う意義が明らかでないことと，低血糖のリスクが高いことの両方を勘案して個別に設定する必要がある。

1 はじめに

CKDステージG3b〜5，すなわちeGFR 45 mL/分/1.73 m² 未満という進行したCKDを伴った高齢糖尿病患者の血糖コントロール目標を設定することは容易でない。本項ではまず，腎機能が低下した糖尿病患者の血糖コントロール指標として何を用いることが適切で，その具体的な目標値を設定することが可能かどうかを検討し，次にこのような限定された患者集団における血糖コントロールの意義に関するこれまでのエビデンスと糖尿病治療における問題点について解説する。

2 CKD合併高齢糖尿病患者における血糖コントロール指標

通常の糖尿病診療では，血糖コントロール指標として，外来受診時の空腹時あるいは食後血糖値，また一部の患者では日常生活における自己血糖測定結果に加え，過去1〜2カ月間の平均血糖値を反映するHbA1cが用いられる。しかし，腎機能が低下した患者では，主に赤血球寿命の短縮による腎性貧血やその治療に用いられるESAの投与によりHbA1cが低下するため，CKDステージG3b〜5の患者におけるHbA1c値は，血糖コントロール状態を過小評価することになる。

一方，グリコアルブミン（GA）は赤血球寿命やESA投与の影響を受けないため，血液透析患者ではHbA1cではなくGAを使用することが推奨されている[1]。しかし，糖尿病性腎症患者の多くがネフローゼ領域の高度蛋白尿を伴っており，血中アルブミンの半減期が短縮するためGAは低値となる。したがって，CKDステージG3b〜5の糖尿病患者における血糖コントロール指標として，GAを用いることにも問題がある可能性がある。

■ 東京女子医科大学糖尿病センターでの検討

そこで，東京女子医科大学糖尿病センターの外来を受診した，75歳以上のCKDステージG3b〜5の2型糖尿病233例における随時血糖値とHbA1c，および随時血糖値とGAとの相関を比較した。図1に示すように，相関係数は前者の0.296に比較して後者が0.398と高かった。すなわち，75歳以上のCKDステージG3b〜5の高齢糖尿病患者においても，血液透析患者同様，HbA1cに比較しGAのほうが血糖値とより強く関連するものと考えられた。その理由は不明であるが，75歳以上の糖尿病CKD患者における原腎疾患として，蛋白尿の多い典型的な糖尿病性腎症に比較し，蛋白尿が少ない腎硬化症の割合が高く，その場合血清GA値への影響が少ない可能性が考えられる。

3 血糖コントロールの意義

■ 腎症発症予防あるいは進展抑制効果

糖尿病治療の目的は，その慢性合併症を予防す

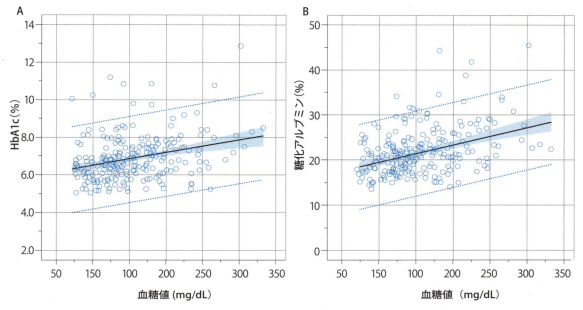

図1 CKD ステージ G3b～5 かつ 75 歳以上の 2 型糖尿病患者 233 名における，随時血糖値と HbA1c（A），および随時血糖値と GA（B）の相関

ることによって患者の QOL や寿命を改善することである。その手段としての血糖コントロールの効果は，対象となる糖尿病患者の臨床背景や合併症によって異なる。

腎症前期の患者では，厳格な血糖コントロールが腎症や網膜症などの細小血管障害を予防するという十分なエビデンスがある。一方，既に発症した腎症の進展抑制という点では，血糖コントロールの効果は限定的といえる。比較的少数例の単一施設や多施設の臨床研究では，HbA1c と腎症進展との間に有意な関連が認められなかった[2, 3]。しかし，カナダ・アルバータ州在住の 18 歳以上の糖尿病合併 CKD 患者 23,296 例を対象とした大規模コホート研究では，CKD ステージ G3～4 においても，HbA1c が 7％未満の患者に比較し HbA1c が 9％を超える患者では，血清 Cr の 2 倍化となるリスクが有意に増加することが明らかにされた[4]。

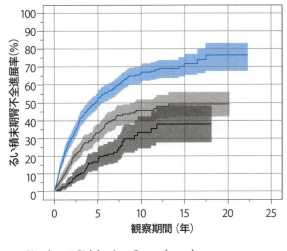

図2 CKD ステージ G3b～5 の 2 型糖尿病患者における年齢別累積末期腎不全進展率

上述したように，高齢の糖尿病合併 CKD 患者では，原疾患として腎硬化症の割合が高いことや腎不全に至る前の死亡が多いことから，同程度の腎機能の若年糖尿病患者に比較して腎予後は良好である可能性が高い。当科の CKD ステージ G 3 b〜5 の糖尿病患者 1,414 例を年齢によって 45〜64 歳 620 例，65〜74 歳 479 例，75 歳以上 315 例に分類し，透析導入あるいは先行的腎移植をエンドポイントとした累積末期腎不全進展率を 3 群間で比較した。その結果，**図 2** に示すように 75 歳以上の患者で腎不全進展率が最も低かった。

この点からは，75 歳以上の CKD ステージ G 3 b〜5 の高齢糖尿病患者に対し，少なくとも腎不全への進展防止の目的で厳格な血糖コントロールを行う意義は，若年者に比較して少ないといえる。

■ 大血管障害発症予防

大血管障害の予防に対する血糖コントロールの意義は複雑である。これまでの観察研究において，高血糖と大血管障害発症との間に有意な関連が認められており，この関連は上述したカナダのコホート研究においても確認されている。高齢糖尿病患者における大血管障害の発症率や死亡率と

表 1　高齢者糖尿病の血糖コントロール目標（HbA1c値）

文献 6 より引用

患者の特徴・健康状態[注1]		カテゴリー I ①認知機能正常 かつ ② ADL 自立		カテゴリー II ①軽度認知障害〜軽度認知症 または ②手段的 ADL 低下，基本的 ADL 自立	カテゴリー III ①中等度以上の認知症 または ②基本的 ADL 低下 または ③多くの併存疾患や機能障害
重症低血糖が危惧される薬剤（インスリン製剤，SU 薬，グリニド薬など）の使用	なし[注2]	7.0%未満		7.0%未満	8.0%未満
	あり[注3]	65 歳以上 75 歳未満 7.5%未満 （下限 6.5%）	75 歳以上 8.0%未満 （下限 7.0%）	8.0%未満 （下限 7.0%）	8.5%未満 （下限 7.5%）

治療目標は，年齢，罹病期間，低血糖の危険性，サポート体制などに加え，高齢者では認知機能や基本的 ADL，手段的 ADL，併存疾患なども考慮して個別に設定する。ただし，加齢に伴って重症低血糖の危険性が高くなることに十分注意する。

注 1：認知機能や基本的 ADL（着衣，移動，入浴，トイレの使用など），手段的 ADL（IADL：買い物，食事の準備，服薬管理，金銭管理など）の評価に関しては，日本老年医学会のホームページ（http://www.jpn-geriat-soc.or.jp/）を参照する。エンドオブライフの状態では，著しい高血糖を防止し，それに伴う脱水や急性合併症を予防する治療を優先する。

注 2：高齢者糖尿病においても，合併症予防のための目標は 7.0%未満である。ただし，適切な食事療法や運動療法だけで達成可能な場合，または薬物療法の副作用なく達成可能な場合の目標を 6.0%未満，治療の強化が難しい場合の目標を 8.0%未満とする。下限を設けない。カテゴリー III に該当する状態で，多剤併用による有害作用が懸念される場合や，重篤な併存疾患を有し，社会的サポートが乏しい場合などには，8.5%未満を目標とすることも許容される。

注 3：糖尿病罹病期間も考慮し，合併症発症・進展阻止が優先される場合には，重症低血糖を予防する対策を講じつつ，個々の高齢者ごとに個別の目標や下限を設定してもよい。65 歳未満からこれらの薬剤を用いて治療中であり，かつ血糖コントロール状態が図の目標や下限を下回る場合には，基本的に現状を維持するが，重症低血糖に十分注意する。グリニド薬は，種類・使用量・血糖値等を勘案し，重症低血糖が危惧されない薬剤に分類される場合もある。

【重要な注意事項】

糖尿病治療薬の使用にあたっては，日本老年医学会編「高齢者の安全な薬物療法ガイドライン」を参照すること。薬剤使用時には多剤併用を避け，副作用の出現に十分注意する。

表2　各経口血糖降下薬および GLP-1 受容体作動薬の重篤な腎機能障害のある患者または透析患者における添付文書の記載

	種類		一般名	商品名（主なもの）	添付文書の記載
経口血糖降下薬	スルホニル尿素薬		グリベンクラミド	オイグルコン / ダオニール	禁忌
			グリクラジド	グリミクロン	禁忌
			グリメピリド	アマリール	禁忌
	ビグアナイド薬		メトホルミン	グリコラン / メデット / メトグルコ	禁忌
					禁忌
			ブホルミン	ジベトス	禁忌
	α-グルコシダーゼ阻害薬		アカルボース	グルコバイ	慎重投与
			ボグリボース	ベイスン	慎重投与
			ミグリトール	セイブル	慎重投与
	チアゾリジン薬		ピオグリタゾン	アクトス	禁忌
	速効型インスリン分泌促進薬		ナテグリニド	スターシス / ファスティック	禁忌
			ミチグリニド	グルファスト	慎重投与
			レパグリニド	シュアポスト	慎重投与
	DPP-4 阻害薬	連日投与型	シタグリプチン	ジャヌビア / グラクティブ	慎重投与
			ビルダグリプチン	エクア	慎重投与
			アログリプチン	ネシーナ	慎重投与
			リナグリプチン	トラゼンタ	記載なし
			テネリグリプチン	テネリア	記載なし
			アナグリプチン	スイニー	慎重投与
			サキサグリプチン	オングリザ	慎重投与
		週1回投与型	オマリグリプチン	マリゼブ	慎重投与
			トレラグリプチン	ザファテック	禁忌
	SGLT-2 阻害薬		イプラグリフロジン	スーグラ	投与しない
			ダパグリフロジン	フォシーガ	投与しない
			ルセオグリフロジン	ルセフィ	投与しない
			トホグリフロジン	アプルウェイ / デベルザ	投与しない
			カナグリフロジン	カナグル	投与しない
			エンパグリフロジン	ジャディアンス	投与しない
	配合薬	チアゾリジン薬・ビグアナイド薬	ピオグリタゾン・メトホルミン配合薬	メタクト LD, HD	禁忌
		スルホニル尿素薬・チアゾリジン薬	ピオグリタゾン・グリメピリド配合錠	ソニアス配合錠 LD, HD	禁忌
		速効型インスリン分泌促進薬・α-グルコシダーゼ阻害薬	ミチグリニド・ボグリボース配合錠	グルベス配合錠	慎重投与
		速効型インスリン分泌促進薬・チアゾリジン薬	アログリプチン・ピオグリタゾン配合錠	リオベル配合錠 LD, HD	禁忌
		DPP-4 阻害薬・ビグアナイド薬	ビルダグリプチン・メトホルミン配合錠	エクメット配合錠 LD, HD	禁忌
			アログリプチン・メトホルミン配合錠	イニシンク配合錠	禁忌
		DPP-4 阻害薬・GLT-2 阻害薬	テネリグリプチン・カナグリフロジン配合錠	カナリア配合錠	投与しない
			シタグリプチン・イプラグリフロジン配合錠	スージャヌ配合錠	投与しない
GLP-1 受容体作動薬		連日投与型	リラグルチド	ビクトーザ	記載なし
			エキセナチド	バイエッタ	禁忌
			リキセナチド	リキスミア	記載なし
		週1回投与型	持続性エキセナチド	ビデュリオン	禁忌
			デュラグルチド	トルリシティ	記載なし
			セマグルチド	オゼンピック	記載なし

の間には，Jカーブ現象がみられる。

　一方，治療介入によって厳格な血糖管理を行った結果では，大血管障害の発症を有意に抑制できなかったのみならず，一部の試験では死亡がより多く観察されている。進行した糖尿病性腎症患者を対象とした，厳格な血糖管理の大血管障害予防効果を検証する介入試験はこれまでに見当たらない。

■ 75歳以上のCKD合併高齢糖尿病患者における意義

　CKD患者では，腎血流低下に伴うインスリンの排泄遅延や糖新生の減少，さらにはグルカゴンなど糖拮抗調節ホルモンの反応低下などにより，低血糖の頻度が高く，また遷延しやすい。低血糖昏睡のため救急搬送された糖尿病患者の特徴として，高齢で腎機能が低下しており，インスリンあるいはスルホニル尿素薬の使用者が多かったことが報告されている[5]。高齢者では，低血糖時に典型的な症状を欠き，急激な意識低下や認知症様の症状を認める場合もある。重症低血糖がCVDリスクを増加させることが最近注目されており，その発症を極力避ける努力が必要である。

　2016年に日本糖尿病学会と日本老年医学会の合同委員会から，「高齢者糖尿病の血糖コントロール目標（HbA1c）」[6]が発表され（**表1**），高齢糖尿病患者の心身機能カテゴリーや重症低血糖が危惧される薬剤使用の有無別に，目標とされるHbA1c値が提唱された。ただし，上述した腎機能低下時におけるHbA1c測定上の問題から，CKDステージG3b〜5の糖尿病患者にこの表を用いることは適切でない。コントロール指標としてのGAの評価が今後の課題である。

4　治療

　糖尿病の薬物療法には経口薬と注射薬があり，現在経口薬は7クラスと配合薬が，注射薬ではインスリンとGLP-1受容体作動薬が使用可能である（**表2**）。これらのうち，75歳以上の高齢CKDステージG3b〜5患者に対しては，低血糖を起こしにくい薬剤を優先すべきである。インスリン分泌が廃絶した1型糖尿病ではインスリンの使用が必須である。2型糖尿病では，単独使用で低血糖を起こす可能性が極めて少なく，その他の副作用も少ないDPP-4阻害薬が使用しやすい。

　DPP-4阻害薬のみでコントロール不十分な場合には，αグルコシダーゼ阻害薬あるいは速効型インスリン分泌促進薬の併用，持効型インスリンの併用（bolus-supported oral therapy：BOT療法），さらにはGLP-1受容体作動薬への変更という選択肢がある。個々の患者の血糖コントロール状況や注射製剤に対する受け入れ，家族構成やサポート体制などを考慮して選択する。なお，これら糖尿病治療薬を選択するうえでは，糖尿病専門医へのコンサルテーションを強く推奨したい。

5　おわりに

　以上により，CKDステージG3b〜5で75歳以上の高齢糖尿病患者に対して血糖コントロール目標を一律に設定することは困難であり，個々の患者の罹病期間，臓器障害，低血糖の危険性，サポート体制などを考慮して，個別に設定すべきであると言わざるを得ない。具体的に用いるコントロール指標として，随時血糖値との関連の点ではHbA1cに比較してGAが優れているが，GAが腎予後あるいは生命予後の予測因子となるかどうかは不明であり，今後の課題である。

参考文献

1) 中尾俊之，阿部雅紀，稲葉雅章，ほか；日本透析医学会血液透析患者の糖尿病治療ガイド作成ワーキンググループ．一般社団法人日本透析医学会 血液透析患者の糖尿病治療ガイド 2012. 日透析医学会誌．2013；46：311-57.

2) Yokoyama H, Tomonaga O, Hirayama M, et al. Predictors of the progression of diabetic nephropathy and the beneficial effect of angiotensin-converting enzyme inhibitors in NIDDM patients. Diabetologia. 1997；40：405-11.

3) Keane WF, Brenner BM, de Zeeuw D, et al. The risk of developing end-stage renal disease in patients with type 2 diabetes and nephropathy: the RENAAL study. Kidney Int. 2003；63：1499-507.

4) Shurraw S, Hemmelgarn B, Lin M, et al. Alberta Kidney Disease Network. Association between glycemic control and adverse outcomes in people with diabetes mellitus and chronic kidney disease：a population-based cohort study. Arch Intern Med. 2011；171：1920-7.

5) Haneda M, Morikawa A．Which hypoglycaemic agents to use in type 2 diabetic subjects with CKD and how? Nephrol Dial Transplant. 2009；24：338-41.

6) 高齢者糖尿病の治療向上のための日本糖尿病学会と日本老年医学会の合同委員会．高齢者糖尿病の血糖コントロール目標について．

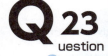

75歳以上の高齢CKDステージG3b〜5患者のRA系阻害薬の使用法を教えてください。

高血圧合併CKD患者の降圧薬選択において，蛋白尿を有する場合はRA系阻害薬が第一選択薬として推奨される。しかし，75歳以上の高齢CKDステージG3b〜5患者では脱水や虚血に対する脆弱性を考慮し，降圧薬物療法の第一選択薬としてCa拮抗薬が望ましい。

1 高齢者への降圧薬選択の原則と配慮

高血圧合併CKD患者の降圧薬選択において，蛋白尿を有する場合は，多くのエビデンスに基づき，RA系阻害薬が第一選択薬として推奨される。75歳以上の高齢者にもこの"原則"はあてはまるのであろうか。

「CKDステージG3b〜5診療ガイドライン」[1]では，"75歳以上の高齢CKDステージG3b〜5患者は，脱水や虚血に対する脆弱性を考慮し，降圧薬物療法の第一選択薬としてCa拮抗薬が望ましい（グレードC，レベル1）"とされている。

ほかの年齢層と異なり，75歳以上の高齢CKD患者においてCa拮抗薬が第一選択薬として推奨されている背景を解説する。

2 高齢者における腎機能変化の特徴

高齢者の降圧薬治療計画の立案にあたっては，加齢に伴う腎機能変化を知る必要がある[2]。

■ 糸球体機能の加齢変化

GFRは加齢に伴い低下し，これには腎実質内の血行動態変化が関係している。加齢に伴う有効腎血漿流量（ERPF）の低下において，欧米人では30歳以降10年ごとに約10％ずつERPFが低下することが示されている。NSAIDsの使用により，高齢者では容易にERPFの減少と急激な腎機能低下をきたすことがあり，注意が必要である。

■ 尿細管機能の加齢変化

尿細管機能も加齢とともに変化し，Na再吸収能は加齢に伴い低下する。塩分摂取量の低下に対する尿細管のNa再吸収亢進は，高齢者では若年者よりも2倍近く遅延することが示されている。さらに若年者と比較すると，高齢者では血漿レニン活性，アルドステロン濃度ともに30〜50％低値を示し，脱水などのレニン産生刺激に対する応答が低下する。Na排泄能力も低下することから，同等量のNa排泄を行うために，高齢者は若年者と比較してより長時間を要するため，夜間の尿量増加をきたしやすい。Na利尿ホルモンである心房性ナトリウム利尿ペプチド（ANP）の血清濃度は加齢に伴い増加するが，ANPに対する反応性は加齢に従って低下する。さらに高齢者では，尿の最大濃縮力が低下するのみならず，尿の希釈力も低下するため，飲水後の自由水クリアランスが低下する。

これらのことから，高齢者は若年者と比較して体液量やNa濃度の恒常性維持能力が低下していること念頭に置くことが重要である。サイアザイド利尿薬の使用により，低ナトリウム血症をきたしやすく，逆に飲水制限により高ナトリウム血症を惹起しやすい。口渇感も低下していることが多く，容易に体液量の異常をきたしやすい。

3 高齢CKD患者の診療における注意点

高齢CKD患者の診療において配慮すべきポイントをまとめる。若年者以上に同一年齢であっても個人差が大きいことにも注意を要する。

■ 体液量，電解質異常のホメオスタシスの易破綻性

特に脱水，低ナトリウム血症，低カリウム血症をきたしやすい。口渇中枢の感受性も低下しており体液のホメオスタシスが破綻しやすい。

■ GFR，腎血流量（血漿流量）が加齢とともに低下

75歳以上では男女ともに50％以上がCKDステージG3以降に該当する。腎血流量低下の潜在リスクを有する薬剤（NSAIDs，利尿薬など）の使用に際しては注意を要する。腎排泄型薬剤の使用時には正確に用量調整を行う。

日本人を対象としたeGFRが開発されているが，本式ではサルコペニアなどにより筋肉量の少ない高齢者の場合，腎機能を過大評価する可能性がある。より正確な腎機能評価が必要な場合は，蓄尿による内因性CCr法またはシスタチンCを用いた腎機能評価法を用いることが望ましい。

■ AKIとの合併リスクが高い

高齢CKD患者がAKIを合併すると腎予後は不良となる。また，AKI重症度は生命予後不良とも関連する。薬剤によるAKIは高齢者に発症しやすく，ビタミンD製剤，抗悪性腫瘍薬，抗菌薬によるAKIの発症に注意する必要がある。

■ 高血圧を高率に合併

75歳以上では80％以上が高血圧を呈し，一般に食塩感受性高血圧が多い。RA系，キニン・カリクレイン系など，昇圧系，降圧系ともに低下する。また，血圧と心血管イベント発症，生命予後との関係にはJカーブ現象が認められ，非高齢者と比較して血圧変動性（日内・日間）が増大しており，血圧測定法にも注意を要する。

■ 心・血管機能の変化

動脈硬化合併，血管弾性低下，左室肥大，拡張能低下が多い。

■ フレイル（frailty，虚弱）

フレイルを主要要因として要介護リスクを有する高齢者では，老化に伴う諸臓器の機能低下を基盤とし，さまざまな健康障害に対する脆弱性が増大している。筋肉量減少（サルコペニア）・栄養障害が原因となり転倒リスクが高くなる。CKDとサルコペニアとの関連も示されている。独居，介護力不足，認知機能障害，うつ，食欲低下，義歯，咀嚼・嚥下障害が原因となり栄養障害をきたしやすい。

4 高齢CKD患者へのRA系阻害薬

■ 一般原則

● 糖尿病合併CKD患者および糖尿病非合併CKD患者で，尿蛋白ありの場合（A2, A3区分）は第一選択薬としてRA系阻害薬が推奨されている。

● 糖尿病非合併CKD患者において蛋白尿なしの場合（A1区分），RA系阻害薬を第一選択薬として推奨するエビデンスは乏しく，RA系阻害薬，Ca拮抗薬，サイアザイド利尿薬のいずれかが推奨されている。

これらはCKD患者に対するRA系阻害薬の使用法の原則である。では75歳以上のステージG3b〜5の患者では，どうであろうか。

■ 高齢者におけるRA系阻害薬使用上の注意点

高齢者を対象とした大規模臨床試験のエビデンスは少ない。65歳以上の高齢者を対象にARBの有効性と安全性を検証したメタ解析（16研究，総計113,000例）が報告されている[3]。ARBの使用はプラセボ群と比較し，脳卒中リスクを有意に低減したが，AKI，高カリウム血症，低血圧リスク

を有意に増加させることが示された。

　高齢者に ARB を使用することで，AKI や高カリウムリスクが増大することは，前述した高齢者の腎内血行動態変化，加齢に伴う腎機能変化を考慮すると，理解に難くない。

　RA 系阻害薬を使用すると，早期の GFR 低下をしばしば経験する。RA 系阻害薬は輸入細動脈・輸出細動脈の両者に拡張作用を発揮するが，輸出細動脈への作用が優位であり，結果として糸球体濾過圧が低下し，GFR の低下をきたすと理解されている。蛋白尿の減少を附随することが通例であり，腎障害共通機序としての“糸球体高血圧”学説に基づき，腎予後改善効果につながるとされていた。前値と比較し，30％までの GFR 低下は長期予後改善を示唆すると理解されてきた。

　AKI の予後が想定以上に不良であることが判明している。RA 系阻害薬使用後の早期の GFR 低下と AKI の異同が論じられている。

　英国の電子カルテ情報を活用したコホート研究（122,300 例余）が行われ，RA 系阻害薬使用後の腎機能変化とイベントの関係が解析されている[4]。投与開始後 2 カ月以内の血清 Cr 値と前値を比較し，30％以上増加群と 30％未満群で比較して解析したところ 1.7％が血清 Cr 値 30％以上の上昇を認め，加齢，利尿薬・NSAIDs 使用と関連していた。30％以上増加群では，ESKD（3.43 倍），死亡（1.84 倍），心不全，心筋梗塞リスクが増大した。また，血清クレアチン値の増大率に応じて，これらのイベント発症率が増加することも示された。

　高齢者においては，RA 系阻害薬使用開始早期の GFR 低下（initial drop）が必ずしも良好な長期予後を示唆するものではなく，注意深いフォローアップが必要となる。

■ Ca 拮抗薬の特性と高齢者における有用性

　わが国で降圧薬として主として用いられるのは，ジヒドロピリジン系 Ca 拮抗薬である。ジヒドロピリジン系 Ca 拮抗薬は血管拡張作用が強く，現在用いられている降圧薬のなかで最も降圧効果が強い。血管拡張作用を介して臓器血流保持効果に優れているため，臓器障害合併患者や高齢者でもよい適応となり，多くの患者の第一選択薬として用いられる。また，腎血流量の増加，アルドステロン分泌抑制を介する軽度の Na 利尿作用も指摘されている[5]。高齢者では加齢に伴い GFR が低下するが，これは腎内小動脈の内腔狭小化による腎血流量低下に基づくものである。Ca 拮抗薬を使用すると腎血流量が増加するため，高齢者に使用しても予期せぬ急激な腎機能低下に遭遇することはなく，安全に使用できる。

　これらを踏まえ，75 歳以上の高齢 CKD ステージ G3b〜5 患者では，脱水や虚血に対する脆弱性を考慮し，降圧薬物療法の第一選択薬として Ca 拮抗薬が望ましい，とされた。高齢者の腎内血行動態変化，腎機能特性に配慮し，AKI，電解質異常などのリスクと降圧によるベネフィットを勘案し，この結論に至った。

参考文献

1) 山縣邦弘，岡田浩一，柏原直樹，ほか．腎障害進展予防と腎代替療法へのスムーズな移行 CKD ステージ G3b〜5 診療ガイドライン 2017（2015 追補版）．日腎会誌．2017；59：1093-216.

2) 柏原直樹．日常診療に必要な慢性腎臓病（CKD）の最新の知識と医療連携 高齢者 CKD の診断と治療．日医師会誌．2015；43：2350-4.

3) Elgendy IY, Huo T, Chik V, et al. Efficacy and safety of angiotensin receptor blockers in older patients：a meta-analysis of randomized trials. Am J Hypertens. 2015；28：576-85.

4) Schmidt M, Mansfield KE, Bhaskaran K, et al. Serum creatinine elevation after renin-angiotensin system blockade and long term cardiorenal risks: cohort study. BMJ. 2017；356：j791.

5) 柏原直樹．Ca 拮抗薬．日本高血圧学会（編）．日本高血圧学会専門医取得のための高血圧専門医ガイドブック改訂第 3 版，診断と治療社，東京，2014.

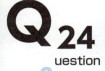

Q24 75歳以上の高齢CKDステージG3b〜5患者に対するサルコペニア・フレイルの予防を目的とした場合の介入方法を教えてください。

A CKDステージが進行すると，サルコペニア・フレイルの頻度が高くなる。特に75歳以上の高齢CKD患者の場合その頻度は高いと考えられ，まずサルコペニア・フレイルについて評価するべきである。介入は運動療法（レジスタンス運動など）・栄養療法（十分なカロリー摂取のうえで必要があればたんぱく質制限を考慮）が主体となるが，身体面のみならず社会面・精神心理面を加味したうえで総合的に介入する必要がある。

1 サルコペニア・フレイルとは

高齢者の人口が増加しているわが国において，高齢者が有する疾病を管理するとともに，要介護状態に陥ることなく健康寿命を延ばすことが求められており，サルコペニア・フレイルが近年注目されている。

■ サルコペニア

サルコペニアとはEWGSOP（the European Working Group on Sarcopenia in Older People）により「身体的障害や生活の質の低下および死亡などの有害な転帰リスクを伴うものであり，進行性および全身性の骨格筋量および骨格筋力の低下を特徴とする症候群」と定義され，筋肉量の低下のみならず筋力の低下，身体機能の低下を特徴とする。診断基準は性別や人種によっても異なりAWGS（Asian Working Group for Sarcopenia）の診断基準[1]では，以下のようになっている。

1. 筋肉量（Appendicular skeletal muscle mass/height^2）
    DXA：男性＜7.0 kg/m^2・女性＜5.4 kg/m^2
    BIA：男性＜7.0 kg/m^2・女性＜5.7 kg/m^2
2. 握力（Muscle strength）
    男性＜26 kg・女性＜18 kg
3. 歩行速度（Physical function）
    男性・女性＜0.8 m/sec

■ フレイル

フレイルとは「高齢期に生理的予備能が低下することでストレスに対する脆弱性が亢進し，生活機能障害，要介護状態，死亡などの転帰に陥りやすい状態で，筋力低下により動作の俊敏性が失われて転倒しやすくなるような身体的問題のみならず，認知機能障害やうつなどの精神・心理的問題，独居や経済的困窮などの社会的問題を含む概念」（日本老年医学会）と定義される。診断基準はさまざまであるが，Friedらによるフレイルの定義（weight loss（体重減少），slowness（歩行速度の遅延），exhaustion（疲労感），weakness（筋力の低下），low physical activity（身体活動量の低下）の5項目のうち3項目を満たすとフレイルと診断，1〜2項目の場合はプレフレイルと診断）が有名である。しかし，身体的な側面に偏っているとの批判もあり，その定義および計測には課題が残る。

サルコペニアはフレイルの定義と類似しており，フレイルの身体面をあらわしているとも考えられる。フレイルにおいては，身体面以外に精神・心理面（抑うつ・軽度の認知機能低下），社会面（閉

じこもり・老々介護・貧困）も要介護状態に至るときの重要な要因であり，また相互に影響を及ぼしあうためにフレイルは各要因を包括的にとらえて対応していく必要がある．

2 CKD患者の高齢化とフレイル

慢性維持透析患者は年々増加傾向を示し，2016年末には329,609名（平均年齢；男性67.34歳，女性69.61歳）のうち，65歳以上66.2％，75歳以上33.1％である．新規導入患者も2016年37,250名（平均年齢；男性68.57歳，女性71.19歳）のうち，65歳以上69.8％，75歳以上40.5％，80歳以上25.1％，85歳以上10.5％と，維持透析患者以上に導入患者の高齢化が著しい．

透析患者におけるフレイルの頻度は，指標によっても異なるが14〜73％であり，一方保存期CKD患者におけるフレイルの頻度は透析導入が0〜42％と報告[2]され，特に腎機能の低下に伴いフレイルの頻度は高くなる（図）[3]．高齢者はフレイルなどによる筋肉量の低下が認められるため，CrによるeGFRでは腎機能を過大評価する可能性があり，シスタチンによるeGFRを利用することもある．

CKD患者においてフレイルは死亡の予後予測因子[4]でもあり，特に高齢CKD患者にはフレイルの有無も含め，日常臨床に注意しなくてはならない．

3 介入について

サルコペニア・フレイルは加齢のみならずさまざまな要素により発症するため，一般に多面的な介入が求められる．

■ 栄養療法

わが国の高齢者においては蛋白質摂取量が70歳以上で急激に低下するが，むしろ成人よりも多くのたんぱく質が必要とされ，特にサルコペニア・フレイル状態の高齢者ではさらにたんぱく質の摂取が必要と考えられている．一般に，CKDに対する腎保護効果を目的としてたんぱく質制限が行われることが多い．しかし，75歳以上の高齢者においてはたんぱく質制限により容易に栄養状態の低下，体重減少をきたす可能性もあり，個々の患者の身体的・精神的・社会的状態を把握したうえで，十分なカロリー摂取および体重の注意深い観察などを行い，たんぱく質制限の適用の可否を十分検討する必要がある．

■ 運動療法

一般に，サルコペニア・フレイルに対する運動療法としてレジスタンス運動が効果的であると考えられている．CKD患者においても適度な運動は過度に腎機能を悪化させることなく筋力や運動耐容能を改善した[5]．しかし，75歳以上の高齢者においては低栄養状態のままリハビリテーションの介入を行うと，廃用症候群・大腿骨近位部骨折，脳卒中などのリスク上昇が考えられるため，注意を要する．

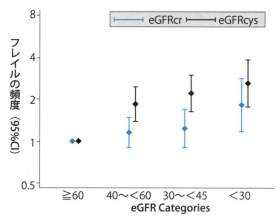

図　腎機能の低下に伴うフレイルの頻度
文献3より引用

4 おわりに

高齢CKD患者においてはサルコペニア・フレイルの患者が多く，特に腎機能が低下するに従いその頻度は増える。運動療法・栄養療法は一律に行うのではなく，個々の患者の状態を把握したうえで，介入を行うべきである。

参考文献

1) Chen LK, Liu LK, Woo J, et al. Sarcopenia in Asia: consensus report of the Asian Working Group for Sarcopenia. J Am Med Dir Assoc. 2014 ; 15: 95-101.

2) Chowdhury R, Peel NM, Krosch M, et al. Frailty and chronic kidney disease: A systematic review. Arch Gerontol Geriatr. 2017 ; 68 : 135-42.

3) Ballew SH, Chen Y, Daya NR, et al. Frailty, Kidney Function, and Polypharmacy: The Atherosclerosis Risk in Communities(ARIC)Study. Am J Kidney Dis. 2017 ; 69 : 228-36.

4) Roshanravan B, Khatri M, Robinson-Cohen C, et al. A prospective study of frailty in nephrology-referred patients with CKD. Am J Kidney Dis. 2012 ; 60 : 912-21.

5) Heiwe S, Jacobson SH. Exercise training in adults with CKD: a systematic review and meta-analysis. Am J Kidney Dis. 2014 ; 64 : 383-93.

6章

慢性腎不全診療の実際

6章. 慢性腎不全診療の実際

　保存期CKD患者はESKDの予備軍であり，またCVDの発生リスクも高い集団である。保存期CKD患者の厳格な管理は新規透析導入の抑制のみならず，患者の生命予後やQOLの改善にも寄与する。

　CKDステージG3以降になると腎予備能の低下に対する残存ネフロンの代償機能が保てなくなり，血圧の上昇，体液過剰，電解質異常を認めるようになる。さらに腎性貧血，CKD-MBD，代謝性アシドーシスが出現してくる。これらはすべて腎不全の進行による徴候であるが，これらの存在が逆に残存腎機能の増悪因子であることも判明している。そのため，こうした徴候の一つひとつに対して総合的に対処することで，徴候の改善だけでなく腎機能低下の抑制効果やCVDの発症予防も期待される。このような治療を包括的治療と呼び(表)，CKD治療のポイントとなっている。

　包括的治療は薬物療法のみならず，生活習慣の改善や栄養・運動療法などさまざまな手段で総合的に行う必要がある。そのため，医師のみならず栄養士，薬剤師，リハビリ技師など，多くのメディカルスタッフとさらには患者家族などの医療従事者以外の人々も含め，さまざまな形で長期間にわたるサポートを行うことで初めて可能となる。主な項目については各クエスチョンに詳細が記載されているのでそちらを参照されきたい。実際に包括的治療や生活指導を総合的に行うことによる腎機能低下の抑制や生命予後の向上が報告されている[1,2]。しかし，進行した腎不全患者であるほどその有用性は限られたものであり，腎臓専門医の積極的な診療介入が必要である。

　一方，標準的な治療における優先度の順位付けが可能か否かを検討することも今後の課題である。特にCKDステージG3ではMetSの治療が優先されることも多いが，CKDステージG4へ進行すると貧血・尿酸・尿毒症毒素など，治療の優先順位が異なってくる可能性があ

表　保存期CKDにおける包括的治療

1. 生活習慣の是正
   1) 体重管理　（Q 25 参照）
   2) 禁煙指導
   3) 節酒
   4) 水分摂取量の管理
   5) 運動（Q 26 参照）
2. 食事管理
   1) 減塩（Q 13 参照）
   2) たんぱく質制限（Q 28 参照）
   3) カリウム制限（Q 27 参照）
3. 血圧管理（Q 10 ～ 15 参照）
4. 血糖管理（Q 16 ～ 17 参照）
5. 脂質管理
6. 尿酸管理（Q 29 参照）
7. 貧血（Q 30 参照）
8. CKD-MBD 管理（Q 39 ～ 42 参照）
9. 代謝性アシドーシス（Q 31 参照）
10. 尿毒症性物質管理（Q 32 参照）
11. 薬剤調節（Q 33 参照）

る。また，ポリファーマシーになることが多く，その抑制策の確立も課題の一つである。

参考文献

1) Gaede P, Lund-Andersen H, Parving HH, et al. Effect of a multifactorial intervention on mortality in type 2 diabetes. N Engl J med. 2008；358：580-91.

2) Yamagata K, Makino H, Iseki K, et al. Effect of Behavior Modification on Outcome in Early- to Moderate-Stage Chronic Kidney Disease：A Cluster-Randomized Trial. PLoS One. 2016；11：e0151422.

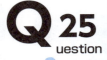

Q25 肥満のあるCKDステージG3b〜5患者のBMI治療目標を教えてください。

BMI 25以上の肥満による過剰な脂肪蓄積は交感神経系やRA系を刺激し，糸球体の過剰濾過や腎臓でのナトリウム再吸収を増加させ，蛋白尿や腎障害を引き起こすことが推測されている。しかし，BMIと腎機能の悪化は相関しないとの報告もあり，BMIが25以上の肥満者ではMetSの有無を確認し，MetSと診断されたときは食事療法・運動療法の指導に介入することが必要である。

1 肥満の疫学

BMIは肥満度を表す指標として国際的に用いられている体格指数で，［体重（kg）］÷［身長（m）］^{2}で求められる。肥満の判定基準として，WHOでは30以上，日本肥満学会では25以上を肥満と定義している。

肥満は全世界で増加傾向である。2008年にはBMI 25以上の肥満患者が1,400万人まで増加し，将来的には総人口の40％を占めるといわれている。わが国でもBMI 25以上の肥満患者は20歳以上で31.1％と，およそ1/3を占めている[1]（図1）。

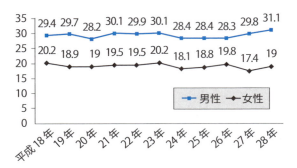

図1 年齢調整した，肥満者（BMI ≧ 25 kg/m^2）の割合の年次推移（20歳以上）

文献1より作成

2 肥満関連腎症（ORG）

肥満はCVDだけでなく，CKDの独立した危険因子であることが明らかになっている。肥満から起こる腎障害は，肥満そのものが原因となる腎障害と，肥満に合併した高血圧症，耐糖能異常，脂質異常症などの代謝異常に伴う腎障害とがある。これらを総称して肥満関連腎症（obesity related glomerulopathy：ORG）と呼ぶ。

発症機序としては肥満により過剰に脂肪が蓄積することで交感神経系やRA系を刺激し，糸球体の過剰濾過や腎臓でのナトリウム再吸収を増加させ，蛋白尿や腎障害を引き起こすことが推測されている。また，腎組織に浸潤した脂肪組織から分泌されるアディポカイン（TNF-α，IL-6，MCP-1，PAI-1，レジスチン，アディポネクチン，レプチンなど）が慢性炎症を引き起こすことで，それぞれORGの発症および進展に関与している[2]（図2）。

3 ORGに対するBMI治療目標

BMIとESKDの関連として10万人に17年間の観察研究を行ったところ，男性はBMIが増加するに伴いESKDに移行するリスクが高くなることが報告された[3]。一方，CKDステージG3〜5を対象としたメタ解析では，過少体重では総

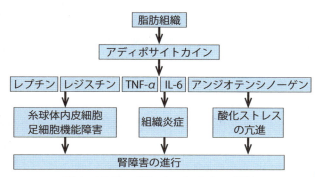

図2 アディポカインとCKDの関連
文献2より作成，一部改変

死亡リスクが上昇するもBMI 25以上35未満で総死亡リスクは最小であり，BMIと腎機能悪化の相関は一定の傾向はなかったと報告されている[4]。またHashimotoらは，代謝異常を認めない肥満者と代謝異常を合併した肥満者に対して8年間の観察研究を行った結果，代謝異常を認めない肥満者のCKD発症率は2.6％と健常非肥満者のCKD発症率と同等であり，代謝異常を合併した肥満者のCKD発症率は10.9％と増加していた[5]。したがって単なる肥満だけではなく，MetSへ発展することによってESKDへ進展する可能性があることが示唆される。

4 おわりに

BMI 25以上の場合は，CKDを含むさまざまな合併症を起こすため減量することが望ましい。代謝異常の合併の有無などを検索し，個々の病態に応じた食事療法・栄養指導を行っていく必要がある。

参考文献

1) 厚生労働省．平成28年 国民健康・栄養調査結果の概要．https://www.mhlw.go.jp/file/04-Houdouhappyou-10904750-Kenkoukyoku-Gantaisakukenkouzoushinka/kekkagaiyou_7.pdf（2018.8.9アクセス）

2) Rüster C, Wolf G. Adipokines promote chronic kidney disease. Nephrol Dial Transplant. 2013；28（Suppl 4）：iv8-14.

3) Iseki K, Ikemiya Y, Kinjo K. Body mass index and the risk of development of end-stage renal disease in a screened cohort. Kidney Int. 65；2004：1870-6.

4) Ahmadi SF, Zahmatkesh G, Ahmadi E. Association of Body Mass Index with Clinical Outcomes in Non-Dialysis-Dependent Chronic Kidney Disease：A Systematic Review and Meta-Analysis. Cardiorenal Med 2016；6：37-49.

5) Hashimoto Y, Tanaka M, Okada H. Metabolically healthy obesity and risk of incident CKD. Clin J Am Soc Nephrol. 2015；10：578-83.

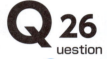

CKDステージG3b～5患者の適切な運動指導方法を教えてください。

CKDステージG3b～5患者でも運動不足の危険性と運動療法の有用性が明らかになり，"CKDの治療は運動制限から運動療法へ"と180°転換を果たした。運動療法としては，息切れしない運動強度の歩行やエルゴメータなどによる有酸素運動，低強度のレジスタンス運動，柔軟体操を組み合わせたプログラムを推奨している。

1　CKD患者の運動不足は寿命を縮める

　CKD患者は，CKDの進行に伴いCVDの発症率が加速的に高まり，ESKDに至るよりも心血管系の合併症で死亡する場合が多い。かつてのCKDは"安静が治療"と考えられていた。しかし近年では，歩行速度が遅く，6分間歩行距離が短く，握力の弱いCKD患者で死亡率が高いことが報告された。運動不足はフィットネスの低下やサルコペニア・フレイルを引き起こし，病状の進行，ADLの低下，死亡率の増加にもつながる。さらに運動不足は，高血圧，糖尿病，脂質異常症，血管内皮機能の異常を助長し，直接あるいは炎症や酸化ストレスなどを介して間接的にも死亡率を高める。

2　運動制限から運動療法に

　かつて，保存期CKD患者における運動は，尿蛋白量や腎機能障害を悪化させるという懸念から推奨されなかった。しかし，運動による尿蛋白量増加は一過性（1～2時間）で，長期的に増加することはない。運動時にGFRは一時的に低下するが，長期的には腎機能に悪影響はない。むしろ運動は運動耐容能やQOLの向上，糖・脂質代謝の改善，CVDの予防などのメリットをもたらすため，現在は活動を過度に制限すべきではなく，CKD患者に対する運動療法が推奨されている。

　保存期CKD患者が運動療法を行うことで腎機能（eGFR）が改善すること，運動療法としての歩行が10年間の全死亡リスクや透析などの腎代替療法移行率を低下させることは，週当たり運動実施回数が多いほどそれらのリスクをより低下させる。

3　腎臓リハビリテーション

　腎臓リハビリテーションは，腎疾患や透析医療に基づく身体的・精神的影響を軽減させ，症状を調整して生命予後を改善し，心理社会的ならびに職業的な状況が改善することを目的に，運動療法，食事療法・水分管理，薬物療法，教育，精神・心理的サポートなどを行う長期にわたる包括的なプログラムである。腎臓リハビリテーションの中核的役割を担う運動療法は，CKD患者において，最大酸素摂取量の増加，骨格筋線維の増加，血清脂質改善，ADL・QOL改善などの効果を有する[1]。

4　運動療法に関するガイドライン・指針

　米国スポーツ医学会（ACSM）による「運動処方の指針 運動負荷試験と運動プログラム第10版」によると，CKD患者は運動の種類として，ウォーキング，サイクリング，水泳のような持続的でリ

6 章. 慢性腎不全診療の実際 | 101

表 1　CKD 患者に推奨される運動処方

文献 2 より引用，著者翻訳

	有酸素運動 （Aerobic exercise）	レジスタンス運動 （Resistance exercise）	柔軟体操 （Flexibility exercise）
頻度 （Frequency）	3 〜 5 日 / 週	2 〜 3 日 / 週	2 〜 3 日 / 週
強度 （Intensity）	中等度強度の有酸素運動［酸素摂取予備能の 40 〜 59％，ボルグ指数（RPE）6 〜 20 点（15 点法）の 12 〜 13 点］	1 -RM の 65 〜 75 ％［1 -RM を行うことは勧められず，3 -RM 以上のテストで 1 -RM を推定すること］	抵抗を感じたりややきつく感じるところまで伸長する
時間 （Time）	持続的な有酸素運動で 20 〜 60 分 / 日，しかしこの時間が耐えられないのであれば，3 〜 5 分間の間欠的運動曝露で計 20 〜 60 分 / 日	10 〜 15 回反復で 1 セット。患者の耐容能と時間に応じて，何セット行ってもよい。大筋群を動かすための 8 〜 10 種類の異なる運動を選ぶ	関節ごとに 60 秒の静止（10 〜 30 秒はストレッチ）
種類 （Type）	ウォーキング，サイクリング，水泳のような持続的なリズミカルな有酸素運動	マシーン，フリーウエイト，バンドを使用する	静的筋運動

RPE：rating of perceived exertion（自覚的運動強度），1 -RM：1 repetition maximum（最大 1 回反復重量）

運動に際しての特別な配慮

1) 血液透析を受けている患者
- ・運動は非透析日に行うのが理想的である。
- ・運動を透析直後に行うと，低血圧のリスクが増えるかもしれない。
- ・心拍数は運動強度の指標としての信頼性は低いので，RPE を重視する。RPE を軽度（9 〜 11）から中等度（12 〜 13）になるようにめざす。
- ・患者の動静脈シャントに直接体重をかけない限りは，動静脈接合部のある腕で運動を行ってよい。
- ・血圧測定は動静脈シャントのない側で行う。
- ・運動を透析中に行う場合は，低血圧を防止するために，透析の前半で行うべきである。透析中の運動としては，ペダリングやステッピングのような運動を行う。透析中には動静脈接合部のある腕の運動は避ける。

2) 腹膜透析を受けている患者
- ・持続的携帯型腹膜透析中の患者は，腹腔内に透析液があるうちに運動を試みてもよいが，不快な場合には，運動前に透析液を除去して行うことが勧められる。

3) 腎移植を受けている患者
- ・拒絶反応の期間中は，運動自体は継続して実施してよいが，運動の強度は軽くする。

ズミカルな有酸素運動，マシーン，フリーウエイト，バンドを使用するレジスタンス運動，柔軟体操を組み合わせたプログラムを推奨している。**表1** に ACSM の推奨する運動処方（頻度，強度，時間，種類）を示す[2]。本指針では，運動開始時の運動強度を軽度から中等度とし，患者の能力に応じて徐々に強度を修正していくことを推奨している。さらに，日本腎臓リハビリテーション学会による「腎臓リハビリテーションガイドライン」（2018 年）[3]でも，CKD 患者における運動療法は，運動耐容能，歩行機能，身体的 QOL の改善効果

が示唆され，また良好な生命予後とも関連する可能性があるため，行うことを推奨するとしている。

5　腎臓 G 区分ごとの運動強度と生活指導基準

　CKD 患者の運動能力は個人差が大きいため，具体的な運動の実施は個々の身体機能を考慮したうえで設定すべきである。CKD のグレード 区分ごとの運動強度について，日本腎臓学会から示されたガイドラインを参考とした対応メッツ表を示す（**表2，表3**）[4]。また，糖尿病治療ガイド 2012-

表2 CKDステージと対応する運動強度

文献4より引用

CKDステージ	運動強度
G1	5〜6メッツ以下
G2	
G3a	4〜5メッツ以下
G3b	
G4	3〜4メッツ以下
G5	

2013，2014-2015，2016-2017にある糖尿病性腎症生活指導基準を**表4**にまとめる[5]。この数年の間に第3期，第4期の運動や生活一般から「制限」の文字がなくなり，むしろ運動を「推奨」する方向に変化してきたことが明らかである。もちろん，極度に激しい運動は腎機能の悪化を招く可能性があり，特に腎機能が高度低下している患者やネフ

表3 運動のメッツ表

文献4より引用

運動のメッツ表	
メッツ	3メッツ以上の運動の例
3.0	ボウリング，バレーボール，社交ダンス（ワルツ，サンバ，タンゴ），ピラティス，太極拳
3.5	自転車エルゴメーター（30〜50ワット），自体重を使った軽い筋力トレーニング（軽・中等度），体操（家で，軽・中等度），ゴルフ（手引きカートを使って），カヌー
3.8	全身を使ったテレビゲーム（スポーツ・ダンス）
4.0	卓球，パワーヨガ，ラジオ体操第1
4.3	やや速歩（平地，やや速めに＝93m/分），ゴルフ（クラブを担いで運ぶ）
4.5	テニス（ダブルス），水中歩行（中等度），ラジオ体操第2
4.8	水泳（ゆっくりとした背泳）
5.0	かなり速歩（平地，速く＝107m/分），野球，ソフトボール，サーフィン，バレエ（モダン，ジャズ）
5.3	水泳（ゆっくりとした平泳ぎ），スキー，アクアビクス
5.5	バドミントン
6.0	ゆっくりとしたジョギング，ウェイトトレーニング（高強度，パワーリフティング，ボディビル），バスケットボール，水泳（のんびり泳ぐ）
6.5	山を登る（0〜4.1kgの荷物を持って）
6.8	自転車エルゴメーター（90〜100ワット）
7.0	ジョギング，サッカー，スキー，スケート，ハンドボール
7.3	エアロビクス，テニス（シングルス），山を登る（約4.5〜9.0kgの荷物を持って）
8.0	サイクリング（約20km/時）
8.3	ランニング（134m/分），水泳（クロール，ふつうの速さ，46m/分未満），ラグビー
9.0	ランニング（139m/分）
9.8	ランニング（161m/分）
10.0	水泳（クロール，速い，69m/分）
10.3	武道・武術（柔道，柔術，空手，キックボクシング，テコンドー）
11.0	ランニング（188m/分），自転車エルゴメーター（161〜200ワット）
メッツ	3メッツ未満の運動の例
2.3	ストレッチング，全身を使ったテレビゲーム（バランス運動，ヨガ）
2.5	ヨガ，ビリヤード
2.8	座って行うラジオ体操

右上：6 章. 慢性腎不全診療の実際

表4　糖尿病性腎症生活指導基準

文献5より引用，一部改変

病期		生活一般			運動		
		2012〜2013	2014〜2015	2016〜2017	2012〜2013	2014〜2015	2016〜2017
第1期（腎症前期）		・普通生活	・普通生活	・普通生活	・原則として糖尿病の運動療法を行う	・原則として糖尿病の運動療法を行う	・原則として糖尿病の運動療法を行う
第2期（早期腎症期）		・普通生活	・普通生活	・普通生活	・原則として糖尿病の運動療法を行う	・原則として糖尿病の運動療法を行う	・原則として糖尿病の運動療法を行う
第3期（顕性腎症期）	第3期A（顕性腎症前期）	・普通生活	・普通生活	・普通生活	・原則として運動可 ・ただし病態により，その程度を調節する ・過激な運動は不可	・原則として運動可 ・ただし病態により，その程度を調節する ・過激な運動は不可	・原則として運動可 ・ただし病態により，その程度を調節する ・過激な運動は避ける
	第3期B（顕性腎症後期）	・軽度制限 ・疲労の残らない生活			・運動制限 ・体力を維持する程度の運動は可		
第4期（腎不全期）		・制限	・軽度制限	・疲労を感じない程度の生活	・運動制限 ・散歩やラジオ体操は可	・運動制限 ・散歩やラジオ体操は可 ・体力を維持する程度の運動は可	・体力を維持する程度の運動は可
第5期（透析療法期）		・軽度制限 ・疲労の残らない範囲の生活	・軽度制限 ・疲労の残らない範囲の生活	・軽度制限 ・疲労の残らない範囲の生活	・原則として軽運動 ・過激な運動は不可	・原則として軽運動 ・過激な運動は不可	・原則として軽運動 ・過激な運動は不可

ローゼ症候群などの蛋白尿が多い患者には不適当であるとされる。

6　運動療法の注意点

　CKD の運動療法に関する臨床研究の多くは，糖尿病の有無に分けた検討を行っていない。ただし，「糖尿病診療ガイドライン 2016」のステートメントにあるように[5]，運動療法を開始する際には CVD の有無や程度，糖尿病慢性合併症である末梢および自律神経障害や進行した網膜症,腎症,整形外科的疾患などをあらかじめ評価する必要がある。CVD のスクリーニングは無症候の患者においても，複数の危険因子を有する場合，脳血管または末梢動脈硬化性疾患を有する場合，心電図で虚血の可能性がある場合，高強度の運動を行う場合には勧められる。運動療法の禁忌や中止基準については，「心疾患における運動療法に関するガイドライン」に示されている心不全の運動療法の絶対的禁忌と相対的禁忌[6]，さらに腎不全の原因疾患となっている生活習慣病に対する運動療法の適応と禁忌，運動負荷試験の中止基準と運動負荷試験陽性基準に準ずる（**表5**）[6]。

● 「糖尿病治療ガイド 2016 - 2017」には，**運動療法を禁止あるいは制限したほうがよい場合**[注1]として，以下のように記載されている。

①糖尿病の代謝コントロールが極端に悪い場合（空腹時血糖値 250 mg/dL 以上，または尿ケトン体中等度以上陽性）

②増殖網膜症による新鮮な眼底出血がある場合（眼科医と相談する）

表5　運動負荷中止基準

文献6より引用

症状	狭心痛，呼吸困難，失神，めまい，ふらつき，下肢疼痛（跛行）
兆候	チアノーゼ，顔面蒼白，冷汗，運動失調，異常な心悸亢進
血圧	収縮期血圧の上昇不良ないし進行性低下，異常な血圧上昇（225 mmHg 以上）
心電図	明らかな虚血性 ST-T 変化，調律異常（著明な頻脈ないし徐脈，心室性頻拍，頻発する不整脈，心房細動，R on T 心室期外収縮など），II〜III度の房室ブロック

③腎不全の状態にある場合（**表4** 参照）。

④虚血性心疾患[注2]や心肺機能に障害のある場合（専門の医師の意見を求める）

⑤骨・関節疾患がある場合（専門の医師の意見を求める）

⑥急性感染症

⑦糖尿病壊疽

⑧高度の糖尿病自律神経障害

注1）これらの場合でも日常生活における体動が制限されることは稀であり，安静臥床を必要とすることはない。

注2）糖尿病の場合には，特に無症候性（無痛性）心筋虚血への注意が必要である。

　③で糖尿病治療ガイド 2014 - 2015 にあった "血清 Cr，男性 2.5mg/dL 以上，女性 2.0mg/dl 以上" の禁止・制限が 2016 - 2017 ではなくなったことに注目したい。

　また，インスリンや経口血糖降下薬（特に SU 類）で治療を行っている患者において，運動中および運動当日〜翌日に低血糖を起こす恐れがある。インスリン治療を行っている患者は血糖自己測定を行い，運動の時間・種類・量の調整や投薬量の調整（超速効型インスリンは運動前には原則減量），運動前や運動中の補食が必要になる。特にインスリン治療中の患者で運動前の血糖値が 100 mg/dL 未満の場合は，吸収のよい炭水化物を 1 〜 2 単位摂取することが勧められる[5]。

7　診療報酬収載と日本腎臓リハビリテーション学会

　2016 年の診療報酬改定では，糖尿病透析予防指導管理料に腎不全期患者指導加算が新設され，さらに 2018 年度の診療報酬改定では，「高度腎機能障害患者指導加算」として eGFR 45 mL / 分 / 1.73 m^2 未満まで対象が拡大された。"運動制限から運動療法へ" のコペルニクス的転換を果たしたこの領域に，フレイルや蛋白質エネルギー障害の予防・改善，生命予後改善，透析導入予防などの大きな役割が期待されている。

参考文献

1) 上月正博（編著）．腎臓リハビリテーション，医歯薬出版，東京，2012.

2) American College of Sports Medicine. ACSM's Guidelines for Exercise Testing and Prescription, 10th ed, Lippincott Williams & Wilkins, 2017.

3) 日本腎臓リハビリテーション学会（編）．腎臓リハビリテーションガイドライン，南江堂，東京，2018.

4) 日本腎臓学会（編）．医師・コメディカルのための慢性腎臓病生活・食事指導マニュアル．p44，東京，東京医学社，2015．https://www.jsn.or.jp/guideline/guideline.php（2018.8.13 アクセス）．

5) 日本糖尿病学会（編）．糖尿病治療ガイドライン 2016．南江堂，東京，2016.

6) 循環器病の診断と治療に関するガイドライン（2011 年度合同研究班報告）．心血管疾患におけるリハビリテーションに関するガイドライン（2012 年改訂版）http://www.j-circ.or.jp/guideline/pdf/JCS2012_nohara_h.pdf（2018.8.13 アクセス）．

6 章．慢性腎不全診療の実際 | 105

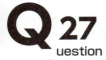

高カリウム血症を合併した CKD ステージ G3b 〜 5 患者の指導法・治療法を教えてください。

CKD ステージ G 3 b 以降の患者における死亡リスクの観点から，血清カリウム値は 4.0 mEq / L 以上 5.5 mEq / L 未満を維持することが推奨され，食事療法や薬物療法で血清カリウム値を管理する．血清カリウム値が 6.5 mEq /L 以上になると，不整脈や心停止の危険があるため緊急治療の適応となる．

1 高カリウム血症の管理

CKD ステージ G 3 b 以降の患者では，尿中からのカリウム排泄量が低下し，高カリウム血症が出現しやすい．高度の高カリウム血症では不整脈や心停止のような致死的な合併症をきたす危険があり，緊急で透析療法が必要となる場合もある．

CKD ステージ G 3 b 以降の患者で高カリウム血症をきたす要因としては，脱水，食事・サプリメントに含まれるカリウムの摂取過多，代謝性アシドーシス，RA 系阻害薬，β遮断薬，非ステロイド抗炎症薬など薬物投与によるものがある．

高カリウム血症発症 1 日以内の死亡リスクは，血清カリウム値が高くなるほど有意に高く，GFR 60 mL / 分 / 1.73 m² 未満では血清カリウム値 5.5 mEq / L 以上 6.0 mEq / L 未満群（オッズ比 5.40，95％ CI 4.72 - 6.18）および 6.0 mEq / L 以上群（オッズ比 15.82，95％ CI 13.97 - 17.93）の死亡リスクが有意に高かった（図 1）[1]．

また血清カリウム値と総死亡リスクの 4 年間の観察では，eGFR 60 mL / 分 / 1.73 m² 未満の総死亡のハザード比が 4.0 〜 4.9 mEq / L に対し，3.5 mEq / L 未満で 1.95（95 ％ CI 1.74 - 2.18），3.5 〜 3.9 mEq / L で 1.16（95％ CI 1.09 - 1.25），5 〜 5.4 mEq / L で 1.12（95％ CI 1.03 - 1.21），5.5 mEq / L 以上で 1.65（95％ CI 1.48 - 1.84）と有意に高く[2]，長期の死亡リスクは血清カリウム値 4.0 mEq / L

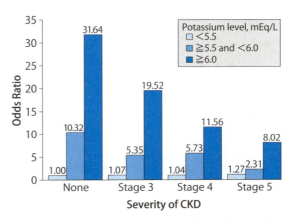

図 1　高カリウム血症と 1 日以内の死亡リスク
文献 1 より引用

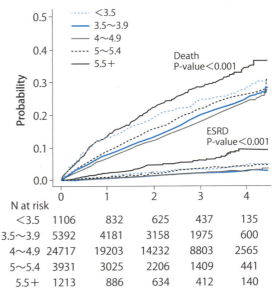

図 2　血清カリウムごとの死亡リスクとESKDリスク
文献 2 より引用

未満ならびに 5.5 mEq / L 以上で共通して有意に高かった（図 2）。

これらのことから，腎機能低下患者の高カリウム血症は短期および長期における生命予後のリスクとなるため，適正な管理が不可欠である。

2　緊急時の対応

■ 以下の場合は高カリウム血症の緊急時として対処する。

● 高カリウム血症が存在し，心電図変化（QRS幅の増大と T 波の増高）が生じている場合
● 高度の高カリウム血症（6.5 mEq / L 以上になれば要注意）
● 急激に血清カリウム濃度が上昇している場合

■ 対応方法

◎ 心毒性の解除

● グルコン酸カルシウムの投与

例 心電図をモニターしながら，8.5％製剤グルコン酸カルシウム 5 〜 10 mL を 3 mL / 分以下の速度で投与する。

◎ カリウムの細胞内移行の促進

● インスリングルコース療法：一時的に血清中のカリウムを細胞外から細胞内へと移行させ，高カリウム血症を緩和する。

例 10％ブドウ糖液 500 mL に速効性インスリンを 10 〜 20 単位混注し，60 分以上かけて点滴投与する。腎機能低下患者ではインスリン分解が遅く遷延する低血糖のリスクがあるため，さらに 10％ブドウ糖液を 50 〜 75 mL / 時間で点滴投与し 1 時間ごとに血糖をモニタリングする。

● 代謝性アシドーシスの補正：腎機能低下時には腎臓の酸排泄量が低下して血液中の重炭酸イオンが消費され，重炭酸イオン減少による代謝性アシドーシスが生じている。この場合，アシドーシスの補正により血清中のカリウムが細胞外から細胞内へ移行し，血清カリウム濃度を低下させることができる。

例 7％炭酸水素ナトリウムを 20 mL 静注する。

◎ カリウムの体外への除去

● ループ利尿薬の投与：腎機能低下患者では，ループ利尿薬を静脈注射で投与する。

例 フロセミド 20 〜 40 mg 静注

● 血液透析：これらの治療でも改善がみられない場合，または高度の腎不全を呈する患者の場合は，血液透析によるカリウム除去を行う。

3　非緊急時の対応

■ 食事療法

◎ 低たんぱく質

CKD のステージが進行し，低たんぱく質の食事療法が実施されると，肉類・魚介類などからのカリウム摂取量も減るため，血清カリウム値が上昇しないことがある。しかし血清カリウム値が上昇する場合は，下記のようにさらにカリウム制限を行う必要がある。

◎ 食品中のカリウム制限，除去

カリウム含有量の多い食品の摂取を控える（表）[3]。野菜・いも類などは大量の水でゆでるか，水にさらすことで，カリウム量を約 20％程度減らすことができるとされている（図 3）[3]。

■ 薬物療法

◎ カリウムが上昇しやすい薬剤

● RA 系阻害薬：レニン阻害薬，ACE 阻害薬，ARB があり，腎糸球体の輸出細動脈を拡張するため GFR が低下しやすくなる。さらに，アンジオテンシン II 受容体を介した副腎からのアルドステロン分泌も抑制されるため，高カリウム血症をきたしやすい。血清カリウム値が 5.5 mEq / L 以上に上昇した場合は，RA系阻害薬を減量あるいは中止する。CKD ス

表　カリウムを多く含む食品（可食部 100 g あたり，「ゆで」の表記のない場合は生の食品の含有量）

文献 3 より引用

いも類		豆類・種実類		魚・肉類	
じゃがいも	410 mg	ゆであずき	460 mg	あじ	370 mg
さつまいも	470 mg	ゆで大豆	570 mg	かつお	430 mg
さといも	640 mg	納豆	660 mg	かれい	330 mg
ながいも	430 mg	ピーナッツ（落花生）	770 mg	まだい	440 mg
やまといも	590 mg	ゆで栗	460 mg	ぶり	380 mg
野菜類		果物類		牛かた肉（皮下脂肪なし）	310 mg
ほうれん草	690 mg	バナナ	360 mg	牛モモ肉（皮下脂肪なし）	340 mg
小松菜	500 mg	メロン	350 mg	豚ロース肉（皮下脂肪なし）	340 mg
セロリ	410 mg	キウイ	290 mg	豚ヒレ肉	410 mg
かぼちゃ	450 mg			鶏ムネ肉（皮なし）	350 mg
カリフラワー	410 mg			鶏モモ肉（皮なし）	340 mg
ブロッコリー	360 mg				
ゆでたけのこ	470 mg				

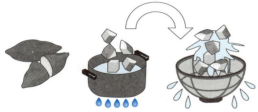

いわゆる「ゆでこぼし」。いもなどを小さく切ってからゆでこぼす方法

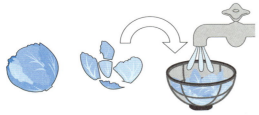

生で食べる野菜などを小さく切ってから水に 20 分程度さらす方法

図 3　食品中のカリウムを除去する方法

文献 3 より引用，一部改変

阻害薬による腎保護効果を得るためには食事指導やカリウム吸着薬の処方，代謝性アシドーシスの補正を含む管理を行い，血清カリウム値 5.5 mEq / L 未満に管理することを推奨する。

● **その他の薬剤**：カリウム含有製剤の投与，非ステロイド抗炎症薬（NSAIDs），抗アルドステロン薬（スピロノラクトン，エプレレノン，トリアムテレン），カルシニューリン阻害薬（シクロスポリン，タクロリムス），β遮断薬も高カリウム血症の原因となるため，使用時は血清カリウム濃度のモニタリングを必ず行う。

◉ **カリウムを下げる薬剤**
● **カリウム吸着性レジン**：陽イオン交換樹脂を経口服用することで，腸管内でナトリウムまたはカルシウムと交換するため，樹脂にカリウムを吸着させて便中に排泄させる。服薬しやすいように，ゼリー状，液体，ドライシロップなどの形状がある。また便秘を生じやすいため，適宜緩下剤を併用する。

テージ G 3 〜 4 で RA 系阻害薬を内服しても血清カリウム値が 5.5 mEq / L 未満に維持された群では，RA 系阻害薬を 3 カ月以上中止した群より血清 Cr の 2 倍化あるいは透析導入のリスクが有意に低いこと[4]から，RA 系

> **例**
> ・カリメート® 5〜15 g　分 1〜3
> ・ケイキサレート® 5〜15 g　分 1〜3
> ・アーガメイトゼリー®（25 g）1〜3 個　分
> 　1〜3

● **重炭酸ナトリウム**：腎機能低下例では，代謝性アシドーシスにより細胞内液から細胞外液へカリウムが移行し高カリウム血症をきたしやすい。代謝性アシドーシスの補正により血清カリウム値が低下する。目安として，静脈血の重炭酸濃度が 22 mEq/L を維持できるように調整する。

> **例**
> 重炭酸ナトリウム　1.5〜3 g　分 3

● **カリウム排泄性利尿薬**：利尿薬の適用がある患者では，カリウム利尿効果のある利尿薬を投与する。用量は体液や血清カリウムの状況に応じて増減する。

> **例**
> ・フロセミド　20〜40 mg　分 1〜2
> ・アゾセミド　30〜60 mg　分 1

参考文献

1) Einhorn LM, Zhan M, Hsu VD, et al. The frequency of hyperkalemia and its significance in chronic kidney disease. Arch Intern Med. 2009；169：1156-62.

2) Nakhoul GN, Huang H, Arrigain S, et al. Serum Potassium, End-Stage Renal Disease and Mortality in Chronic Kidney Disease. Am J Nephrol. 2015；41：456-63.

3) 日本腎臓学会（編）．医師・コメディカルのための慢性腎臓病生活・食事指導マニュアル．東京医学社，東京，2015

4) Lee JH, Kwon YE, Park JT, et al. The effect of renin-angiotensin system blockade on renal protection in chronic kidney disease patents with hyperkalemia. J Reni Angiotensin Aldosterone Syst. 2014；15：491-7.

Q28 たんぱく質制限をするべきではない CKD ステージ G3b～5 患者とは，どのような患者ですか？

A CKD ステージ G3b～5 患者のなかでも特に腎機能低下の進んだ CKD ステージ G4, 5 の高齢患者や炎症性疾患，悪性腫瘍，内分泌疾患，胃腸の吸収障害を有する CKD ステージ G3b～5 患者および小児 CKD 患者に対しては，積極的な低たんぱく食治療を推奨すべきではない。

1 低たんぱく食治療の意義

　腎機能低下を抑制するために低たんぱく食による治療を行うことは一般的であり，CKD ステージ G3b では，0.8～1.0 g/kg・標準体重/日，CKD ステージ 3Gb 以降では，0.6～0.8 g/kg・標準体重/日が推奨されている。

　低たんぱく食が腎機能低下を抑制するメカニズムとしては，動物実験において以下のような病態が想定されている。低たんぱく食にすることでまず糸球体輸入細動脈の収縮が起こり，糸球体内圧の低下が起こる。その結果，一時的に GFR は低下するが，低たんぱく食を持続することで糸球体への過剰濾過によるダメージが減少し，腎機能が保持される。また，糸球体輸入細動脈収縮による糸球体内圧の低下はメサンギウム細胞への圧負荷を軽減し，それによる伸展刺激の抑制が TGF-β の発現を抑え，結果的に腎臓の線維化進行を抑制する。さらに，低たんぱく食治療を行うことで尿素窒素の産生が低下し，尿毒素が減少することで尿毒症症状の発症を遅延させることが臨床研究によって示されている[1]。

　特にステージの進行した CKD 患者では，低たんぱく食によってアミノ酸代謝異常が改善されることで，透析導入をより遅延させることが可能となる。

2 積極的な低たんぱく食治療を行うべきでない患者

　CKD 患者の過半数が中・高齢者で，「日本人の食事摂取基準」（2015 年）による推奨たんぱく質摂取量が 0.7～0.9 g/kg/日であることから，0.8～1.0 g/kg・標準体重/日のたんぱく質摂取量は制限ではなく，むしろ推奨されるたんぱく質摂取量である。したがって，たんぱく質制限という言葉の使用には議論の余地があるところだが，ここでは一般論として解説を進める。筋肉量が既に減少しているサルコペニアの患者（サルコペニアの定義は表1参照）に低たんぱく食治療を行うことは，骨格筋量の更なる低下を引き起こし，フレイルへの移行，ひいては生命予後の悪化につながる危険がある。実際，0.7 g/kg・標準体重/日の低たんぱく食を 6 週間続けたことで腎機能障害の進行は抑制できたが，栄養状態の悪化を引き起こしたとの報告がある[2]。したがって，筋肉量の減少したサルコペニアの患者に一般 CKD 患者と同様

表1　サルコペニアの診断基準

文献4より引用，一部改変

1. 筋肉量の低下
2. 筋力の低下
3. 身体能力の低下

項目1に加えて，項目2あるいは3が満たされた場合，サルコペニアと診断する。

の低たんぱく食治療を行うべきではない。

サルコペニアは The European Working Group on Sarcopenia in Older People（EWGSOP）の提唱した原因別分類で，加齢に伴う原発性サルコペニアとその他の原因による二次性サルコペニアに大別される（表2）。すなわち，原発性サルコペニア患者とは高齢者と言い換えることもでき，さらに CKD 患者は二次性サルコペニアの代表例であることから筋肉量が一般成人より減少しやすい高齢 CKD ステージ G 3 b ～ 5 患者に対し，積極的な低たんぱく食治療は行うべきではないと考える。また，CKD ステージ内においてもステージの進行した高齢 CKD ステージ G 4，5 患者は高齢 CKD ステージ G 3 b 患者と比較し，透析に移行するリスクよりも腎疾患以外で死亡するリスクのほうが高いという報告がある[3]。CKD ステージの進行に伴う食欲不振といった尿毒症症状の増悪から，高齢 CKD ステージ G 4，5 患者では食事摂取量の全体的な低下に伴うたんぱく質摂取量の減少により，食事制限以上のたんぱく質摂取不足が自然に起こる可能性がある。実際，CKD ステージ G 3 b ～ 5 患者が 0.6 ～ 0.8 g /kg・標準体重 / 日の低たんぱく食治療を安定的に施行するた

めには，30 ～ 35 kacl/kg・標準体重 / 日程度の十分なエネルギー摂取の確保が不可欠であり，高齢 CKD ステージ G3b ～ 5 患者がこの量のエネルギー摂取を継続させることはほぼ不可能である。また，高齢者以外でも炎症性疾患，悪性腫瘍，内分泌疾患，胃腸の吸収障害を有する患者など，続発性サルコペニア（表2）を起こしやすい患者でも同量のエネルギー摂取の維持は困難と思われる。

小児 CKD 患者に対しては，現時点で低たんぱく食治療が腎機能障害の進行を抑制するという十分なエビデンスがなく，成長障害への懸念も存在するため積極的な低たんぱく食治療は行うべきでない。

3　おわりに

CKD ステージ G 3 b ～ 5 患者のなかでも特に腎機能低下の進んだ CKD ステージ G 4，5 の高齢患者や炎症性疾患，悪性腫瘍，内分泌疾患を有する CKD ステージ G 3 b ～ 5 患者，胃腸の吸収障害を有する CKD ステージ G 3 b ～ 5 患者，小児 CKD 患者に対する低たんぱく食治療の有用性は低く，むしろ生命予後の悪化につながる危険があることを認識すべきと考える。

表2　サルコペニアの原因別分類

文献4より引用，一部改変

原発性サルコペニア
・年齢に関連したサルコペニア（年齢以外に原因なし）

続発性サルコペニア
・活動性に関連したサルコペニア（ベッド上安静，座位の生活，体調不良，無重力）
・疾患に関連したサルコペニア（臓器（心臓，肺，肝臓，腎臓，脳）障害の進行，炎症性疾患，悪性腫瘍，内分泌疾患）
・栄養状態に関連したサルコペニア（エネルギーやたんぱく質の摂取不足，吸収障害，胃腸障害，食食低下をもたらす薬剤の内服）

参考文献

1) Kalantar-Zadeh K, Fouque D. Nutritional Management of Chronic Kidney Disease. N Engl J Med. 2017；377：1765-76.

2) Noce A, Vidiri MF, Marrone G, et al. Is low-protein diet a possible risk factor of malnutrition in chronic kidney disease patients? Cell Death Discov. 2016；2：16026.

3) Obi Y, Kimura T, Nagasawa Y, et al. Impact of age and overt proteinuria on outcomes of stage 3 to 5 chronic kidney disease in a referred cohort. Clin J Am Soc Nephrol. 2010；5：1558-65.

4) Cruz-Jentoft AJ, Baeyens JP, Bauer JM, et al. Sarcopenia: European consensus on definition and diagnosis：Report of the European Working Group on Sarcopenia in Older Perple. Age Ageing. 2010；39：412-23.

Q29 CKDステージG3b〜5患者の高尿酸血症の治療方法を教えてください。

CKDステージG3b〜5患者の腎機能の悪化抑制，死亡リスク抑制の観点から，無症候性であっても血清尿酸値が7.0 mg/dLを超えたら生活指導，8.0 mg/dL以上から薬物治療開始を推奨する。治療開始後は6.0 mg/dL以下を維持することが望ましい。

1 CKDステージG3b以降の患者における高尿酸血症の管理

CKDステージG3b以降の患者では，高尿酸血症は腎機能障害によって引き起こされるが，同時に悪化因子にもなる。高尿酸血症自体が腎臓への尿酸沈着を介さずに，腎血管障害や間質障害をもたらす機序も明らかになってきている。また，高尿酸血症に伴う痛風や尿路結石合併時に消炎鎮痛薬を使用することが腎機能悪化をもたらすことにもなる。

わが国では，Isekiらが16,630例のコホート研究において45 mL/分/1.73 m² 未満の腎機能障害を認める群においても高尿酸血症がeGFRの更なる低下の独立した危険因子であることや7.0 mg/dL以上の尿酸値（女性においては6.0 mg/dL以上）はESKDの独立した危険因子であることを報告している（図1）[1]。また，海外ではKanbayらが303例のCKDステージG3〜5の患者において高尿酸血症（男性＞7.0 mg/dL，女性＞6.0 mg/dL）が心血管イベントの独立した危険因子であることを報告している[2]。

このように，CKDステージG3b以降の患者において高尿酸血症が腎機能障害の増悪および心血管イベントや全死亡リスクに影響を与えることが示唆されている。

■ 高尿酸血症の治療によるリスク減少の可能性

Goicoecheaらは，113例のCKDステージG4を含むCKD患者を対象にアロプリノール投与群（eGFR 40.6 ± 11.3 mL/分/1.73 m²）とコントロール群（eGFR 39.5 ± 12.4 mL/分/1.73 m²）を24カ月間観察した。アロプリノール投与群は，年齢，性別，糖尿病，CRP，アルブミン尿，RA系阻害薬使用の有無に関係なく，腎障害の進行を遅延させた。また，アロプリノール投与群は心血管イベント発症リスクを71％低下させた[3]。

さらにTerawakiらは，高血圧性腎症を原疾患とするeGFR＜45 mL/分/1.73 m²の患者に対して，アロプリノールの使用が心血管病変の発症や全死亡のリスクを減少させたと報告した（図2）[4]。ただし，この効果は血清尿酸値とは独立しており，内因性のキサンチンオキシダーゼ（XO）活性が，腎機能障害を有する高血圧性腎症における大血管障害の進行に寄与している可能性を論じている。XOは活性酸素種（ROS）産生能を有するため，XO自体がCKD患者の予後の悪化やCVDの発症リスク増大に関与している可能性がある。

2 血清尿酸値の目標値

「高尿酸血症・痛風の治療ガイドライン」では，高血圧やCKDを伴う高尿酸血症の治療において，生活指導ならびに尿酸代謝に好ましい降圧薬を用

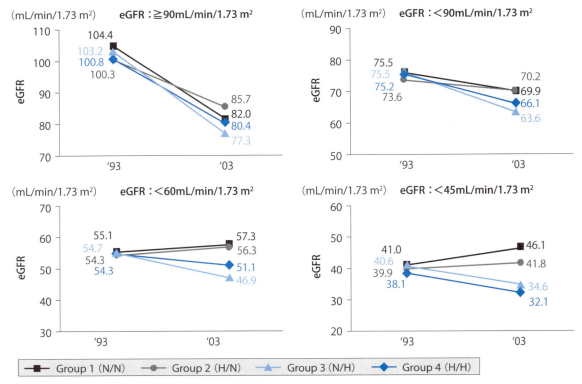

図1 血清尿酸値と eGFR（10年間沖縄データ）
沖縄県総合保健協会で1993年および2003年の2度のスクリーニングに参加し，血清Cr値および尿酸値の両方を測定した16,630例。

文献1より引用

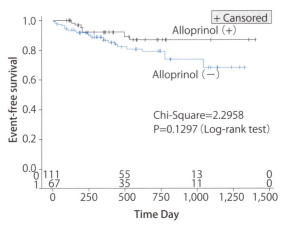

図2 eGFR＜45 mL/分/1.73 m² の患者に対するアロプリノールの使用

文献4より引用

いても，血清尿酸値が8.0 mg/dL 以上の場合は尿酸降下薬の投与開始を考慮するとされている。

近年では，腎機能が低下した患者に対しても尿酸を十分に低下させることができる薬剤が上市され，上述の臨床研究の結果を踏まえたCKDステージG3b〜5の患者に対しても血清尿酸値が7.0 mg/dL を超えたら生活指導，8.0 mg/dL 以上が薬物治療開始の目安と考えられる。

■ 薬物治療開始後の血清尿酸値の管理目標

Shibagaki らはCKDステージG3b〜5患者70例に対してフェブキソスタットを24週間投与したところ，CKDステージG4, 5患者においては

eGFRの低下を認めたが，血清尿酸値のより大幅な減少がeGFRの維持と相関したことを報告し，ここでは尿酸値の達成目標を男女ともに6.0mg/dL以下と設定している[5]。

心血管イベントや死亡リスク軽減の観点も含め，CKDステージG3b以降の患者においても治療開始後は血清尿酸値を6.0mg/dL以下に維持することが望ましいと考えられる。血清尿酸値の下限については，近年尿酸値が高度に低下した状態でも心血管イベントや腎機能悪化のリスクが増大することが指摘されており，2.0mg/dL以下にならないよう留意する必要がある。

表1　主な食品のプリン体含有量

日本食品標準成分表2010，高尿酸血症・痛風の治療ガイドライン第2版2010，金子希代子先生提供データを改変

量を控えたほうがよい食品

食品名	1回量	プリン体 (mg)	エネルギー (kcal)	食品名	1回量	プリン体 (mg)	エネルギー (kcal)
鶏レバー	80g	250	89	スルメイカ	100g（1/2杯強）	187	88
豚レバー	80g	228	102	カツオ	80g（刺身5切）	169	91〜132
牛レバー	80g	176	106	サンマ	100g（1尾150g）	155	310
牛ハツ	80g	148	114	マアジ（干物）	60g（中1尾90g）	148	101
鶏ササミ	80g	123	84〜91	大正エビ	50g（2尾）	137	48
鶏ムネ	80g	113	86	ズワイガニ	100g	136	63
鶏手羽	80g	110	156〜169	マグロ	80g	126	100
鶏ハツ	80g	100	166	カキ	60g（3個）	111	36
				マダイ	80g	103	114〜155
鶏モモ	80g	98	93〜202	マサバ	80g	98	162
豚ヒレ	80g	96	90〜92	ブリ	80g	97	206
牛スネ	80g	85	112〜124	サケ	80g	96	110
羊ラム	80g	75	174〜186	イサキ白子	30g	92	19
牛カタロース	80g	72	192〜329	ヤリイカ	50g	80	43
牛タン	80g	72	215	タコ	50g	69	38
豚バラ	80g	61	309〜347	あん肝（酒蒸し）	15g	60	67
鶏ボンジリ	80g	55	169〜300	シバエビ	40g（10尾）	58	33
ひらたけ	50g	71	10	アサリ	35g（5個）	51	11
鶏皮	40g	48	199〜205	ホタテ	60g	46	43
納豆	40g	46	78〜80	ツナ（缶詰）	30g	35	21〜29
ブロッコリー	80g	35	17	しらす干し	2g	9	2〜4
豆腐（冷奴）	100g	31	56〜72	イクラ	20g	0.7	54
玄米	80g（ご飯1杯分）	30	280	かぼちゃ	50g	28	25
なす	50g	25	11	白米	80g（ご飯1杯分）	21	285
ほうれん草（生）	40g	21	8	枝豆	40g（50粒）	19	54
もやし	50g	18	7	小麦粉（薄力粉）	100g	16	368
しいたけ（生）	40g（2個）	8	7	わかめ	2g	5	0.3
じゃがいも	50g	3	38	ひじき	2g	3	3
白菜	40g	3	6	玉ねぎ	40g	0.9	15
牛乳	200g	0	134	卵（鶏卵）	50g	0	76

摂取が勧められる食品

■肉類　■魚介類　■その他（野菜／乳製品／穀類など）

3 高尿酸血症の治療

■ 生活指導

◎ 食事療法

100 mg あたりプリン体を 200 mg 以上含む高プリン食品を極力控える指導が効果的である（**表1**）。プリン体として1日の摂取量が 400 mg を超えないように指導する。プリン体は水溶性のため、茹でたり煮たりすると煮汁に溶け出し、摂取量を減少できる。また、尿の中性化に有効であるアルカリ性食品は、尿酸の尿中での溶解度を高める効果からも推奨される。ただし、CKD ステージ G 3 b 以降の患者においては電解質異常を併発している場合もあり、食事療法全体のバランスに注意する必要がある。

◎ 飲酒制限

アルコール（特にビール）摂取量の増加に伴って血清尿酸値の上昇や痛風の頻度が増加する。血清尿酸値への影響を最少限に保つ1日量の目安は、日本酒1合、ビール 500 mL、ウイスキー 60 mL 程度とされている。

◎ 運動

CKD ステージ G 3 b 以降の患者においても適度な有酸素運動は、腎機能保護の観点からも有効であると考えられる（特に肥満に対して）。ただし、心機能の評価は事前に必要となる。過度な運動や無酸素運動は、血清尿酸値の上昇を招くため控えるべきである。

◎ 尿酸が上昇しやすい薬剤の注意

CKD の治療時に使用することの多いループ利尿薬、サイアザイド系利尿薬などの利尿薬やシクロスポリン、タクロリムス、ミゾリビンなどの免疫抑制薬服用時には尿酸上昇に注意する。

■ 薬物療法

◎ 尿酸排泄促進薬

● ベンズブロマロン：プロベネシドやブコロームは腎機能障害が進行すると尿酸降下作用が著しく減少するので CKD ステージ G 3 b 以降での使用意義は少ない。ベンズブロマロンの尿酸排泄作用は強力であり、血中 Cr 値 4 mg/dL 程度までであれば、腎機能を悪化させずに尿酸低下を期待できると報告されている（ただし、腎結石を伴う患者、高度の腎機能障害のある患者では禁忌）。

例 ユリノーム® 25〜50 mg 分1

また、尿酸排泄促進薬の投与時は尿アルカリ化薬も併用投与して尿 pH 6.0〜7.0 に保ち、尿酸結石の出現を防ぐことが望ましい。

例 ウラリット® 3〜6 g 分3〜4

◎ 尿酸生成抑制薬

● アロプリノール：前述したように XO 阻害薬であるアロプリノールの投与で尿酸値の低下のみならず、腎機能の悪化抑制、心血管イベント発症リスクの低下、死亡リスクの低下が得られた介入試験が次々と報告されている。ただし、腎機能障害時に使用すると血中濃度が上昇し、骨髄抑制、皮膚過敏症、肝障害などの重篤な副作用の頻度が増加する。したがって、CKD ステージ G 3 b 以降ではその使用に十分な注意を要する。腎機能障害時の使用法を**表2**に示す。

表2　腎機能に応じたアロプリノールの使用量

腎機能	アロプリノール投与量
CCr > 50 mL/分	100〜300 mg/日
30 mL/分 < CCr ≦ 50 mL/分	100 mg/日
CCr ≦ 30 mL/分	50 mg/日
血液透析施行例	透析終了時に 100 mg
腹膜透析施行例	50 mg/日

例 ザイロリック® 50 mg 分1

● **フェブキソスタット**：2011年に登場した新規XO阻害薬であるが，アロプリノールがプリン骨格をもつのに対してフェブキソスタットはプリン骨格をもたない。肝代謝によりグルクロン酸抱合を受けた後，糞便中および尿中に排泄される経路をとるため，軽度〜中等度の腎機能障害低下例においては減量の必要がない。本剤の登場により，CKDステージG3b〜5患者に対しても目標値まで尿酸値を下げることが可能となってきている。また，腎臓での酸化ストレス・炎症を抑制することが報告されている。

例 フェブリク® 10〜60 mg 分1

中等度までの腎機能障害においては容量を調節せずに使用できる。

● **トピロキソスタット**：2013年に登場した新規XO阻害薬で，アロプリノールとフェブキソスタット両者の阻害機構を兼ね備えたハイブリッド型の阻害薬である。フェブキソスタットと同様に軽度〜中等度の腎機能障害低下例においては減量の必要がない。強力なXO阻害効果を示し，アルブミン尿の減少も期待される。

例 ウリアデック® 20〜160 mg 分2

4 おわりに

現在の尿酸生成抑制薬は，アロプリノール，フェブキソスタット，トピロキソスタットの3剤が使用でき，治療選択の幅が拡がってきている。CKD患者における高尿酸血症が尿酸クリアランスの低下の主な原因であることを考えると，尿酸排泄促進薬であるベンズブロマロンとの併用も中等度までのCKD患者では一つの選択肢となる。

新規XO阻害薬であるフェブキソスタットとトピロキソスタットは，ともに中等度の腎機能低下患者において用量調整の必要がないとされている。透析患者での安全性や有効性を示す報告がある一方で，CKDステージG5などの重度腎機能低下患者における使用成績は未だ少なく，使用する際には十分な注意を必要とする。

参考文献

1) Iseki K, Iseki C, Kinjo K. Changes in serum uric acid have a reciprocal effect on eGFR change：a 10-year follow-up study of community-based screening in Okinawa, Japan. Hypertens Res. 2013；36：650-4.

2) Kanbay M, Yilmaz MI, Sonmez A, et al. Serum uric acid independently predicts cardiovascular events in advanced nephropathy. Am J Nephrol. 2012；36：324-31.

3) Goicoechea M, de Vinuesa SG, Verdalles U, et al. Effect of allopurinol in chronic kidney disease progression and cardiovascular risk. Clin J Am Soc Nephrol. 2010；5：1388-93.

4) Terawaki H, Nakayama M, Miyazawa E, et al. Effect of allopurinol on cardiovascular incidence among hypertensive nephropathy patients：the Gonryo study. Clin Exp Nephrol. 2013；17：549-53.

5) Shibagaki Y, Ohno I, Hosoya T, et al. Safety, efficacy and renal effect of febuxostat in patients with moderate-to-severe kidney dysfunction. Hypertens Res. 2014；37：919-25.

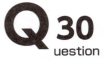

CKD ステージ G3b〜5 患者の腎性貧血の治療開始時期と効果を教えてください。

保存期 CKD 患者においては Hb 11 g/dL 未満であれば治療を開始し，11〜13 g/dL を目標として治療を行うことについては，一定のコンセンサスを得られていると考えられる。しかし，高齢者のように一般の保存期 CKD とは異なる患者において一定の基準を設定するのは困難であり，個別の適切な治療開始基準や目標 Hb 値を設定する必要がある。

1 腎性貧血の治療開始時期

日本透析医学会による「慢性腎臓病患者における腎性貧血治療のガイドライン」[1]第2章では，「腎性貧血治療の目標 Hb 値と開始基準」において「成人の保存期慢性腎臓病（CKD）患者の場合，維持すべき目標 Hb 値は 11 g/dL 以上 13 g/dL 未満とし，複数回の検査で Hb 11 g/dL 未満となった時点で腎性貧血治療を開始することを提案する。」と明確に記載されている。加えて，現在の保存期腎性貧血治療のメインストリームである長期作動型 ESA 製剤（ダルベポエチンアルファおよびエポエチンベータペゴル）の添付文書[2,3]にはいずれも，

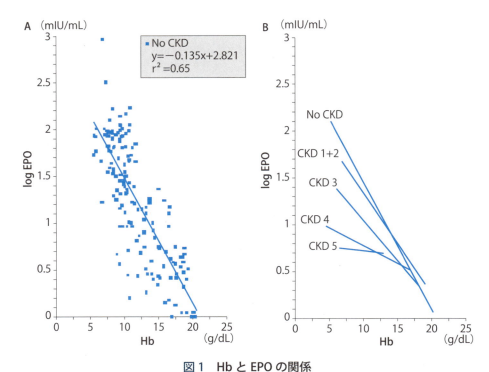

図1　Hb と EPO の関係
A：健常者の Hb と EPO　B：各 CKD ステージの患者の Hb と EPO

文献4より引用

「腎性貧血改善効果の目標値は学会のガイドライン等，最新の情報を参考にすること」との記載があることからも，日本透析医学会のガイドラインにある通り，Hb 11 g/dL 未満であれば治療を開始し，11〜13 g/dL を目標として治療を行うことについては，一定のコンセンサスを得られていると考えてよい。

しかしこのガイドラインには，「実際の診療においては個々の症例の病態に応じ，上記数値を参考として目標 Hb 値を定め治療することを推奨する」との記載がある。例えば，寝たきりで ADL の低い 75 歳以上の高齢患者に対し，Hb 11 g/dL 未満に複数回なったからと即時に Hb 13 g/dL を目標とした腎性貧血治療を実施すべきかについては疑問が残る。このように，一般の保存期 CKD とは少し異なる患者において一定の基準を設定するのは困難である。かかりつけ医から近隣の腎臓専門医へのコンサルトなどを踏まえて，個別の適切な治療開始基準あるいは目標 Hb 値（11〜13 g/dL）を設定する必要があると思われる。

また，腎性貧血治療の開始基準として血中 EPO 濃度が指標にされることがある。血中 EPO 濃度が正常範囲内にあることを理由に，Hb 値が下がっていても ESA 投与に踏み切らないケースが散見されるが，こういったケースには注意が必要である。健常者の場合は EPO 分泌能がかなりの予備能力を備えており，失血などの EPO 分泌亢進刺激があると腎臓からの EPO 産生は鋭敏に反応して急上昇する（図1）[4]。このような機序を考慮すれば，貧血状態にありながら血中 EPO 濃度が正常範囲であるということは，EPO 分泌が正常に機能していないことを示しているのが明らかである。あくまで ESA 製剤の投与開始第 1 基準は Hb 値であり，血中 EPO 濃度の測定は推奨されない。

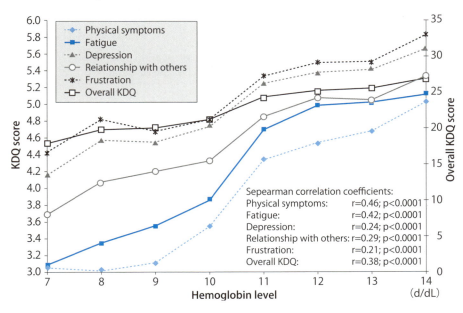

図2　Hb 値と KDQOL の各ドメインとの関係

文献 7 より引用

2 腎性貧血治療で期待できる効果

QOL 改善

腎疾患特異的な QOL の指標である KDQOL で評価を行った報告[5, 6]においては，Hb 値の改善に伴い特に身体症状と疲労の項目で大きな改善がみられている．また，Lefebvre らの報告[7]によると，Hb 値と KDQOL の各ドメインとの関係は Hb 10〜12 g/dL の範囲で急峻な改善がみられる S 字カーブとなっており（図2），これは先述した投与開始基準にも合致している．加えてわが国の患者を対象とした Akizawa らの報告[8]では，目標 Hb 値を 11〜13 g/dL に設定した群では 9〜11 g/dL に設定した群に比較し，SF-36 の vitality のスコアは有意な改善を認め，その他の項目も改善傾向を認めている（図3）．QOL は用いるスコアや対象となる患者群などにより結果に若干の違いがみられるが，多くの研究において ESA 投与による Hb 値改善は QOL の改善と関連していることが報告されているため，腎性貧血治療は QOL の改善に有用であると考えてよいであろう．

腎保護効果

ESA 投与による貧血改善が腎保護作用を示すことを示唆した報告は多く存在する．Kuriyama らの報告[9]では，貧血を ESA 製剤で治療した群は未治療群に比較して血清 Cr の 2 倍化と透析導入をエンドポイントとする腎生存率が有意に良好であったこと，また非貧血群と比較しても良好な傾向であったことを示している．また，Tsubakihara らによる報告[10]では，ダルベポエチンアルファにより目標 Hb 値を 11〜13 g/dL に設定した高 Hb 群は，rHuEPO により目標 Hb 値を 9〜11 g/dL に設定した低 Hb 群に比較して有意な腎イベント抑制効果が報告されており（図4），ESA 製剤による貧血改善は一定の腎保護効果が期待できると考えられる．

CVD 抑制効果

Hb 濃度と心拍出量[11]および LV mass[12]との関

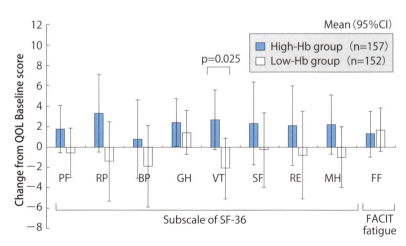

PF：physical functioning, RP：role-physical, BP：bodily pain, GH：general health,
VT：vitality, SF：social functioning, RE：role-emotional, MH：mental health,
FACIT：Functional Assessment of Chronic Illness Therapy, FF：FACIT fatigue

図3　Hb 設定値による QOL

文献 8 より引用

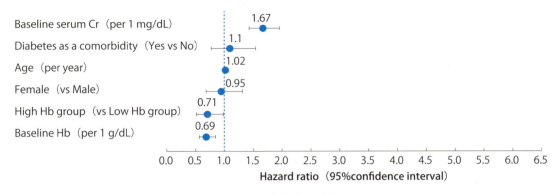

図4　腎生存率の比較

文献 10 より引用

係性から，Hb低値が心臓に負担をかけることは疑いようのない事実であろう．しかし，これらデータは上記のガイドラインで規定されているような貧血よりもかなり重度のものを対象にしており，実臨床の場で一般にみられる程度の貧血に対してESA製剤の介入がCVD抑制効果に期待できるかという点については未だ一定の見解は得られていない．各種ガイドラインにおいてCVD既往歴のある患者は貧血改善の目標設定を厳格にしていることから，過度の貧血改善は逆に脳血管疾患を含むCVDのリスクを上昇させる可能性は否定できない．貧血改善とCVDイベントとの関連では，CHOIR[13]，CREATE[14]，TREAT[15]などの海外大規模試験において，Hb値の改善により期待される明確なCVD抑制効果が得られなかったことが報告されている．

しかし，これら海外の大規模試験はどれもHb 13 g/dL 以上を目標値としており，貧血を健常者と同じように改善させる，いわゆる「貧血の正常化」を目標とした結果である．どの程度の貧血改善であればCVD抑制効果が期待できるのかについては，先述したAkizawaらの報告[8]が一つの答えを示している．この検討では，目標Hb値を11〜13 g/dLに設定した高Hb群と9〜11 g/

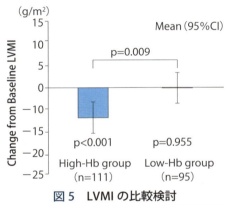

図5　LVMIの比較検討

文献 8 より引用

dLに設定した低Hb群で，心肥大の指標である左室心筋重量計数（LVMI）の比較検討も行っている．その結果，高Hb群ではLVMIの有意な低下を認めたが，低Hb群では変化をほとんど認めなかった（図5）．さらに，Hb値別の層別解析においてはHb値の上昇とLVMI低下量との間に関連が認められ，高Hb群は低Hb群に比較して心肥大が抑制される傾向にあった．

この検討が先述した海外大規模試験と異なる点は，海外大規模試験においてHb低値群として設定されている程度のHb 11 g/dL 前後をHb高値群と設定し，それより低い群と比較検討を行っている点である．つまり，健常者同様のHb値改善

ではなく，Hb 11 〜 13 g/dL 程度のいわゆる"貧血の部分改善"は CVD 抑制につながる可能性が示された報告であり，この結果は Hb 13 g/dL を上限値とした日本透析医学会ガイドラインの設定根拠にもなっている。

3 おわりに

現在の日本透析医学会ガイドラインに示されている貧血開始基準および治療基準は，わが国の患者を対象としたエビデンスに則った，わが国の CKD 患者に合致したものであると考えられる。先述した通り，個別の目標設定が必要になるケースはあるものの，基本的にはガイドラインを順守する方向で進めていただきたい。

参考文献

1）2015 年版 日本透析医学会 慢性腎臓病患者における腎性貧血治療のガイドライン．日透析医学会誌 2016；49：89-158.

2）ダルベポエチンアルファ添付文書．http://database.japic.or.jp/pdf/newPINS/00062562.pdf（2018.8.15 アクセス）

3）エポエチンベータペゴル添付文書．http://www.info.pmda.go.jp/downfiles/ph/PDF/450045_3999432G1020_1_06.pdf（2018.8.15 アクセス）

4）Artunc F, Risler T. Serum erythropoietin concentrations and responses to anaemia in patients with or without chronic kidney disease. Nephrol Dial Transplant. 2007；22：2900-8.

5）Furuland H, Linde T, Ahlmén J, et al. A randomized controlled trial of haemoglobin normalization with epoetin alfa in pre-dialysis and dialysis patients. Nephrol Dial Transplant. 2003；18：353-61.

6）Provenzano R, Garcia-Mayol L, Suchinda P, et al. Once-weekly epoetin alfa for treating the anemia of chronic kidney disease. Clin Nephrol. 2004；61：392-405.

7）Lefebvre P, Vekeman F, Sarokhan B, et al. Relationship between hemoglobin level and quality of life in anemic patients with chronic kidney disease receiving epoetin alfa. Curr Med Res Opin. 2006；22：1929-37.

8）Akizawa T, Gejyo F, Nishi S, et al. Positive outcomes of high hemoglobin target in patients with chronic kidney disease not on dialysis：a randomized controlled study. Ther Apher Dial. 2011；15：431-40.

9）Kuriyama S, Tomonari H, Yoshida H, et al. Reversal of anemia by erythropoietin therapy retards the progression of chronic renal failure, especially in nondiabetic patients. Nephron. 1997；77：176-85.

10）Tsubakihara Y, Gejyo F, Nishi S, et al. High target hemoglobin with erythropoiesis-stimulating agents has advantages in the renal function of non-dialysis chronic kidney disease patients. Ther Apher Dial. 2012；16：529-40.

11）Brannon ES, Merrill AJ, Warren JV, et al. The cardiac output in patients with chronic anemia as measured by the technique of right atrial catheterization. J Clin Invest. 1945；24：332-6.

12）London GM, Marchais SJ, Guerin AP, et al. Cardiovascular function in hemodialysis patients. Adv Nephrol Necker Hosp. 1991；20：249-73.

13）Singh AK, Szczech L, Tang KL, et al. Correction of anemia with epoetin alfa in chronic kidney disease. N Engl J Med. 2006；355：2085-98.

14）Drüeke TB, Locatelli F, Clyne N, et al. Normalization of hemoglobin level in patients with chronic kidney disease and anemia. N Engl J Med. 2006；355：2071-84.

15）Pfeffer MA, Burdmann EA, Chen CY, et al. A trial of darbepoetin alfa in type 2 diabetes and chronic kidney disease. N Engl J Med. 2009；361：2019-32.

Q31 CKDステージG3b〜5患者の代謝性アシドーシスに対する重曹治療開始のタイミングと投与法を教えてください。

Answer
CKDステージG3b〜5患者において，低重炭酸濃度は腎機能障害の進行などさまざまな弊害を生む可能性が示唆されていることから，重炭酸濃度22 mEq/L以上を維持できるように治療を開始することが望ましい。一般には重曹（炭酸水素ナトリウム）を経口投与とするが，24 mEq/Lを超えると心不全のリスクが増加するとの報告もあり，過剰補正に注意する。

1 体内での酸産生

体内での酸は経口摂取由来が主である。炭水化物，たんぱく質，脂肪の各栄養素は，図1のように揮発酸，不揮発酸，重炭酸（HCO_3^-）へ分解され，最終的に約1 mEq/kgの不揮発酸が産生される。

腎機能低下初期は，残存ネフロンがアンモニア産生を増加することで酸排泄を維持できるが，GFRが40〜50 mL/分/1.73 m^2以下となるとアンモニア産生量は低下し，排泄しきれない酸が体内に蓄積することで代謝性アシドーシスとなる（図2）。

2 代謝性アシドーシスと弊害

腎機能障害進行におけるリスク

CKDステージG3b〜5患者において低重炭酸濃度と腎機能障害に関する大規模介入研究は少なく，現在進行中の大規模研究（the Bi CARB trialなど）の結果が待たれるのが現状である。しかし，現在までに重炭酸濃度と腎機能，ESKDリスクとの関係は複数のコホート研究が行われてきた。例えばMDRD研究では，CKDステージG2〜4（平均GFR 39±21 mL/分/1.73 m^2）の患者において重炭酸濃度が低い群は高い群に比較してESKDに至るリスクが高かった[1]（図3）。代謝性アシドーシスを腎機能障害の危険因子として認識し，適切に治療介入することが重要である。

慢性代謝性アシドーシスによるさまざまな弊害

CKDステージの進行に伴い代謝性アシドーシスの合併頻度が増加し，骨代謝異常や異化亢進，アルブミン合成低下など，さまざまに影響すると考えられる[2]（図4）。

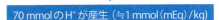

図1 体内での酸産生

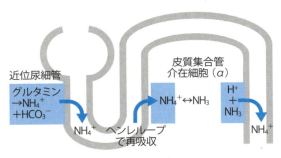

図2 腎臓での酸排泄

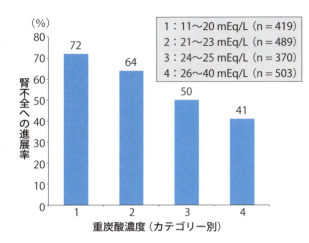

図3 重炭酸濃度と腎機能障害進行リスク
文献1より引用，一部改変

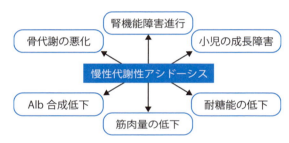

図4 慢性代謝性アシドーシスのさまざまな弊害
文献2より引用，一部改変

体重60 kgの場合
↓
約1 mmol (mEq)/kg ⇒ 60 mmolのH⁺が産生

腎からの酸排泄が0としたら，
必要重曹量 = 60 ÷ 12 = 約5 g

図5 必要重曹量（炭酸水素ナトリウム）の計算

> 例　重曹（炭酸水素ナトリウム）　1日3〜5gを数回に分割して経口投与

3　実際の薬物療法

■ 実際の投与方法

代謝によって産生された酸はアルカリの経口投与で補うため，重曹（炭酸水素ナトリウム）内服が一般的である。重曹は分子量約84で，1gあたり約12 mEqの重炭酸が含まれる。仮に全く腎臓での酸排泄ができない状況であれば，不揮発酸は体重あたり約1 mEq産生されるので同量のアルカリを投与すればよいことになる（図5）。しかし，実際に酸排泄が0であることは少なく，ある程度は保たれているため，血中HCO₃⁻の濃度を評価しながら投与量を調整する。

■ 薬物投与のタイミング

前述のように，CKDステージG3になるとアンモニア産生増加による代償機能が低下し，酸排泄が滞ると考えられる。定期的な血液検査で静脈血の重炭酸濃度が22 mEq/Lを維持できない場合は，治療介入の時期と心得る。

■ 副作用

● ナトリウム負荷

食塩感受性高血圧では，ナトリウムではなくクロールが血圧上昇の因子と考えられており，重曹（炭酸水素ナトリウム）は同量のナトリウム量であっても血圧上昇効果は少ないと考えられる。

● 腹部膨満感

炭酸水素ナトリウムは局所での二酸化炭素ガスを発生させるため，腹部膨満感などの消化器症状が出現することもある。

■ 補正の目標

静脈血の重炭酸濃度は，少なくとも22 mEq/L以上を目標として管理することが望ましい。ただし，CRIC試験の結果では重炭酸濃度が24 mEq/Lを超えると心不全のリスクが増加することから[3]，過剰補正とならないよう注意する必要がある。

4　代謝性アシドーシスの治療効果

CKDステージG3b以降の患者における重炭酸濃度の是正は，腎機能障害の進行抑制効果が示唆されており，また前述の慢性代謝性アシドーシスによって引き起こされる種々の弊害の抑制目的にも，適切な治療介入が求められる。

■ 腎機能障害の進行抑制効果

CKDステージG4〜5，重炭酸濃度16〜20 mEq/Lの患者134例を対象とした2年間のRCTで，血中重炭酸濃度23 mEq/L以上を目標とした重曹投与群と標準治療群を比較した。重曹投与群は標準治療群に比較して腎機能低下速度が緩やかで，急速に腎機能が低下する症例の頻度も低く，ESKDも少なかった[4]（図6）。

またCKDステージG3以下で，重炭酸濃度22 mEq/L以下の44例を対象とした3カ月間のRCTにおいて，重炭酸濃度24 mEq/L以上を目標とした重曹内服群と対照群を比較した。eGFRは内服群で腎機能障害の低下は抑制されたが，対象群では腎機能障害の進行が認められた（平均18.7 ± 7.8 vs 17.4 ± 7.5 mL/分/1.73 m^2；p = 0.02）[5]。

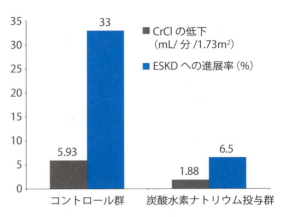

図6　重曹（炭酸水素ナトリウム）の腎機能障害抑制の治療効果

文献4より引用，一部改変

参考文献

1) Menon V, Tighiouart H, Vaughn NS, et al. Serum bicarbonate and long-term outcomes in CKD. Am J Kidney Dis. 2010；56：907-14.

2) Kraut JA, Madias NE. Metabolic acidosis: pathophysiology, diagnosis and management. Nat Rev Nephrol. 2010；6：274-85.

3) Dobre M, Yang W, Chen J, et al. Association of serum bicarbonate with risk of renal and cardiovascular outcomes in CKD: a report from the Chronic Renal Insufficiency Cohort (CRIC) study. Am J Kidney Dis. 2013；62：670-8.

4) de Brito-Ashurst I, Varagunam M, Raftery MJ, et al. Bicarbonate supplementation slows progression of CKD and improves nutritional status. J Am Soc Nephrol. 2009；20：2075-84.

5) Disthabanchong S, Treeruttanawanich A. Oral sodium bicarbonate improves thyroid function in predialysis chronic kidney disease. Am J Nephrol. 2010；32：549-56.

Q32 どのような患者に球形吸着炭を投与すべきですか？

A

尿毒素の蓄積がCKDの進展を促進すること，さらにCVD発症リスクの上昇が示唆されていることから，球形吸着炭の投与はCKD患者に対する補助療法として十分考慮される。エビデンスの観点からはCKDステージG4以降の患者となるが，理論的には保険適用の範囲内で，より早期の段階から開始することが望ましい。

1 球形吸着炭の作用機序

CKD患者では腎機能の低下に伴い，通常尿中に排泄されるはずのさまざまな代謝物質が体内に蓄積する。CKD患者におけるGFR低下と，インドキシル硫酸などの尿毒症物質の濃度には，負の相関があることが知られている。尿毒症物質の蓄積により，CKDの進行だけでなくCVD発症リスクが上昇することも報告されている[1]。球形吸着炭は，消化管内で尿毒素およびその前駆物質を吸着し，糞便中に排泄することで尿毒素の血中濃度を低下させる（図）[2]。このため，球形吸着炭にはCKDの進行抑制効果のほかにCKDに伴うCVDの発症抑制効果が期待される。

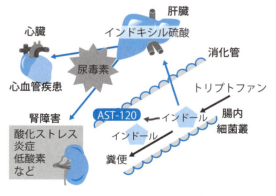

図　AST-120の作用機序
文献2より引用，一部改変

2 球形吸着炭の臨床エビデンス

球形吸着炭に関する臨床試験は，主にCKDステージG4以降の症例を対象としており，多くは後ろ向きコホート研究である。比較的エビデンスが高いものとして，これまでに報告された大規模RCTの主な結果を表に示す。わが国からは460例のCKD症例を対象としたCAP-KD試験が報告されている[3]。低たんぱく食＋降圧薬投与のみの従来治療群（対象群）と，それに球形吸着炭6g/日を加えた群とを無作為に割り付けた試験で，血清Crの2倍化，血清Cr値6.0mg/dL以上への上昇，ESKDへの進展（透析導入または腎移植）および死亡を複合エンドポイントとしているが，両群に有意差は認めていない。一方，eGFRの低下速度は対象群に比較して有意に緩徐となっており，その有用性が示唆された。その後，13カ国211施設において約2,000例のCKD症例を対象に9g/日の球形吸着炭投与群とPlacebo群とに無作為に割り付けたEPPIC試験が報告された[4]。血清Crの2倍化，ESKDへの進展および死亡を複合エンドポイントとしているが，両群に有意差は認めていない。一方，本試験の米国症例のみを抽出したサブグループ解析では，糖尿病性腎症症例でESKD到達率が球形吸着炭群で有意に低い傾向を示している[5]。また，韓国においても血清Crの

表　球形吸着炭に関する主な RCT 結果

著者	n	対象	介入	介入期間（平均）	主要評価項目	結果	文献
Schulman G (EPPIC)	583	18歳以上 男性　血清 Cr 2.0〜 5.0 mg /dL 女性　血清 Cr 1.5〜 5.0 mg /dL UP > 0.5g/gCr Cr上昇 >10% / 3カ月 US症例のみ	AST120 9 g/日 vs プラセボ	2 年	ESRD, 血清 Cr の 2 倍化, または死亡	有意差 なし*	5
Cha RH (K-STAR)	538	18歳以上 eGFR 15〜 59 mL /分 /1.73m^2 血清 Cr 2.0〜 5.0 mg /dL eGFR低下 ≧ 2.5/6カ月	AST120 6 g/日 vs なし	3 年	血清 Cr の 2 倍化, eGFR の 50%低下, または ESRD	有意差 なし	6
Schulman G (EPPIC)	1,999	18歳以上 男性　血清 Cr 2.0〜 5.0 mg /dL 女性　血清 Cr 1.5〜 5.0 mg /dL UP > 0.5g/gCr Cr上昇 > 10% / 3ヵ月 (13カ国，239施設)	AST120 9 g/日 vs プラセボ	2 年	ESRD, 血清 Cr の 2 倍化, または死亡	有意差 なし	4
Akizawa T (CAP-KD)	460	20歳以上 血清 Cr < 5.0 mg /dL 1/Cr低下傾向	AST120 6 g/日 vs なし	1 年	ESRD, 血清 Cr の 2 倍化, Cr > 6 mg /dL または 死亡	有意差 なし**	3

* US 症例で服薬コンプライアンス良好（> 67%）症例抽出すると有意差あり
** 推定 CCr 値低下速度は AST- 120 群で有意に低かった。

2 倍化または 50％以上の eGFR 低下，ESKD 進展を複合エンドポイントとして 579 例の CKD 症例を 6 g / 日の球形吸着炭投与群と非投与群で比較した RCT が報告されているが，ここでも両群に有意差は認めなかった[6]。

これらの結果から，ハードエンドポイントを目的とした球形吸着炭の有用性は示されていない。しかし，球形吸着炭が腎代替療法導入前の CKD における唯一の尿毒素除去療法であること，腎機能の低下の抑制や酸化ストレスマーカーの改善などが示唆される報告が複数存在していることから，CKD 患者に対する補助療法として十分考慮される。

3 どのような患者に球形吸着炭を投与すべきか

　臨床試験の対象者が主に CKD ステージ G 4 以降であったため，エビデンスの観点から CKD ステージ G 4 以降の患者となる。しかし，尿毒素の蓄積が CKD の進展を促進すること，さらに CVD 発症リスクの上昇が示唆されていることなどから，理論的には保険適用の範囲内でより早期の段階から開始することが望ましいと考えられる。さらに服薬アドヒアランスの観点から考えると，これまでに内服時間や剤形の問題があげられてきた。2018 年 1 月に速崩錠が新たに発売され，飲みにくさの改善に期待が寄せられている。また，医療者によるきめ細かな服薬指導を行うことで，アドヒアランスの向上が期待できることから積極的に導入することも重要と考える。

参考文献

1) Hung SC, Kuo KL, Wu CC, et al. Indoxyl Sulfate：A Novel Cardiovascular Risk Factor in Chronic Kidney Disease. J Am Heart Assoc. 2017；6：doi：10.1161/JAHA.116.005022.

2) Yamaguchi J, Tanaka T, Inagi R. Effect of AST-120 in Chronic Kidney Disease Treatment: Still a Controversy? Nephron. 2017；135：201-6.

3) Akizawa T, Asano Y, Morita S, et al. Effect of a carbonaceous oral adsorbent on the progression of CKD：A multicenter, randomized, controlled trial. Am J Kidney Dis. 2009；54：459-67.

4) Schulman G, Berl T, Beck GJ, et al. Randomized placebo-controlled EPPIC trials of AST-120 in CKD. J Am Soc Nephrol. 2015；26：1732-46.

5) Schulman G, Berl T, Beck GJ, et al. The effects of AST-120 on chronic kidney disease progression in the United States of America: a post hoc subgroup analysis of randomized controlled trials. BMC Nephrol. 2016；17：141.

6) Cha RH, Kang SW, Park CW, et al. A Randomized, Controlled Trial of Oral Intestinal Sorbent AST-120 on Renal Function Deterioration in Patients with Advanced Renal Dysfunction. Clin J Am Soc Nephrol. 2016；11：559-67.

Q33 CKD ステージ G3b〜5 患者の腎排泄性薬剤投与時の投与方法を教えてください。

腎臓は薬剤代謝・排泄の主要な臓器であり，CKD 患者では腎排泄性の薬物は GFR の低下により除去半減期が延長し，薬物の過剰蓄積をきたしやすい。特に CKD ステージ G3b〜5 患者の場合においては，まず患者自身の正確な腎機能 (eGFR) を算出し，Giusti-Hayton 法を用いて使用薬物の尿中未変化体排泄率に応じた薬剤の投与量や投与間隔に変更する。ただし，腎排泄性薬物で腎機能障害時の半減期の延長が著しい薬物（バンコマイシン，ジゴキシンなど）の場合は，薬物投与量・投与間隔の両者の調整が推奨される場合もある。

1 はじめに

薬物投与で体内における薬物の過剰蓄積の最大の原因は，主要な排泄経路である腎臓が障害されていることである。CKD ステージ G3b 以降の患者（GFR 45 mL/分/1.73 m² 未満）においては CKD に関連したさまざまなリスク（ESKD の進行など）が増加するため[1]，薬物投与にも細心の注意が必要である。CKD 患者の腎排泄性薬剤投与に関する薬物動態および腎機能の評価，またそれに基づいた薬物投与設計について解説する。

2 薬物動態

薬物投与がなされた場合，吸収・分布・代謝・排泄の4つの過程をたどる。腎機能障害時の分布の変化はその薬物の蛋白結合率に左右される。腎排泄性の薬物は一般に水溶性が多く，蛋白結合率は低く，腎不全での分布容積の変化は小さいとされている。腎臓は多くの薬剤の代謝および体外排泄の経路としての役割を担っている。腎排泄性の薬物は水溶性で通常そのままの形（未変化体）で体外に排泄されるため，代謝は受けないことが多い。腎排泄性薬剤とは，尿中未変化体排泄率が70％以上の薬物を指すが，腎機能障害による排泄遅延により除去半減期は延長する。

近年の薬物投与設計は，薬物動態（pharmacokinetics：PK）と薬物動力（薬物活性：pharmacodynamics：PD）に基づき設定される。各薬剤の有効性と関連する PK/PD パラメータの検討から目標血中濃度を設定し，その薬剤の用法・用量を決定する。例えば抗菌薬は PK パラメータとして血中濃度 Cmax (maximum plasma concentration) あるいは AUC (area under the time-concentration curve)，PD パラメータとして in vitro での抗菌活性の指標である MIC (minimum inhibitory concentration) が使用される。具体的な薬物有効性の目標となる PK/PD パラメータとしては Cmax/MIC（アミノグリコシド系），AUC/MIC（ニューキノロン系，アミノグリコシド系），TAM (time above MIC；血中濃度が MIC を超えている時間の割合（24 時間に対しての％で表示），セフェム系，カルバペネム系）などが用いられる（図）[2]。

CKD 患者では，排泄経路の障害による薬物の体内蓄積以外にもいくつかの要因が PK/PD パラメータに影響して薬物代謝異常を呈する。低蛋白血症・低アルブミン血症の存在や尿毒素による蛋白への結合阻害・結合部位の質的変化などによ

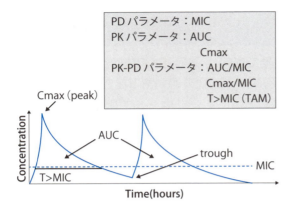

図　抗菌薬血中濃度推移とPK-PDパラメータ
文献2より引用

表　腎機能障害時の薬物の分布容積（Vd）の変化
文献3より引用

	薬物	健常者 (l/kg)	末期腎不全患者 (l/kg)	変化率 (%)
増加	アミカシン	0.20	0.29	45
	セファゾリン	0.13	0.17	31
	クロフィブラート	0.14	0.24	71
	クロキサシリン	0.14	0.26	86
	エリスロマイシン	0.57	1.09	91
	フロセミド	0.11	0.18	64
	ゲンタマイシン	0.20	0.32	60
	イソニアジド	0.6	0.8	33
	ナプロキセン	0.12	0.17	42
	フェニトイン	0.64	1.4	119
	スルファメトキサゾール・トリメトプリム	1.36	1.83	35
	バンコマイシン	0.64	0.85	33
減少	クロラムフェニコール	0.87	0.60	−31
	ジゴキシン	7.3	4.0	−45
	エタンブトール	3.7	1.6	−57
	メチシリン	0.45	0.30	−33

り，蛋白結合率は影響を受ける．また，薬物吸収は胃内のpHや胃腸内での滞留時間，腸管浮腫の存在，下痢，嘔吐，制酸薬や吸着薬の併用などの影響により変化する．薬物の分布容積（volume of distribution：Vd）は生体内の薬物量を血中薬物濃度で除した数値で，薬物の血管外への移行量の目安であるが（表）[3]，水溶性で比較的小さいVdの薬物は影響を受けやすく，蛋白結合率や吸収の変化，体液過剰などの影響でVdは変化する．腎臓病ではGFRの低下と比例して薬物の腎外クリアランスが低下するといわれており，肝臓や腸管でのチトクロームP 450酵素活性の低下が報告されている[4]．

3 腎機能の評価

　腎排泄性薬物を投与する際は，低下した患者の腎機能に応じて1回投与量を減じるか，投与間隔を延長することで過剰な蓄積を回避する必要があり，まずは患者の腎機能をできるだけ正確に評価することが重要である．腎臓における薬物排泄は，通常GFRに基づいて評価されるが，GFRの測定は煩雑であることから一般にはeGFRが代用される．

- 男性 eGFR（mL／分／1.73m^2）＝ 194×血清Cr（mg／dL）$^{-1.094}$×年齢（歳）$^{-0.287}$
- 女性 eGFR（mL／分／1.73 m^2）＝男性 eGFR（mL／分／1.73 m^2）× 0.739

　血清Crは筋肉量の影響を受けやすく，筋肉量の多い患者では血清Crは高め（eGFRは低め）となることに注意が必要である．eGFRは，体表面積1.73 m^2（身長173 cm，体重63 kgに相当）あたりの数値であるが，多くの薬剤の投与設計はCCrに準じており，この場合には体表面積補正を外したeGFRを用いる．

- 体表面積補正をしない eGFR（mL／分）＝ eGFR（mL／分／1.73m^2）×〔（患者の体表面積）÷1.73〕

　※ DuBois の式
　体表面積（m^2）＝〔体重（kg）〕$^{0.425}$×〔身長（cm）〕$^{0.725}$× 0.007184

4 CKD ステージ G 3 b 〜 5 患者での薬物投与設計

実臨床においては前述の GFR に基づいた投与設計を行い，治療薬物モニタリングで薬物の用法・容量を調整する。GFR の減少，薬物の尿中の未変化体排泄率に応じて投与補正係数（G）を求め，投与量または投与間隔を変更する。

- 患者投与量＝通常投与量× G
- 患者投与間隔＝通常投与間隔÷ G
- G ＝ 1 −（患者 eGFR ÷ 100）

尿中未変化体排泄率（fu）が判明している薬剤を使用する場合には，Giusti-Hayton の式を用いて投与補正係数を以下のように求め使用する。

※ Giusti-Hayton の式

- G ＝ 1 − fu ×〔1 −（患者 eGFR ÷ 100）〕

　　　　　（G ＝患者 GFR ÷健常者 GFR）

> **例** 80 歳女性，身長 150 cm，体重 40 kg。血清 Cr 値は 4.5 mg/dL である。内服薬としてファモチジンの投与を検討。同薬の尿中未変化体排泄率は 80％とする。

◉ 日本人向け GFR 推算式より

- $\text{eGFR（mL／分／1.73 m}^2) = 194 \times 血清 \text{Cr（mg/dL}）^{-1.094} \times 年齢（歳）^{-0.287} \times 0.739$

  $= 194 \times 4.5 \text{（mg/dL}）^{-1.094} \times 80（歳）^{-0.287} \times 0.739$

  $= 7.9 \text{（mL／分／1.73 m}^2)$

Du Bois の式を使用して体表面積を求めると

- $体表面積（\text{m}^2) =〔体重（kg）〕^{0.425} \times〔身長（cm）〕^{0.725} \times 0.007184$

  $=〔40（kg）〕^{0.425} \times〔150（cm）〕^{0.725} \times 0.007184$

  $= 1.303 \text{ m}^2$

上記より eGFR を変換すると，eGFR ＝ 5.9 mL／分と推定される。

- 投与係数＝ 1 − fu ×〔1 −（患者 eGFR ÷ 100 ）〕に求めた eGFR を代入して，

  ＝ 1 − 0.8 ×〔1 −（5.9 ÷ 100）〕

  ＝ 0.25

となるので，投与量は常用量 40 mg/dL に 0.25 を掛けて 10 mg/d となり，通常用量の 1／4 の 1 日 10 mg を投与すればよいことになる。

5 おわりに

1 回投与量減量法を用いて腎排泄性薬物を投与する場合，バンコマイシンやジゴキシンのような腎機能低下時の半減期の延長が大きい薬物では，投与間隔の延長を検討する必要がある。このような薬物では，有効血中濃度に達するのに数日〜数週間を要するが，初回投与量に関しては減量すべきではないことに留意する必要がある。

参考文献

1) Levery AS, de Jong PE, Coresh J, et al. The definition, classification, and prognosis of chronic kidney disease：a KDIGO Controversies Conference report. Kidney Int. 2011；80：17-28.

2) 堀　誠治．腎機能低下時の PK-PD．腎と透析．2013；74：332-9.

3) Dipiro JT, Yee GC, Matzke GR, et al. 百瀬弥寿徳（訳）．ファーマコセラピー―病態生理からのアプローチ，p1208，ブレーン出版，東京，2007.

4) Leblond F, Guévin C, Demers C, et al. Downregulation of hepatic cytochrome P450 in chronic renal failure. J Am Soc Nephrol. 2001；12：326-32.

7章

腎外合併症対策の実際

7章-1. 腎外合併症対策の実際
- CKD患者のCVD発症予防のための診療の実際 -

　近年，CKD は CVD の独立した危険因子であることが明らかとなり，CKD 対策の重要性が高まっている。CKD 患者における CVD の予防については，非 CKD 患者と有用性・安全性が異なることがあり，また，保存期 CKD 患者と透析患者，糖尿病例と非糖尿病例，高齢者と若年者，一次予防と二次予防などでも対応が異なるため，それぞれの患者の病態を適切に把握して対応することが重要である。

　一般に，CVD は動脈の粥状硬化の進展により惹起されると考えられているが，CKD ステージが進展すると粥腫内の性状変化により粥腫の破裂が起こりにくくなっていることや，病理学的アテロームが減少すること，粥状動脈硬化の進展が鈍化することなどが報告されており，発症様式が異なる可能性が考えられる。また，CKD 患者の CVD においては血管石灰化の関与も重要となり，高リン血症の関与が指摘されている。一方，CKD ステージ G 3 b 以降で顕著となる腎性貧血の管理において，Hb 値＞ 13 g/dL を目標にすると脳血管障害の発症リスクが上昇することが大規模 RCT で明らかにされている。このように，CKD 患者における CVD の発症にはさまざまな要因の関与が考えられている[1]。

　CVD の予防には，禁煙，減塩食，運動習慣などの生活習慣の改善，血圧・血糖・脂質の管理，抗血小板薬，心房細動合併に対する抗凝固療法の有用性などが報告されている[1]。高血圧に対する降圧治療に関しては，降圧治療による CVD 抑制効果が認められており，特に RA 系阻害薬の有用性が明らかにされている[2]。降圧レベルの違いによる検討（＜ 125 〜 130 / 80 mmHg vs 140 / 90 mmHg）では，積極的降圧治療による CVD 抑制効果は明らかではない。スタチンを中心とした脂質低下療法については，比較的高いエビデンスで CVD 抑制効果が報告されている[1,2]。尿酸低下療法についても RCT で CVD 抑制効果が報告されているが，エビデンスレベルは低い。

　これらに加え，CKD ステージ G 3 b 以降の患者では高リン血症管理の重要性が指摘されている[1]。リン吸着薬（特にカルシウム非含有薬）の有用性が報告されており，使用が推奨されている[1]。一方，抗血小板療法については CKD ステージ G 3 b 以降の保存期 CKD 患者において CVD の一次予防における抑制効果が報告されているが，わが国における糖尿病合併 CKD 例での RCT では有効性が認められていない。出血性合併症のリスクは増加するため，積極的な使用は推奨されていない[1]。

　心房細動患者に対する抗凝固療法については，保存期 CKD 患者ではワルファリンの塞栓性合併症抑制効果が認められている。近年では，直接経口抗凝固薬（DOAC）が保存期 CKD

患者においてワルファリンよりも出血性合併症のリスクが低減することから有用と考えられているが，CCr < 15 mL / 分（ダビガトランは CCr < 30 mL / 分）の患者に対する DOAC 投与は禁忌とされており，進行性の CKD 患者に対しては注意が必要である。

参考文献

1) 慢性腎臓病（CKD）進行例の実態把握と透析導入回避のための有効な指針の作成に関する研究研究班．腎障害進展予防と腎代替療法へのスムーズな移行 CKD ステージ G3b ～ 5 診療ガイドライン 2017（2015 追補版）．日腎会誌．2017；59：1093-101，1103-216.

2) 日本腎臓学会（編）．エビデンスに基づく CKD 診療ガイドライン 2013．東京医学社，東京，2013.

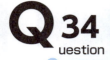

CKD ステージ G3b〜5 患者でも適度なアルコール摂取は CVD 発症を抑制しますか？

適量のアルコール摂取による腎保護作用・CVD 発症抑制作用の可能性を示す観察研究があり，CKD ステージ G3b〜5 患者でも有用な可能性がある。しかし，アルコールは少量でもがん発症のリスクになることから，腎保護作用・CVD 発症抑制作用の目的に摂取は勧められないが，腎機能悪化を禁酒理由とする必要も現時点ではないものと考えられる。

1 アルコールの腎保護効果

アルコールの腎保護効果については，Yamagata らが 12 万人の健診コホートの 10 年観察期間で，男性はエタノール 20 g/日未満の摂取が eGFR 60 mL/分/1.73 m² 未満となることが少なく，女性ではより少ない飲酒量である機会飲酒で最も強く同じ効果が認められたと報告されたことが最初である[1]。このコホート研究では，CKD ステージ G1，2 のより軽度な CKD の発症でも検討されており，男性では同様の結果が認められたが，女性ではこの傾向は認めたものの有意ではなかったことも報告されている。この報告では，エタノール 20 g/日以上の大酒家では有意差がなくなっている。

2015 年に Koning らは，5,476 例の前向きコホート研究で eGFR 60 mL/分/1.73 m² 未満あるいは微量アルブミン以上の尿蛋白をアウトカムとして，飲酒量が抑制的に働くことを報告している[2]。この報告では，エタノール 20 g/日以上の大酒家でも抑制的にアルコールが働いており，飲酒量が増えるほど CKD の発症が抑制されるようにみえる（図 1）。また，この報告のなかでは喫煙者と非喫煙者で喫煙者の保護効果が小さくなることも併せて解析されているが，尿蛋白と腎機能の複合的なアウトカムのため，何が変化しているかは不明である。

2017 年，横断研究によって我々はわが国の特定健診コホートで，男女ともにアルコールの適度な摂取が尿蛋白の発症を抑制するが，喫煙者ではこの効果は認められないことを報告した（図 2）[3]。しかし eGFR の低下に関しては，喫煙の有無に関わらず一貫してアルコールは抑制的に働き，Koning らの報告と同様に飲酒量が増えるほど腎機能は保護されるようにみえる結果となった（図 3）[3]。

アルコールの腎保護作用の分子メカニズムに関する所定説はなく，これまでの報告も現象の記述が中心でメカニズムに関する考察はほとんどない。2015 年，足細胞においてアルコールで ADH の発現誘導がかかると同時に Akt や ERK のリン

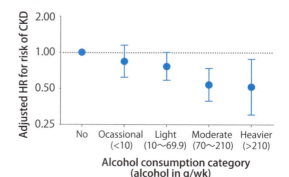

図 1 アルコール消費量と eGFR ＜ 60 /mL/分/1.73 m² の頻度

文献 2 より引用

7章-1. 腎外合併症対策の実際 -CKD患者のCVD発症予防のための診療の実際- | 135

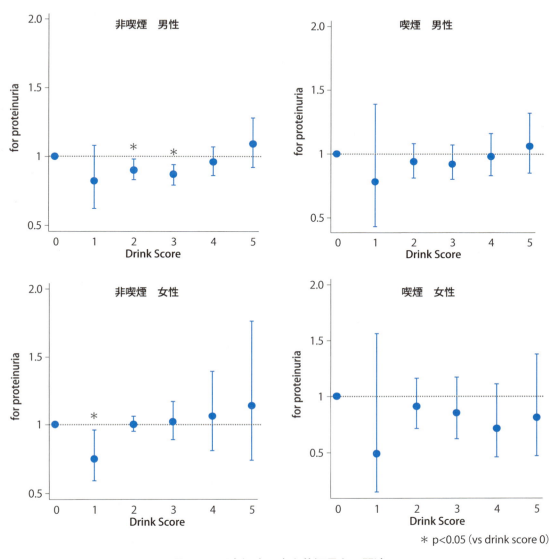

図2　尿蛋白≧（1＋）と飲酒量との関連

＊ p<0.05 (vs drink score 0)

文献3より引用

酸化がある程度の量まで容量依存的に増強し、高容量のアルコールではこの効果がなくなることが報告されている（図4）[4]。さらに、この報告ではアルコールによって糸球体のアルブミン透過率が容量依存的に低下していくが、高容量のアルコールではこの効果が消失することが報告されている（図5）[4]。これは尿蛋白をアウトカムとした場合にある程度のアルコール量までは抑制的に働くこ

とと一致しており、アルコールの腎保護作用の一部はこの足細胞へのアルコールの保護効果で説明がなされる可能性がある。

しかし、腎機能そのものへのアルコールの保護効果は基本的に容量依存性であり、大酒の習慣を継続できるような健康な人は腎機能も保たれやすいといった生存バイアスだけで説明するには、その保護効果は大きいように思われる。つまり、より

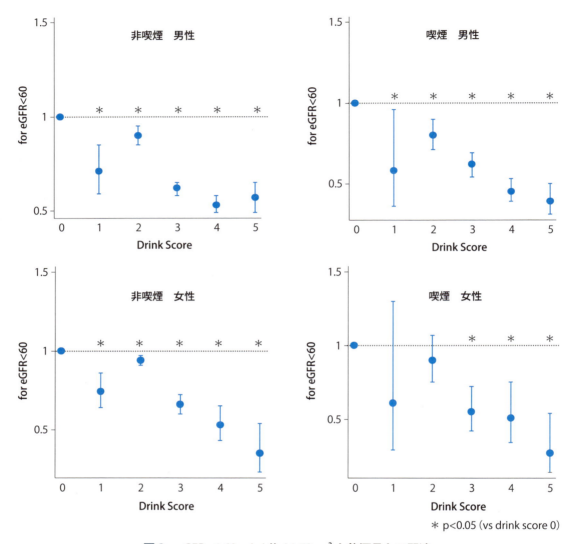

図3 eGFR < 60 mL/分/1.73 m² と飲酒量との関連

文献3より引用

直接的な腎機能の保護効果がアルコールにはある可能性がある。

2 アルコールのCVD発症抑制や生命予後

アルコールのCVDや生命予後に対しての影響は，適量の飲酒がよいという報告が続いており，34の前向きコホート研究のメタ解析でも男女ともにある程度の飲酒まで生命予後が改善している（図6）[5]。アルコールの生命予後への影響は，尿蛋白の影響と同様に女性でより少量から改善効果が観察されるとともに，より少量から改善効果の消失が観察されている。

CKDステージG3b～5患者でも適度なアルコール摂取はCVD発症を抑制するかについては，現在までに腎機能で層別化した報告がないため，エビデンスが乏しい。これは，腎機能の保護効果，蛋白尿出現抑制効果についても同様である。アル

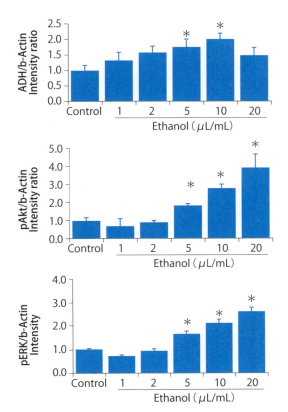

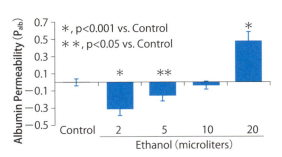

図5 エタノールによる,糸球体のアルブミン透過性の抑制
文献4より引用

図4 足細胞におけるエタノールによるADHの誘導と,Akt,ERKリン酸化の亢進
文献4より引用

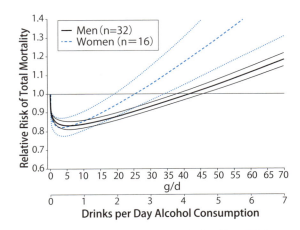

図6 アルコール摂取量と生命予後の関係
文献5より引用

コールの生命予後の改善効果が,蛋白尿の抑制効果とよく似ており,適量飲酒でのみ効果があること,そしてアルコールの蛋白尿への効果が喫煙で打ち消されることを考えると,高度腎障害で酸化的ストレスなどが上昇すると,喫煙群と同様に効果が認められなくなる可能性がある。一方,CKDは大きなCVDのリスクになっており,そのCKDの進行をアルコールが抑制することを考えると,3段論法的ではあるがアルコールは腎機能障害群でもCVDを抑制する可能性は残る。この点について明らかにする今後の臨床研究が待たれる。

いずれにしても,アルコールは少量でもがん発症のリスクになることから[6],腎保護を目的に摂取を勧められるものではないが,CKDの進行抑制やCKDステージG3b～5になったことが,禁酒の理由とする必要も現時点ではないものと考えられる。

引用文献

1) Yamagata K, Ishida K, Sairenchi T et al. Risk factors for chronic kidney disease in a community-based population: a 10-year follow-up study. Kidney Int. 2007 ; 71 : 159-66.

2) Koning SH, Gansevoort RT, Mukamal KJ, et al. Alcohol consumption is inversely associated with the risk of developing chronic kidney disease. Kidney Int. 2015 ; 87 : 1009-16.

3) Matsumoto A, Nagasawa Y, Yamamoto R, et al. The association of alcohol and smoking with CKD in a Japanese nationwide cross-sectional survey. Hypertens Res. 2017 ; 40 : 771-8.

4) McCarthy ET, Zhou J, Eckert R, et al. Ethanol at low concentrations protects glomerular podocytes through alcohol dehydrogenase and 20-HETE. Prostaglandins Other Lipid Mediat. 2015 ; 116-117 : 88-98.

5) Di Castelnuovo A, Costanzo S, Bagnardi V, et al. Alcohol dosing and total mortality in men and women: an updated meta-analysis of 34 prospective studies. Arch Intern Med. 2006 ; 166 : 2437-45.

6) Koene RJ, Prizment AE, Blaes A, et al. Shared Risk Factors in Cardiovascular Disease and Cancer. Circulation. 2016 ; 133 : 1104-14.

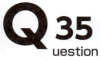

Q35 CKDステージG3b〜5患者が適切に運動するとCVD発症や死亡が減るのですか？

A CKDとCVDの病態には密接な関係がある。運動療法がCVD発症や予後に有効であることは既に明らかとなっており，腎機能が低下している保存期CKD患者でも，適切な運動プログラムでCVDの発症や死亡を減らすことができると考えられる。

1 心腎連関

CKDの病態はCVDの病態と密接に関係している。例えば心機能が低下して低心拍出量になると，全身循環を維持するために交感神経系やRAA系が活性化される。これにより心収縮力や心拍数を高め，血管を収縮させ，腎臓ではナトリウムや水を貯留させる。

このように，CVDとCKDのさまざまな因子は互いにクロストークしているため，一方の障害がほかの障害を引き起こすことになる。このメカニズムを心腎連関と呼ぶ（図1）。GFRは心不全患者の強力な予後規定因子であり，またCKD患者に おいては透析導入となる患者よりもCVDによって死亡する患者のほうが多いとする報告もある。

2 CKD患者の運動耐容能

CKD患者は，体液異常・貧血・血行動態異常などの合併によって心機能が低下している。さらに，運動が腎機能悪化をきたすとする考え方から運動制限を行ってきたことにも起因する廃用とあいまって運動耐容能が低下している。

保存期CKD患者では，歩行速度や6分間歩行距離は健常者の70％程度に低下，timed up and go（TUG）時間（椅子から立ち上がり，3m歩行を行ってから方向転換して戻り，椅子に座るまでの時間）は40％程度延長していた[1]。さらに，これらの身体機能低下はCKD患者の生命予後に大きく影響しており（図2），腎機能や血清バイオマーカーより，歩行速度やTUG時間が3年後の死亡リスクをより強力に予想できていた[1]。

3 CKDと運動

CVDにおいて運動療法は，運動耐容能，心臓，血管，骨格筋，自律神経，予後などに対して有益な効果があることが明らかになっており（表1）[2]，心臓リハビリテーションのなかでも主要な役割を担っている。運動療法によって，交感神経系の抑制，副交感神経系の活性化，炎症性サイトカイン

図1 心腎連関の概念

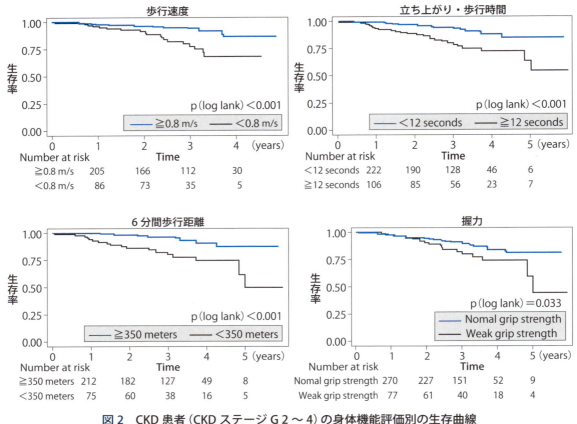

図2 CKD患者（CKDステージG2〜4）の身体機能評価別の生存曲線

文献1より引用，一部改変

の抑制，血管内皮の一酸化窒素合成酵素の活性化などが起こるためと考えられている。

しかし，腎血流量は腎機能のなかで運動により最も顕著な影響を受けるものであり，運動強度や心拍数などと逆相関し，激しい運動時には50〜75％も低下することが知られている。短期的に運動を行うと尿蛋白排泄量が増加し，腎血流量やGFRが減少することから，高強度の運動を行うと腎機能障害や腎病変が増悪する危険があるとされている。一方，CKDを提唱したKDIGO診療ガイドラインでは[3]，心血管系の健康や運動耐容能の改善にも有効である運動を最低30分/回，週5回を目標として行うことを推奨している。その理由として，運動が血圧と全般的な健康に与え

るベネフィットはCKDと健常者で同様と考えられ，異なる推奨をなす強い理論的根拠はないとされている。また，近年のメタ解析では，腎障害患者における適度な運動は腎機能には悪影響を及ぼさず，運動耐容能，筋力の向上，健康関連QOLの改善をもたらすという結果が示されている。低たんぱく食摂取下であってもたんぱく異化を防止すると考えられており，CKD患者の活動を過度に制限すべきではないことも示唆されている。

4 保存期CKDへの運動療法の内容

CKD患者に対する標準的なメニューとして，米国スポーツ医学会から発表された「運動負荷試験と運動処方のガイドライン」[4]では，CKD患者

表1 CVDにおける運動療法の効果

文献2より引用

項目	内容	ランク
運動耐容能	最高酸素摂取量増加	A
	嫌気性代謝閾値増加	A
症状	心筋虚血閾値の上昇による狭心症発作の軽減	A
	同一労作時の心不全症状の軽減	A
呼吸	最大下同一負荷強度での換気量減少	A
心臓	最大下同一負荷強度での心拍数減少	A
	最大下同一負荷強度での心仕事量（心臓二重積）減少	A
	左室リモデリングの抑制	A
	左室収縮機能を増悪せず	A
	左室拡張機能改善	B
	心筋代謝改善	B
冠動脈	冠狭窄病変の進展抑制	A
	心筋灌流の改善	B
	冠動脈血管内皮依存性，非依存性拡張反応の改善	B
中心循環	最大動静脈酸素較差の増大	B
末梢循環	安静時，運動時の総末梢血管抵抗減少	B
	末梢動脈血管内皮機能の改善	B
炎症性指標	CRP，炎症性サイトカインの減少	B
骨格筋	ミトコンドリアの増加	B
	骨格筋酸化酵素活性の増大	B
	骨格筋毛細管密度の増加	B
	II型からI型への筋線維型の変換	B
冠危険因子	収縮期血圧の低下	A
	HDLコレステロール増加，中性脂肪減少	A
	喫煙率減少	A
自律神経	交感神経緊張の低下	A
	副交感神経緊張亢進	B
	圧受容体反射感受性の改善	B
血液	血小板凝集能低下	B
	血液凝固能低下	B
予後	冠動脈性事故発生率の減少	A
	心不全増悪による入院の減少	A（CAD）
	生命予後の改善（全死亡，心臓死の減少）	A（CAD）

A：証拠が十分であるもの，B：報告の質は高いが報告数が十分でないもの，CAD：冠動脈疾患

表2 CKD患者に推奨される運動処方

文献4より引用，一部改変

頻度	有酸素運動：3〜5日/週
	レジスタンス運動：2〜3日/週
強度	有酸素運動：中等度強度（すなわち酸素摂取予備能40〜60％，ボルグ指数の11〜13点）
	レジスタンス運動：1-RMの60〜75％
時間	有酸素運動：20〜60分/日（この時間が耐えられなければ，10分間の間欠的運動で計20〜60分/日）
	レジスタンス運動：10〜15回反復で1セット（患者の運動耐容能と時間に応じて，何セット行ってもよい）
種類	有酸素運動：ウォーキング，サイクリング，水泳など
	レジスタンス運動：マシーン，フリーウエイトなど（大筋群を動かすための8〜10種類の異なる運動を選ぶ）

1-RM：1 repetition maximum（最大1回反復重量）

に対して一般向けの勧告をもとに，初期の運動強度を軽度強度（酸素摂取予備能の40％未満）から中等度強度（酸素摂取予備能の40〜60％）にし，そして患者の運動耐容能に基づいて時間をかけて徐々に進行させていくように修正すべきであるとされている。また，レジスタンス運動は安定したCKD患者の総体的な健康のために重要であるとされている。

例：CKD患者のための米国スポーツ医学会の運動勧告（**表2**）。

　レジスタンス運動や有酸素運動によるGFRの悪化はないことや，特別な運動療法でない身体活動を高める歩行のみであっても，CKD患者の10年間の全死亡リスクと腎代替療法移行リスクを低下させ，週当たりの運動実施回数が高いほどそれらのリスクをより低下させることが報告されている[5]（**図3**）。また，有酸素運動を中心とした3カ月間の回復期心臓リハビリテーションがCKDを有する急性心筋梗塞患者の運動耐容能，BNP，

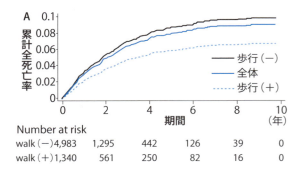

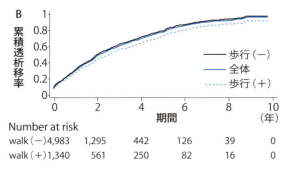

図3 CKD患者（CKDステージG3〜5）の全死亡（A）および腎代替療法移行（B）への歩行の効果

文献5より引用，一部改変

eGFRを改善せたと報告されており，運動療法がCVDだけではなく腎機能改善にも有効であることが示唆される．

5 腎臓リハビリテーション

保存期CKD患者では薬物療法も限られてくる．運動療法はCVDのみならず腎機能の改善においても有効であることが明らかになりつつあるが，わが国におけるCKD患者への運動療法の普及は未だ十分とはいえない．その理由として，CKD患者の高齢化がある．高齢CKD患者には，高度の廃用，整形外科疾患，CVD，抑うつ，認知症など，運動療法の実施に問題となる合併症を有する者も多い．このような場合，看護師のみでの対応は困難であり，理学療法士や心臓リハビリテーション専門家が介入する必要がある．腎機能障害患者のQOL向上を通じて日本の医療・福祉の向上に寄与することを目的に，「日本腎臓リハビリテーション学会」が2011年に設立された．2018年にはわが国初の「腎臓リハビリテーションガイドライン」が上市され，保存期CKD患者の運動療法の効果について記載されている．

引用文献

1) Roshanravan B, Robinson-Cohen C, Patel KV, et al. Association between physical performance and all-cause mortality in CKD. J Am Soc Nephrol. 2013；24：822-30.

2) 日本循環器学会，日本冠疾患学会，日本胸部外科学会，他．循環器病の診断と治療に関するガイドライン（2011年度合同研究班報告）心血管疾患におけるリハビリテーションに関するガイドライン（2012年改訂版），2015/1/14更新版．http://www.j-circ.or.jp/guideline/pdf/JCS2012_nohara_h.pdf（2018.8.19アクセス）

3) Chapter 2：Lifestyle and pharmacological treatments for lowering blood pressure in CKD ND patients. KDIGO Clinical Practice Guideline for the Management of Blood Pressure in Chronic Kidney Disease. Kidney Int（Suppl 2）. 2012；347-56.

4) アメリカスポーツ医学協会（編），日本体力医学会体力科学編集委員会（訳）．運動処方の指針−運動負荷試験と運動プログラム−（原書第8版），南江堂，東京，2011.

5) Chen IR, Wang SM, Liang CC, et al. Association of walking with survival and RRT among patients with CKD Stages 3–5. Clin J Am Soc Nephrol. 2014；9：1183-9.

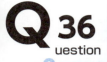

Q36 CKDステージG3b〜5患者にスタチンを使用すると，CVD発症抑制効果は期待できますか？

保存期CKD患者におけるスタチン単独，あるいはスタチン・エゼチミブ併用療法で動脈硬化性心血管疾患の発症リスクは有意に低下できる。相対リスクの低下度はCKDステージが進んだ患者ほど小さくなる傾向があり，透析患者ではスタチン単独療法を新たに開始することは推奨されていない。

1 疫学的背景

CKDでは脳を含むCVDによる死亡リスクが著しく高く，eGFRが低い患者ほどCVD発症リスクも発症後の致死リスクも高い。CVDには粥状動脈硬化に基礎をもつ（粥状）動脈硬化性心血管疾患（ASCVD）以外にも，血管石灰化，弁膜症，左室肥大，不整脈などに伴う非（粥状）動脈硬化性心血管疾患（Non-ASCVD）があり，CKDステージが進んだ患者ほどNon-ASCVDの影響が大きくなると考えられている[1]。

脂質異常症は主にASCVDの発症リスクを高める重要な危険因子であり，特にLDL-C高値の意義は一般に確立している。しかし，カナダの大規模疫学研究[2]では，高LDL-CとCVD発症リスク高値との関連はeGFRが低いほど希薄になっており，eGFRが90, 60, 45, 30 mL/分/1.73 m^{2}までは有意な正の関連が認められたものの，15 mL/分/1.73 m^{2}では有意な関連が認められなかった（図）。CKDステージが進むと，おそらくCVDのうちASCVDの割合が減少し，脂質低下療法単独の意義が相対的に小さくなるものと考えられる。

透析患者における脂質とCVD発症リスクについては，わが国と欧米で異なった結果が報告されている。わが国ではNon-HDL-C高値やHDL-C

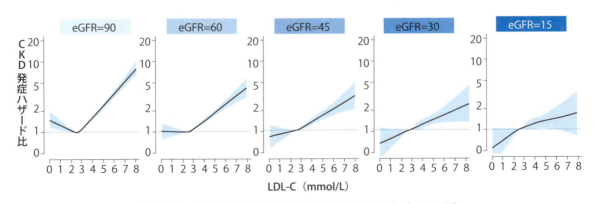

図 LDL-C値と心血管イベント発症リスクの関係（eGFR別）

カナダ・アルバータ州の一般住民836,060名における追跡期間48カ月（中央値）の疫学調査に基づいて，LDL-CとCVD発症リスクとの関連をeGFR別に算出した。LDL-C高値でCVD発症リスクが高いものの，eGFRが15 mL/分/1.73 m^{2}になるとハザード比の信頼区間が1.0をまたいでしまい，有意ではなくなっている点に注意する。
1 mmol/L＝38.7 mg/dL

文献2より引用，一部改変

低値は，心筋梗塞や脳梗塞新規発症の独立した予測因子であることが示されている。一方，欧米では総死亡と脂質の関連は通常とは逆転しているとする報告が多い。この違いの理由は明らかでないが，エンドポイントの設定が異なることや患者背景の違いが影響している可能性が示唆される。

2 介入試験によるエビデンス

CKDを対象として実施された脂質低下薬のRCTや大規模RCTで，CKDステージG3症例を抽出したサブグループ解析の要約を**表**に示す。MEGA試験でCKDステージG3症例のみを取り上げたサブグループ解析では，スタチンによるCVDリスクの低下が顕著に示されている。一方，

血液透析患者を対象としたRCTである4D試験やAURORA試験では，スタチンによるリスク低下は有意ではない。スタチン・エゼチミブ併用群とプラセボ群と比較したCKDステージG3～G5D症例を含む大規模なRCT（SHARP試験）では，全体で17％のリスク低下であるが，相対リスク低下は保存期症例群でより大きく，透析症例群では小さく統計学的に有意ではなかった。このように，主に海外でのRCTの結果はカナダの疫学研究と符合するものである。すなわち，CKDにおいても脂質低下療法は有益ではあるが，ステージの進んだCKD患者ではそのベネフィットが小さくなる傾向が認められる。

表　CKDにおける脂質低下薬を用いたRCTとサブグループ解析

臨床試験 （報告）	対象	介入・比較	一次評価項目	結果：ハザード比 （95% CI）	備考 （層別解析）
4D試験 （Wanner C, et al. N Engl J Med 353：238-48, 2005）	2型糖尿病血液透析患者（N=1,255）	アトルバスタチン20mg/日 vs. プラセボ	複合エンドポイント： （心臓死＋非致死的心筋梗塞＋脳卒中） 〔追跡期間4年，中央値〕	0.92 （0.77-1.10）	層別解析 LDL-C高値（第4四分位：≧145 mg/dL）では0.69（0.48-0.69）（März W, et al. CJASN 2011）
AURORA試験 （Fellström BC, et al. N Engl J Med 360：1395-407, 2009）	血液透析患者（N=2,776）	ロスバスタチン10mg/日 vs. プラセボ	複合エンドポイント： （心血管死＋非致死的心筋梗塞＋非致死的脳卒中） 〔追跡期間3.8年, 中央値〕	0.96 （0.84-1.11）	
SHARP試験 （Baigent C, et al. Lancet 377：2181-2192, 2011）	透析患者（N=3,023）と保存期CKD（N=6,247）を含むCKD患者（N=9,270）	シンバスタチン20mg・エゼチミブ10mg併用 vs. プラセボ	複合エンドポイント：動脈硬化性イベント（非致死的心筋梗塞＋冠動脈死＋非出血性脳血管障害＋何らかの動脈血行再建術） 〔追跡期間4.9年, 中央値〕	0.83 （0.74-0.94）	保存期：0.78（0.67-0.91） 透析期：0.90（0.75-1.08） 総コレステロール（mmol/L） ・＜4.5：0.96（0.80-1.16） ・4.5～5.5：0.88（0.71-1.09） ・≧5.5：0.61（0.49-0.76）
MEGA試験 CKDサブ解析 （Atherosclerosis 2009）	MEGA試験参加者（N=7,196）のうちeGFR＜60のサブグループ（N=2,978）における後付け解析	食事療法＋プラバスタチン10～20mg/日 vs.食事療法のみ	評価項目： 虚血性心疾患，脳卒中，虚血性心疾患＋脳卒中，総死亡	左記評価項目HR： 0.52（0.31-0.89） 0.27（0.12-0.60） 0.45（0.30-0.69） 0.49（0.27-0.89）	eGFR≧60のサブグループでは虚血性心疾患のHRは0.87（0.55-1.39）

3　サブグループ解析からの参考情報

　EBM の世界では，例え RCT のデータであってもそれを用いて二次的な解析を行った結果に高いエビデンスは与えられないのが原則である。しかし，医療従事者にとって目の前の患者にこの治療を行うことが有益か否かを判断するにあたり，サブグループ解析は非常に参考になる情報である。

　血液透析患者を対象としたアトルバスタチンを投与した 4 D 試験において，全体解析では有意ではなかったものの試験開始時の LDL-C 高値群（≧ 145 mg/dL）はリスク低下が有意であった。また，CKD ステージ G 3 〜 5 D を対象にスタチン・エゼチミブ併用療法の効果を検証した SHARP 試験では，試験開始時の総コレステロールが高いほど CVD リスク低下が大きく，総コレステロールとリスク低下の間に有意な交互作用が示されている。これらを参考にすると，CKD ステージが進んだ患者であっても総コレステロールや LDL-C 高値の患者では，脂質低下療法での CVD 予防効果が期待できるものと考えられる。

4　診療ガイドラインの記載

　脂質異常症管理における KDIGO 診療ガイドライン[3]では，EBM の原則に沿った記載になっており，スタチン単独あるいはスタチン・エゼチミブ併用による脂質低下療法は，保存期 CKD 患者には（脂質レベルにかかわらず）推奨しているが，既に透析治療を受けている CKD 患者に対しては新たにこれらの治療を開始しないことを推奨している。

　日本動脈硬化学会による「動脈硬化性疾患予防ガイドライン」（2017 年版）[4]では，CKD は CVD の高リスク病態であるため，LDL-C ＜ 120 mg/dL（Non-HDL-C ＜ 150 mg/dL）を管理目標値として推奨している。日本腎臓学会による「CKD 診療ガイドライン 2013」[5]では日本動脈硬化学会の推奨を受けた記載になっており，「CKD 診療ガイドライン 2018」においてもこの点についての変更はない。

引用文献

1) Wanner C, Amann K, Shoji T. The heart and vascular system in dialysis. Lancet. 2016；388：276-84.

2) Tonelli M, Muntner P, Lloyd A, et al. Association between LDL-C and risk of myocardial infarction in CKD. J Am Soc Nephrol. 2013；24：979-86.

3) Wanner C, Tonelli M；Kidney Disease：Improving Global Outcomes Lipid Guideline Development Work Group Members. KDIGO Clinical Practice Guideline for Lipid Management in CKD：summary of recommendation statements and clinical approach to the patient. Kidney Int. 2014；85：1303-9.

4) 日本動脈硬化学会．動脈硬化性疾患予防ガイドライン 2017 年版．日本動脈硬化学会，2017.

5) 日本腎臓学会．第 14 章 CKD と脂質異常症．エビデンスに基づく CKD 診療ガイドライン．日腎会誌．2013；55：151-6.

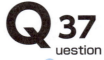

心房細動を合併した CKD 患者に対して心原性脳塞栓症を含む動脈性塞栓症を予防する目的で抗凝固薬を投与すべきですか？

心房細動を合併した CKD 患者に対する抗凝固療法の適応を評価する際に，腎機能障害の程度は重要な判断材料の一つである．CKD ステージ G3b までは腎機能正常患者と同様の管理でよい．CKD ステージ G4 以降においても抗凝固療法を行う有益性がリスクを上回る可能性があるが，個別の出血リスクについて十分に検討する必要がある．CKD ステージ G4 以降に対する DOAC は未だエビデンスが不足しているため，抗凝固療法を行う際は原則的にワルファリンを用いる．

1　CKD と心房細動

　CKD 患者は心房細動（AF）の合併頻度が高い．冠動脈疾患，弁膜症，左室肥大など，器質的心疾患の併存が多いこと，交感神経が亢進していることなどが理由と考えられる．CKD ステージが重症化するに従い AF の有病率が高くなり，同様に塞栓症のリスクも CKD ステージの重症化とともに有意に高くなると報告されている[1]．さらに腎不全状態では血小板凝集能が低下することなどから CKD 自体が出血素因で，AF 患者に抗凝固療法を行った際の出血リスクもまた CKD の重症化に伴い上昇する[2]．

■ CKD ステージ G3b〜5 患者への抗凝固療法

　AF 患者には塞栓リスクに応じて抗凝固療法を行うことが標準治療として確立されている．ただし，この根拠となる研究の多くで高度腎機能障害患者が対象から除外されているため，CKD ステージ G3b〜5 のような中等度以上の腎機能障害患者に標準治療をそのまま当てはめることが妥当であるのか結論が出ていない．すなわち AF を合併した CKD 患者は塞栓症のリスクが高い一方，抗凝固療法を行った際の出血リスクも高いというジレンマを抱えた集団なのだが，彼らに抗凝固療法を行うべきか否かについて科学的根拠が乏しいため，多くの患者でその判断は担当医の裁量に委ねられている．

2　ワルファリン

　ワルファリンの添付文書には高度腎機能障害患者への使用禁忌と記載されているものの，実際には慣習的に広く用いられており，禁忌ではないという認識をもっている医療従事者が大半かもしれない．

　ワルファリンは肝代謝なので腎機能が低下することによって血中濃度が上昇するわけではないが，CKD 患者では PT-INR が不安定になり治療目標値内から逸脱しやすくなる．ワルファリン管理の質を評価する際に time in therapeutic range（TTR）という指標がある．これは PT-INR が目標値内に収まっている期間（頻度）のことで，目標は 70% 以上とされている．例えば定期的に 10 回 PT-INR 測定する機会があったとすると，そのうち 8 回の PT-INR が目標値内であれば TTR 80% になる．CKD 患者では TTR が低いことが報告されているが理由はよくわかっていない．

　また，ワルファリンは石灰化を促進させるとい

う懸念があり，CKD患者においてカルシフィラキシス発症に関連する因子の一つとされている。

3 DOAC

経口抗凝固薬は長年にわたりワルファリンしか選択肢がなかったところに，近年になって複数の新規経口抗凝固薬（DOAC）が上市された。DOACはその有用性，安全性，血液検査によるモニターを必要としない利便性から幅広く用いられるようになっているが，いずれも腎臓で代謝を受けることから，わが国では腎機能障害の程度に応じて減量が必要，または禁忌とされている。CKDステージはeGFRによるものであり，厳密に言えば薬剤使用禁忌のカットオフに用いられているCCrと区別しなければならないが（注：eGFRは標準的な体格＜体表面積1.73 m^2＞へ補正した値であり，

薬剤の安全性や用法・用量について検討する際は一般に真の値に近いCCrを用いる），わが国ではCKDステージG4患者には減量のうえリバーロキサバン，エドキサバン，アピキサバンが使用可能であり，CKDステージG5患者についてはすべてのDOACが使用禁忌である（**表1-1**）。しかし，海外では透析患者を含む高度腎機能障害患者に対して一部のDOACが使用されている（**表1-2**）。今後，わが国でもエビデンスが蓄積することで用法・用量を調整し，ESKD患者に用いることができるようになるかもしれない。

4 実際の治療選択

日本循環器学会から「心房細動治療（薬物）ガイドライン（2013年改訂版）」が発表されて以降，2014年に米国から，2016年に欧州心臓病学会

表1-1　わが国のDOAC適応，用法用量

薬品名	腎機能正常例の用量（1日あたり）	CKDでの留意事項	備考
ダビガトラン	150 mg×2回	CCr 30～50　110 mg×2回へ減量 CCr 30未満は禁忌	VTEには保険適用なし
リバーロキサバン NVAFに対して	15 mg×1回	CCr 15～49 10 mg×1回へ減量 （CCr 15～29は慎重投与） CCr 15未満は禁忌	
リバーロキサバン VTEに対して	初期3週間 15 mg×2回 以降 15 mg×1回	CCr 30未満は禁忌	
エドキサバン	60 mg×1回 （体重60 kg以下では30 mg×1回）	CCr 15～50　30 mg×1回へ減量 （CCr 15～30は慎重投与） CCr 15未満は禁忌	下肢整形外科手術の場合は用量が異なる
アピキサバン NVAFに対して	5 mg×2回 以下のいずれか2つ以上に該当する場合 2.5 mg×2回に減量 血清Cr＞1.5 体重60 kg以下 80歳以上	CCr 15～50は慎重投与 CCr 15未満は禁忌	
アピキサバン VTEに対して	初期7日間 10 mg×2回 以降 5 mg×2回	CCr 30～50は慎重投与 CCr 30未満は禁忌	

CCr（mL/分）：クレアチニンクリアランス，VT：静脈血栓塞栓症（venous thromboembolism）
NVAF：非弁膜症性心房細動（non valvular atrial fibrillation），血清Cr（mg/dL）：血清クレアチニン

表 1-2　海外における DOAC の使用法（AF に対して）

ダビガトラン	CCr > 30　150 mg × 2 回	CCr 15 ～ 30　110 mg × 2 回	CCr < 15　禁忌	HD　禁忌
リバロキサバン	CCr > 50　20 mg × 1 回	CCr 15 ～ 50　15 mg × 1 回	CCr < 15　禁忌	HD 15 mg × 1 回
エドキサバン	50 < CCr ≦ 95　60 mg × 1 回 ※ CCr > 95 は禁忌	CCr 15 ～ 50　30 mg × 1 回	CCr < 15　禁忌	HD　禁忌
アピキサバン	5 mg × 2 回	・血清 Cr > 1.5 ・体重 60 kg 以下，80 歳以上 これらのいずれか 2 つ以上に該当 する場合　2.5 mg × 2 回		HD 5 mg × 1 回

CCr（mL/ 分）：クレアチニンクリアランス，HD：血液透析患者（Hemodialysis），
血清 Cr（mg/dL）：血清クレアチニン

表 2　CHA$_2$DS$_2$-VAS$_c$ スコア，HAS-BLED スコア

< CHA$_2$DS$_2$-VAS$_c$ スコア >		
Congestive heart failure/LV dysfunction		1 点
Hypertension		1 点
Age	65 ～ 74 歳	1 点
	75 歳以上	さらに 1 点加点（年齢の項目で最大 2 点）
Diabetes Mellitus		1 点
Stroke/TIA		2 点
Vascular disease		1 点
Sex category	女性	1 点*　最大 9 点
他にリスクのない 64 歳以下の女性はカウントしない		
< HAS-BLED スコア >		
Hypertension	収縮期血圧 > 160 mmHg	
Abnormal renal function	血清 Cr 2.26 mg/dL（≒ 200 μmol）以上，維持透析中，腎移植後	
Abnormal Liver function	慢性肝疾患，ビリルビン > 正常値 2 倍，肝酵素 > 正常値 3 倍	
Stroke	脳卒中既往	
Bleeding	出血既往，出血傾向	
Labile INR	不安定な PT-INR	
Elderly	65 歳以上	
Drug	抗血小板薬または NSAIDs 内服中	
Alcohol	アルコール多飲，依存	

（ESC2016）[3]からガイドラインが発行されている。ここでは抗凝固療法の薬剤選択について，ワルファリンよりも DOAC が優先される流れである。

■ CKD ステージ G 3 b ～ 5 患者の塞栓リスク・出血リスク

　腎機能障害により塞栓および出血リスクが増加すると考えられるが，程度に関する質の高いデータはない。そもそも CKD 患者の CVD や生命予後は原疾患により差があるため，CKD ステージで区切ってリスク分類を行うことが適切であるのか不明であり，個別の評価が重要である。個々の患者の塞栓リスク・出血リスクを固定したものとみなすのではなく，現在の診療を見直すことでリスクを下げられるかを吟味するべきである。特に出血リスクのほうが介入の余地があると考えられている。代表的なリスクスコアである

CHA$_2$DS$_2$-VAS$_c$ スコア，HAS-BLED スコア（**表 2**）では，CHA$_2$DS$_2$-VAS$_c$ スコアは年齢，性別，併存症，既往症といった変えることのできない因子で構成されているのに対し，HAS-BLED スコアでは生活習慣，併用薬，臨床検査値，血圧など変更あるいは変動するものが含まれている。注目すべきは血圧で，CHA$_2$DS$_2$-VAS$_c$ スコアでは恐らく既往症・併存症としての「高血圧」を指しているのに対し，HAS-BLED スコアでは収縮期血圧 > 160 mmHg と具体的な数値を定義しており，これは現在高いかどうかという意味合いが強くしっかり降圧を達成することでリスクスコアを下げられることを意味している。ESC 2016[3] では出血リスクを "modifiable" と "non-modifiable" に分類し，modifiable なリスクに対しては適切に介入するよう強調されている（**表 3**）。ここには含まれていないが，高齢患者においては服薬アドヒアランス，転倒リスクなども考慮すべきである。

表 3 抗凝固療法中の患者における出血リスクに対して行うべき介入

文献 3 より引用，改変

<介入すべきこと>
適切な血圧管理
ワルファリン処方している場合，TTR < 60%を避ける，必要であれば頻回に PT-INR を測定する
併用薬の必要性を見直すこと（特に抗血小板薬, NSAIDs）
過剰なアルコール摂取を避ける
<出血に関連する可能性があり，注視すべき項目>
血算（貧血，血小板数），腎機能，肝機能
< non-modifiable な因子>
年齢
出血性疾患の既往
維持透析中，腎移植後
肝硬変
悪性疾患
遺伝的要因

■ 抗凝固療法の使い方

中等度腎機能障害患者を対象とした抗凝固療法の効果，安全性については複数の報告が存在する。これらは腎機能の定義が研究によって異なるという問題点があるが，およそ eGFR 30 〜 60 mL /分 / 1.73 m^2 を対象としており，DOAC が塞栓予防と出血リスクいずれにおいてもワルファリンと同等または優れている[4] という報告が多い。したがって CKD ステージ G 3 b では，腎機能正常患者と同様の管理でよいと考える。

一方，CKD ステージ G 4，5 患者においては DOAC のエビデンスが不足しており，抗凝固療法を行う場合は原則ワルファリンを用いることになる。ワルファリンを新規開始した最初の 30 日間は特に出血リスクが高いことが報告されており[2]，安定するまでは週 1 回程度，頻回に PT-INR をモニターすべきである。PT-INR は 1.6 〜 2.0 を目標とするのが良いと考える。

引用文献

1) Go AS, Fang MC, Udaltsova N, et al. Impact of proteinuria and glomerular filtration rate on risk of thromboembolism in atrial fibrillation: the anticoagulation and risk factors in atrial fibrillation（ATRIA）study. Circulation. 2009；119：1363-9.

2) Jun M, James MT, Manns BJ, et al. The association between kidney function and major bleeding in older adults with atrial fibrillation starting warfarin treatment: population based observational study. BMJ. 2015；350：h246.

3) Feldberg J, Patel P, Farrell A, et al. A systematic review of direct oral anticoagulant use in chronic kidney disease and dialysis patients with atrial fibrillation. Nephrol Dial Transplant. 2018：doi：10.1093/ndt/gfy031 ［Epub ahead of print］

4) Kirchhof P, Benussi S, Kotecha D, et al. 2016 ESC Guidelines for the management of atrial fibrillation developed in collaboration with EACTS. Eur Heart J. 2016；37：2893-962.

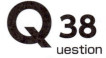

Q38 CKDステージG3b～5患者のCVD発症予防のための適切な抗血小板薬・抗凝固薬の使用方法を教えてください。

CKDステージG3b～5患者のCVD発症予防のための抗血小板薬や抗凝固薬の適切な使用に関するエビデンスは十分ではないが，CKDはCVDのハイリスク集団であり，出血などの有害事象のリスクを念頭にリスク・ベネフィットを考慮して治療する。また複数のCVDを合併することも少なくないため，最小限の薬剤で治療できるよう適切に抗血小板薬や抗凝固薬を選択することが重要である。

1 抗血小板薬や抗凝固薬の有用性と安全性

　一般に，抗血小板薬や抗凝固薬はCVD発症予防に有用であることが示されている。また，CKDはCVDの独立した危険因子である。そのためCKDステージG3b～5患者もCVDのハイリスク集団であるが，これらの集団における抗血小板薬や抗凝固薬のCVD発症予防への有用性や安全性に関するエビデンスは確立されていない。CKDでは血小板機能や凝固能に異常をきたすことから，尿毒症物質が血小板機能を低下させることや，ネフローゼ症候群では凝固系が亢進し線溶系が低下するため凝固亢進をきたすことが知られている。さらに腎機能の低下は薬物代謝の遅延をきたし，薬剤作用を増強させ得る。これらのことから，CKDにおいて抗血小板療法や抗凝固療法を行う際には原疾患や腎機能障害の程度などが複雑に影響することが想定され，これらの特殊な状況を十分に理解しておく必要がある。

　CKDステージG3b～5患者にCVD発症予防のために抗血小板薬や抗凝固薬を投与すべきかに関しては，「CKDステージG3b～5診療ガイドライン2017（2015追補版）」[1]および本書Q37を参照し，患者ごとに投与の是非を決めるべきである。ここでは実臨床で抗血小板薬や抗凝固薬を使用する際に問題になると思われることを中心に解説する。

2 抗血小板療法

　CVD予防のための抗血小板療法として，複数部位の血管病変を有する患者や冠動脈ステント留置後の患者に対する抗血小板薬の使用方法については，しばしば抗血小板薬の種類の選択や投与期間が問題となる。

　CKDでは冠動脈疾患だけでなく，脳血管疾患や下肢末梢血管といったさまざまな部位の血管疾患におけるリスクが高い。したがってCKD患者では冠動脈疾患だけではなく，脳血管疾患や下肢末梢血管疾患に対する治療として抗血小板療法が必要な場合も少なくないと考えられる。こうした場合に抗血小板薬として主にアスピリン，クロピドグレル，シロスタゾールが投与されており，これらは腎機能障害時も減量は特に必要とされていない（表）。

　一般に，冠動脈疾患に関しては主にアスピリンやクロピドグレルが使用されるが，非心原性脳梗塞の二次予防や閉塞性動脈硬化症の間欠性跛行に対してはシロスタゾールが使用されることがあ

表　代表的な抗血小板薬および抗凝固薬の腎機能による禁忌と用量調整について

添付文書より著者作成

	薬剤	腎機能による禁忌	腎機能による用量調整
抗血小板薬	アスピリン	なし	
	シロスタゾール	なし	
	クロピドグレル	なし	
	プラスグレル	なし	
抗凝固薬	ワルファリン	重篤な腎機能障害	
	ダビガトラン	CCr < 30 mL / 分	通常量 300 mg 分 2 投与。CCr 30 〜 50 mL / 分：220 mg 分 2 投与
	リバーロキサバン	CCr < 15 mL / 分	通常量 15 mg 分 1 投与。CCr 15 〜 50 mL / 分：10 mg 分 1 慎重投与
	アピキサバン	CCr < 15 mL / 分	通常量 10 mg 分 2 投与 ≧ 80 歳，体重 ≦ 60 kg，血清 Cr ≧ 1.5 mg/dL の 2 つ以上該当すれば 5 mg 分 2 投与
	エドキサバン	CCr < 15 mL / 分	通常量 60 mg 分 1（体重 60 kg 以上），30 mg 分 1（体重 60 kg 未満）投与。CCr 15 〜 50 mL / 分：30 mg 分 1 投与

り，これらが合併する場合は 1 剤で済む場合があると考えられる。一般より出血などのリスクが高いと思われる CKD 患者においては可能な限り投与数を減らし，複数の血管病変の治療を考慮した抗血小板薬の使用法を選択することを心掛ける必要がある。

冠動脈ステント留置後はステント血栓症予防のため，アスピリンとクロピドグレル，チクロビジンまたはプラスグレルによる Dual antiplatelet therapy（DAPT）が行われる。プラスグレルはクロピドグレルと同じチエノピリジン系の新しい薬剤であり，クロピドグレルに比較して薬物代謝の違いから効果の個人差が少ないとされるが，経皮的冠動脈形成術を伴う虚血性心疾患でのみアスピリンと併用するよう適用や用法が制限されている。

日本循環器学会のガイドライン[2]では，一般に薬剤溶出性ステントの場合に少なくとも 1 年の DAPT 継続が必要とされているが，ステント留置後 3 〜 6 カ月程度でクロピドグレルを中止しても多くの患者で問題がない可能性も指摘されており[3]，DAPT の継続期間は議論のあるところである。DAPT 継続期間が長いほど出血リスクは高まることが予想され，CKD 患者では出血などのリスクの観点から，個々の患者に応じて DAPT の継続期間も慎重に決める必要があると思われる。

3 抗凝固療法

血栓症予防のための抗凝固療法として，CKD において最も問題となると思われる心房細動における抗凝固療法については，CKD と心房細動は互いにそれぞれのリスクとなっているが，近年では新規薬剤も使われるようになっており，治療の詳細を知ることは重要である。

抗凝固薬にはビタミン K 依存性凝固因子阻害薬のワルファリンと，新しい直接経口抗凝固薬（DOAC）に分けられ，DOAC にはトロンビン直接阻害薬のダビガトラン，経口直接 Xa 阻害薬のリバーロキサバン，アピキサバン，エドキサバンがある（**表**）。ワルファリンは PT-INR を指標に用量調整することとなり，日本循環器学会のガイドライン[4]では PT-INR のコントロール目標として一般に 2.0 〜 3.0，70 歳以上の高齢者では 1.6 〜 2.6

が推奨されている。また，日本透析医学会のガイドライン[5]では透析患者の心房細動に安易にワルファリン治療を行わないよう推奨したうえで，使用する際にはPT-INR＜2.0を指標とすることが記載されている。

保存期CKD患者に対して，腎機能障害の程度を考慮しないガイドラインの推奨や定期的に抗凝固薬に晒される透析患者のガイドラインの推奨をそのまま外挿することには無理がある。エビデンスがほとんどないことから，現実的には腎機能障害の程度やその他の背景を加味して治療法を選択するしかないと思われる。一方，DOACにはPTやAPTTなどのモニタリングの指標はなく，腎機能障害の程度に応じて用量調整を行い使用されるが，腎機能障害が高度に進行すると投薬が禁忌となるため，その使用には注意が必要である。添付文章では，ダビガトランはCCr＜30 mL/分で使用禁忌，それ以外のDOACではCCr＜15 mL/分で使用禁忌となっている（**表**）。

引用文献

1) 慢性腎臓病（CKD）進行例の実態把握と透析導入回避のための有効な指針の作成に関する研究研究班．腎障害進展予防と腎代替療法へのスムーズな移行 CKD ステージ G3b〜5 診療ガイドライン 2017（2015 追補版）．日腎会誌．2017；59：1093-101, 1103-216.

2) 日本循環器学会，日本冠疾患学会，日本救急医学会，他．ST上昇型急性心筋梗塞の診療に関するガイドライン（2013年改訂版）．http://www.j-circ.or.jp/guideline/pdf/JCS2013_kimura_h.pdf（2018.8.17アクセス）

3) Evidence Review Committee Members, Bittl JA, Baber U, et al. Duration of Dual Antiplatelet Therapy：A Systematic Review for the 2016 ACC/AHA Guideline Focused Update on Duration of Dual Antiplatelet Therapy in Patients With Coronary Artery Disease：A Report of the American College of Cardiology/American Heart Association Task Force on Clinical Practice Guidelines. Circulation. 2016；134：e156-78.

4) 日本循環器学会，日本心臓病学会，日本心電学会，他．心房細動治療（薬物）ガイドライン（2013年改訂版）．http://www.j-circ.or.jp/guideline/pdf/JCS2013_inoue_h.pdf（2018.8.17アクセス）

5) 日本透析医学会．血液透析患者における心血管合併症の評価と治療に関するガイドライン．日透析医学会誌．2011；44：337-425.

7章 -2. 腎外合併症対策の実際
-CKD-MBD 診療の実際 -

　腎臓はさまざまな液性因子の標的疾患としてだけでなく，ビタミン D を活性化する主要な臓器であり，ミネラル代謝のホメオスタシスの維持に重要な役割を果たしている。したがって腎機能が障害されると，この制御システムにはさまざまな異常が生じてくる。従来は骨折に至る骨病変として認識されていたが，血管石灰化などを介して心血管病変や生命予後に影響を与えることが注目され，近年では「慢性腎臓病に伴う骨・ミネラル代謝異常」（Chronic Kidney Disease-Bone and Mineral Disorder：CKD-MBD）と呼ばれるようになった[1]。

　二次性副甲状腺機能亢進症は CKD-MBD のなかで最も頻度の高い病態であり，血清リン濃度の上昇や活性型ビタミン D の低下による低カルシウム血症が PTH の分泌を刺激すると考えられてきたが，近年ではこのような異常が顕在化する遥か以前からさまざまな異常が生じていることがわかった[2]。まず，リンが負荷されると骨からリン利尿因子 FGF 23 が分泌され，ネフロンあたりのリン排泄が増加する。FGF 23 は同時にビタミン D の活性化を抑制するので PTH の分泌が刺激され，さらに尿中へのリンの排泄は増加する。したがって，高リン血症，低カルシウム血症がはっきりしてくるのは，CKD が進行した CKD ステージ G 4 以降である。また，これとは別に尿蛋白の多い患者では早期からビタミン D 欠乏を呈し，PTH の上昇に貢献している。

　ESKD で高リン血症や低カルシウム血症を呈する患者には，リン吸着薬や低用量の活性型ビタミン D 製剤が一般に使われるが，さらに早期の段階にいかに安全で有効に介入すべきかが議論されている[3]。

参考文献

1) Fukagawa M, Drueke TB. Introduction：expanding concepts of chronic kidney disease-mineral and bone disorder（CKD-MBD）. Kidney Int. 2013；3（Suppl）：1-2.

2) Nakano C, Hamano T, Fujii N, et al. Combined vitamin D status and FGF23 for risk stratification of renal outcome. Clin J Am Soc Nephrol. 2012；7：810-9.

3) Ketteler M, Block Ga, Evenepoel P, et al. Executive summary of the 2017 KDIGO Chronic Kidney Disease-Mineral and Bone Disorder（CKD-MBD）Guideline Update: what's changed and why it matters. Kidney Int. 2017；92：26-36.

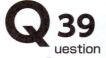

Q39 CKDステージG3b～5患者に対し，天然型ビタミンDや活性型ビタミンD製剤を投与すべきですか？

PTHが著しく高値の二次性副甲状腺機能亢進症の患者や著しい低カルシウム血症の患者，あるいは骨軟化症をきたしていることが判明したCKD患者には投与したほうがよい。しかし，高カルシウム血症や高カルシウム尿症をきたさないように，少量から投与する必要がある。具体的には，尿Ca/Crが0.3を超えない投与量が安全である。また，デノスマブやビスホスホネートなどの骨吸収阻害薬初期投与の場合は，低カルシウム血症予防のため天然型ビタミンDではなく活性型ビタミンD製剤が必要となる。

1 二次性副甲状腺機能亢進症の管理

KDIGOガイドライン[1]では，保存期のPTHの目標値は不明としながらも，かなり高いあるいは上昇し続ける場合，介入することができる高リン血症，低カルシウム血症，リン摂取過剰に加え，ビタミンD欠乏の有無をまず調べるように記載されている。ここでいうビタミンD欠乏は，25ヒドロキシビタミンD（25（OH）D）の測定をしないと不明である。欠乏の基準は15 ng/mLが一般によく使われているが，KDIGOガイドラインでは特段明示されていない。また，腎移植後12カ月以内の骨代謝治療薬の選択においても，血清カルシウム，リン，PTH，ALPに加え，25（OH）Dに基づくべきであることが明示されている。

わが国での25（OH）D測定の適応は，ビタミンD欠乏性くる病もしくはビタミンD欠乏性骨軟化症の診断時，またはそれらの疾患に対する治療中に限られている。米国ではFDAがOPKO社の徐放型ビタミンD製剤の二次性副甲状腺機能亢進症の適用を認めたが，わが国では未だ使用できない。そもそも欧米では活性型ビタミンD製剤ではなく，ergocalciferolやcholecalciferolといった天然型ビタミンDが従来から使えることがこれらの記述の前提となっている。しかし，わが国では保険適用はなくサプリメントの位置付けである。天然型ビタミンDは，活性型ビタミンD製剤よりも高カルシウム血症や高リン血症を招くリスクが低いため，サプリメントとして患者に購入して飲んでもらうのは一手になるが，管理するのは通常，困難かもしれない。その場合，保険医療で慢性腎不全に適用のある活性型ビタミンD製剤に頼らざるを得ないということになる。実際，KDIGOガイドラインにおいてもルーチンの活性型ビタミンD製剤の使用は推奨されていないが，その使用は高度な二次性副甲状腺機能亢進症にとっておくべきという記載もある。

- 保存期の二次性副甲状腺機能亢進症の管理において，活性型ビタミンD製剤を使うことを支持するエビデンスはないのだろうか？

Kovesdyらは在郷軍人のコホート研究においてiPTHが高いと生命予後と腎予後の複合アウトカムが悪いが，同じコホートの解析結果で保存期における活性型ビタミンD製剤使用が生命予後の改善と関連していたことや，透析導入との複合エンドポイントでも有意に好ましい結果が得られていることを報告している[2]。これは観察研究であり，

RCT ではないことからエビデンスレベルが低いということになるが，iPTH が高い患者は予後が悪いにもかかわらず，活性型ビタミン D 製剤を投与された iPTH が高い患者は，活性型ビタミン D 製剤を投与されていない iPTH が低い患者よりも予後が良好であったことは特記すべきことである。

　二次性副甲状腺機能亢進症を活性型ビタミン D 製剤で管理することに議論の余地はない。しかし，あくまでも高リン血症の管理を行ってからになる。高リン血症の管理を行わず活性型ビタミン D 製剤を投与すると，場合によっては高リン血症が悪化するだけに終わることもある。

● **二次性副甲状腺機能亢進症を管理することで，骨塩量は改善するのであろうか？**

　Rix らは，alfacalcidol の投与がプラセボ投与に比較して腰椎と大腿骨頸部の骨塩量を有意に改善させることを RCT で明示している[3]。しかし，未だ骨折を抑制できるというまでのエビデンスは CKD 患者に限ってはない。

2 予後の観点から

　活性型ビタミン D 製剤はメタ解析の結果，蛋白尿を減らすことは報告されている[4]ものの，腎予後との関連はわかっていなかった。しかし，近年わが国の前向きコホート研究において，活性型ビタミン D 製剤を投与されている患者は，eGFR の半減または透析導入のリスクが有意に低いことが報告された（ハザード比 0.38，95 % CI 0.17-0.88）[5]。これも観察研究であるためエビデンスレベルが高いわけではないが，活性型ビタミン D 製剤の可能性を示唆する報告である。ただし，平均投与量が非常に少ないことは念頭に置くべきである。腎機能に関しては一般に alfacalcidol で 0.5 μg/日[3]，calcitriol で 0.25 μg/日までが安全であると報告されている。Nephrocalcinosis 発症抑制や腎機能悪化抑制の観点からは，尿中 Ca/Cr < 0.3 になるように注意する必要がある。

3 著しい低カルシウム血症や骨軟化症をきたしていることが判明した場合

　通常，慢性腎不全の低カルシウム血症は血清リン値の管理や先に触れた程度の少量の活性型ビタミン D 製剤で難なく管理できることが多い。しかし，尿細管障害が激しい Fanconi 症候群や Dent 病などの場合，少量の活性型ビタミン D 製剤では管理できない低カルシウム血症を生じることがある。このような場合は ALP 活性が上昇していることが多く，骨型アルカリフォスファターゼを検査すると顕著に高値となっていることが多い。

　多発骨折の既往や骨痛などを伴う場合，骨生検はできなくとも，最低でも骨シンチで評価したい。骨シンチで骨軟化症に典型的な所見が得られれば，活性型ビタミン D 製剤を高カルシウム血症や高リン血症をきたさない範囲で高用量使い管理する必要がある。

4 骨吸収阻害薬を投与する場合の低カルシウム血症予防目的の投与

　近年では，多くの骨吸収阻害薬が上市され，整形外科などで多く処方されることがある。ビスホスホネートや SERM にもいえるが，特にデノスマブは初期投与の際に著しい低カルシウム血症を呈することが CKD では頻繁にあり，場合によっては命にかかわる。デノスマブを投与するときは，多くの場合デノタスチュアブル配合錠が追加処方され低カルシウム血症の予防がなされるが，CKD での効果はほとんどない。デノタスチュアブル配合錠に入っているのは少量の天然型ビタミン D であり，蛋白尿が多い場合には尿中に漏出するため 25(OH)D の上昇がみられない。仮に上

昇がみられたとしても，近位尿細管の機能が障害されている CKD では 1α 水酸化酵素の活性が適切に上昇せず，$1,25(OH)_2D$ への活性化が不十分となる。したがって，低カルシウム血症予防目的のためには天然型ビタミン D ではなく，活性型ビタミン D 製剤の併用投与が必須であり，場合によっては高用量投与が必要になることもある。高度の CKD 患者において，経験の少ない医師による安易なデノスマブの使用は控えたほうが賢明であろう。

参考文献

1) Ketteler M, Block GA, Evenepoel P, et al. Executive summary of the 2017 KDIGO Chronic Kidney Disease-Mineral and Bone Disorder（CKD-MBD）Guideline Update: what's changed and why it matters. Kidney Int. 2017；92：26-36.

2) Kovesdy CP, Ahmadzadeh S, Anderson JE, et al. Association of activated vitamin D treatment and mortality in chronic kidney disease. Arch Intern Med. 2008；168：397-403.

3) Rix M, Eskildsen P, Olgaard K. Effect of 18 months of treatment with alfacalcidol on bone in patients with mild to moderate chronic renal failure. Nephrol Dial Transplant. 2004；19：870-6.

4) de Borst MH, Hajhosseiny R, Tamez H, et al. Active vitamin D treatment for reduction of residual proteinuria: a systematic review. J Am Soc Nephrol. 2013；24：1863-71.

5) Arai Y, Kanda E, Iimori S,et al. The use of vitamin D analogs is independently associated with the favorable renal prognosis in chronic kidney disease stages 4-5：the CKD-ROUTE study. Clin Exp Nephrol. 2017；21：481-7.

7章-2. 腎外合併症対策の実際-CKD-MBD診療の実際 | 157

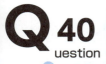

CKDステージG3b～5患者の高リン血症の治療に，カルシウム含有リン吸着薬は血管石灰化を強めるのですか？

カルシウム含有リン吸着薬は，高リン血症を有する患者ではリン管理に有効であるが，過剰な投与はカルシウム負荷の原因となり，血管石灰化をむしろ進展させる可能性がある。

1 保存期におけるリン代謝

CKD患者において，高リン血症はCKDステージG5に至ってから出現する場合が多い。しかし，腎機能低下に伴う相対的なリン負荷過剰はより早期の段階から始まっており，代償的にネフロンあたりのリン排泄が促進されることにより，リンバランスが保たれている。この代償機構の中心的役割を担っているのが，骨細胞から分泌されるFGF23と副甲状腺から分泌されるPTHである。両者ともCKDステージの進行とともに上昇し，リン再吸収を抑制することにより，高リン血症の出現を未然に防いでいる。しかし，CKDステージG5に至るとPTHやFGF23による代償的リン排泄促進は限界を迎え，高リン血症が顕在化することとなる。

2 保存期における高リン血症と患者予後

高リン血症は，保存期CKD患者において二次性副甲状腺機能亢進症の要因となるだけでなく，血管石灰化の進行や心血管合併症，死亡のリスク上昇に関連することが示されている。また，保存期CKDを有する米国の退役軍人1,188例を対象とした観察研究では，リン吸着薬が投与された群は非投与群と比較し，生命予後が良好であった[1]。これらの観察研究データから，保存期CKD患者におけるリン管理が予後を改善する可能性に関心が向けられている。

3 カルシウム含有リン吸着薬がカルシウム・リンバランスに及ぼす影響

セベラマー塩酸塩は代謝性アシドーシスをきたすことから，比較的最近までわが国で保存期CKD患者に使用可能なリン吸着薬は炭酸カルシウムのみであった（現在は炭酸ランタン，ビキサロマー，クエン酸第二鉄水和物も使用可能）。近年，米国で炭酸カルシウムの使用がカルシウム・リンバランスに及ぼす影響がクロスオーバー比較試験で検証され，炭酸カルシウムの投与でリンバランスが改善することはなく，逆にカルシウムバランスが大きくプラスに傾くことが明らかとなった。プラスバランスとなったカルシウムのうち，骨に移行したと推定される量は全体の一部であり，大部分は血管などの軟部組織に沈着して石灰化につながった可能性が示された[2]。

この研究の対象は高リン血症のないCKDステージG3～4の症例であり，高リン血症を有するCKDステージG5の症例では異なる結果が得られた可能性も否定はできない。しかし，保存期CKD患者へのカルシウム含有リン吸着薬の投与がカルシウム負荷となる可能性は十分に示されたと考えられる。

4 カルシウム含有リン吸着薬が血管石灰化に及ぼす影響

カルシウム含有リン吸着薬が血管石灰化に及ぼ

す影響に関しては，これまで2報のRCTの結果が報告されている。1つはRussoらによるCKDステージG3～5の症例を対象とする検討で，低リン食群，低リン食＋炭酸カルシウム群ともに冠動脈石灰化スコアが有意に増加し，群間差はなかったことが示されている[3]。もう1つはBlockらによる検討で，高リン血症を有さないCKDステージG3～4の症例においてプラセボ群と比較し，酢酸カルシウム群の血管石灰化が有意に進行したことが報告されている[4]。これらの結果より，特に高リン血症を有さないCKDステージ早期の患者では，カルシウム含有リン吸着薬の使用が血管石灰化の進展につながる可能性が考えられる。この結果は上述のバランス・スタディ[2]と合致するものであり，カルシウム負荷が石灰化リスクとなる可能性が改めて示されたものと考えられる。

5 カルシウム含有リン吸着薬とカルシウム非含有リン吸着薬の比較

カルシウム含有リン吸着薬とカルシウム非含有リン吸着薬の比較に関しては，上述のRussoらの検討[3]で低リン食＋炭酸カルシウム群と低リン食＋セベラマー塩酸塩群の比較が報告されている。この研究では，低リン食＋炭酸カルシウム群では冠動脈石灰化スコアが有意に増加した一方，低リン食＋セベラマー塩酸塩群では血管石灰化の進展が抑えられたことが示されている。Blockらによる検討[4]でも各種リン吸着薬の効果が比較され，セベラマー炭酸塩群，炭酸ランタン群と比較し，酢酸カルシウム群で血管石灰化が進行したことが示されている。

生命予後への影響に関しては，Di Iorioらによる RCT の結果が報告されている。この研究ではCKDステージG3～4の患者におけるセベラマー炭酸塩と炭酸カルシウムの効果が比較検証され，

セベラマー炭酸塩群の生命予後が有意に良好であったことが報告されている。また、この研究では副次的に冠動脈石灰化への影響も検討されており，上述の検討と同じように炭酸カルシウム群において血管石灰化の進展が加速したことが報告されている[5]。

6 実臨床におけるカルシウム含有リン吸着薬の使い方

以上の研究成果から，カルシウム含有リン吸着薬の使用はカルシウム負荷の要因となり，血管石灰化を促進させる可能性が懸念される。しかし，これらの結果は必ずしもカルシウム含有リン吸着薬の使用を全面的に禁止するものではない。多くの研究が高リン血症を有さない早期のCKD患者を対象としており，高リン血症の患者ではリン吸着効果によって得られるメリットがカルシウム負荷に伴うデメリットを上回る可能性は否定できない。また，特に活性型ビタミンD製剤を使用していない患者は，CKDステージG5に至ったときに低カルシウム血症が出現することも少なくない。このような状況でのカルシウム含有リン吸着薬が，血管石灰化を促進するというエビデンスはこれまで示されていない。

これらのことから，高リン血症の改善を目的とするカルシウム含有リン吸着薬の処方は現在でも治療の選択肢として残るものである。ただし，使用する場合は血清カルシウム値を注意深くモニタリングするとともに，過剰投与を控え，血管石灰化が進展しないよう注意することが重要である。高カルシウム血症を認めた場合は，カルシウム含有リン吸着薬の減量，中止を検討することが望ましいと考えられる。

参考文献

1) Kovesdy CP, Kuchmak O, Lu JL,et al. Outcomes associated with phosphorus binders in men with non-dialysis-dependent CKD. Am J Kidney Dis. 2010；56：842-51.

2) Hill KM, Martin BR, Wastney ME, et al. Oral calcium carbonate affects calcium but not phosphorus balance in stage 3-4 chronic kidney disease. Kidney Int. 2013；83：959-66.

3) Russo D, Miranda I, Ruocco C, et al. The progression of coronary artery calcification in predialysis patients on calcium carbonate or sevelamer. Kidney Int . 2007；72：1255-61.

4) Block GA, Wheeler DC, Persky MS,et al. Effects of phosphate binders in moderate CKD. J Am Soc Nephrol. 2012；23：1407-15.

5) Di Iorio B, Bellasi A, Russo D,et al. Mortality in kidney disease patients treated with phosphate binders：a randomized study. Clin J Am Soc Nephrol. 2012；7：487-93.

Q41
CKDステージ進行例で低カルシウム血症がみられた場合の対処法を教えてください。

A
筋痙攣や心電図異常などの臨床症状を伴った低イオン化カルシウム血症では，不整脈や突然死の危険があるため緊急治療の適応となる．一方，CKDの進展とともに悪化する慢性的な低カルシウム血症に対して，二次性副甲状腺機能亢進症を伴う場合は少量の活性型ビタミンD製剤を投与することが多いが，確固たるエビデンスはない．治療に際して低カルシウム血症の原因検索を怠ってはならない．低マグネシウム血症の除外が重要である．

1 低カルシウム血症の診断と管理

血清総カルシウム（tCa）の基準値は一般に8.4〜10.2 mg/dLであり，比較的狭い範囲で維持されている．通常，tCaのうち40%はアルブミンで10%はその他の陰イオンで複合体を形成し，残りの約50%がイオン化カルシウム（iCa）として存在する．低カルシウム血症は，狭義にはこのiCaが低下した状態（< 1.15 mmol/L）を意味し，一般臨床で用いるtCaで評価する際には，必ずアルブミン値（Alb, mg/dL）で補正した補正カルシウム値（cCa）を用いる（cCa < 8.4 mg/dLで低カルシウム血症）．

$cCa = tCa + (4 - Alb)$ if $Alb < 4.0$

（欧米ではcCa = tCa + 0.8 × (4 - Alb) if Alb < 4.0）

通常，カルシウムはPTHやビタミンDを介して厳格にコントロールされているが，CKDステージが進行するとFGF23の上昇とともに腎臓でのビタミンD活性化が不十分となり，腸管での吸収および尿細管での再吸収が減少し，そこへさらに尿毒症による骨のPTH抵抗性が生じて骨からのカルシウム供給が滞り，急激に低下する（図）．

■ 低カルシウム血症の症状

急性症状と慢性症状があり，急性症状としては筋痙攣などのテタニー症状，QT延長・低血圧・心不全・不整脈といった循環器症状，不穏・易怒性・疲労などの精神症状があげられる．循環不全は腎血流を低下させ，腎機能低下をもたらすこと

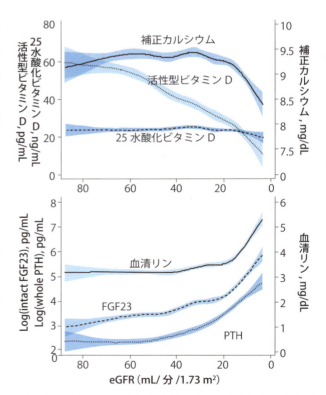

図 eGFRの低下とカルシウム・リン代謝にかかわる各種ホルモンの変化

Nakano C, et al. Clin J Am Soc Nephrol. 2012；7(5)：810-9より引用，一部改変

もある。こうした臨床症状の多くはカルシウム補正により回復が期待できるため，早急な対応が必要となる。一方，基底核の石灰化・白内障・パーキンソニズム・認知障害・皮膚乾燥などの慢性症状は，必ずしもカルシウム補正による改善が期待できない。

2 低カルシウム血症の原因検索

低カルシウム血症を認めたら早急な対応が必要かどうかを見極めると同時に，原因を鑑別することが重要である。CKD患者は一般に腎機能低下とともに低カルシウム血症を呈するが，経過が急である場合は必ず他院にて骨粗鬆症治療を受けていないか問診すべきである。特にデノスマブなどの注射製剤はお薬手帳では確認できないため盲点となりやすく，問診で注射製剤の投与の有無を確認し，必要に応じて他院へ照会を行う。

CKD患者はビタミンD活性化障害に加え，その前駆物質である25水酸化ビタミンD不足にも陥りやすい[1]。そのため，腎機能低下例ではデノスマブにより急激な低カルシウム血症が惹起され，推奨されているデノタス®の投与のみでは抑えることができない点も注意すべきである。その場合，次回治療からは他剤への変更または入院下での投与を検討すべきである。その他にも低カルシウム血症をきたたす薬剤や病態として，低PTH血症，ビタミンD欠乏，低マグネシウム血症などがあり（表），cCaやiCaだけではなく，血清リン，インタクトPTH，血清マグネシウム，活性型ビタミンD（場合によっては25水酸化ビ

表 低カルシウム血症を惹起する薬剤〜外的要因

Liamis G, et al. J Bone Miner Metab 2009 ; 27 : 635 - 642 . を参考に作成

分類	機序	薬剤〜外的要因
偽性低カルシウム血症	カルシウム測定系に干渉	ガドリニウム造影剤（ガドジアミド，eGFR＜30では禁忌）
低PTH	副甲状腺への侵襲	副甲状腺摘出術後，長期にわたる輸血，不適切な鉄剤投与，頸部放射線照射
	高マグネシウム血症	マグネシウム製剤（緩下剤・大腸内視鏡前処置薬・制酸薬・子宮収縮薬）
	カルシウム感知受容体刺激	カルシミメティクス
低PTH〜高PTH	低マグネシウム血症	シスプラチン，利尿薬，アミノグリコシド，アンホテリシンB，アルコール
高PTH	カルシウムをキレート	クエン酸（ACD-A液），ホスカルネット，急性膵炎，敗血症，抗癌剤による腫瘍崩壊症候群
	ビタミンD欠乏〜抵抗性	フェニトイン，フェノバルビタール，カルバマゼピン，イソニアジド，テオフィリン，リファンピシン
	骨吸収の抑制	デノスマブ，ビスホスホネート，SERM，エストロゲン，カルシトニン，コルヒチン過剰投与
	腎での再吸収抑制	ループ利尿薬
	胃酸分泌抑制によるカルシウム吸収障害	PPI，H₂ブロッカー
	その他	グルココルチコイド，デフェラシクロス，重曹，プロピルチオウラシル，ドブタミン，Ca拮抗薬

PTH：副甲状腺ホルモン，SERM：選択的エストロゲン受容体調節薬，PPI：プロトンポンプ阻害薬，H₂ブロッカー：ヒスタミンH2受容体拮抗薬

タミンD）などの測定も同時に行うべきである。

■ PTHの上昇を伴っている場合（多くのCKD症例が該当）

活性型ビタミンD低下（活性化障害〜ビタミンD欠乏），骨からの供給不足（骨吸収抑制薬，低マグネシウム血症，偽性副甲状腺機能亢進症），キレートにおけるカルシウムの低下（急性膵炎，敗血症，高リン血症，腫瘍崩壊症候群）など

■ PTHの上昇を伴っていない場合

副甲状腺摘出術後（甲状腺摘出術後に合併することもある）や原発性副甲状腺機能低下症，カルシミメティクス投与などを疑う必要がある。低マグネシウム血症では相対的なPTH低値を示す場合もある。

3 低カルシウム血症に対する対処

カルシウム低値は，長期的には死亡リスクの上昇[2]や腎予後の悪化[3]と関連することが報告されているが，それらがiCaの正常化により改善できるかはわかっていない。動物実験では，敗血症に伴う低カルシウム血症にカルシウムを補充すると死を早めることがわかっている。また，保存期CKD患者の高リン血症の治療としてカルシウム含有リン吸着薬を用いるのは，カルシウム非含有リン吸着薬に比較して低カルシウム血症に伴う臨床症状の改善ないし予防が期待できる場合にのみ積極的にカルシウム補正を行うのが妥当である。

4 緊急時の対応

低カルシウム血症による臨床症状があり緊急に補正が必要と判断される場合には，カルシウム製剤の静注や経口投与を行う。効果の即時性を考えれば，静注による補正が推奨される。ただし，ジギタリス製剤を使用中の患者は高度徐脈や房室ブロックのリスクが高まることから併用は禁忌とさ

れている。どうしてもカルシウム補正を行わなければならないときは，必要に応じて低カリウム血症の補正を行った後，心電図でモニタリングを行いながら緩徐に静注補正を行う。一方，低マグネシウム血症（血清マグネシウム＜1.5 mg/dL）を伴った患者ではカルシウム補正が長続きしないことがあるため，カルシウム補正に先立ってマグネシウム補正を行っておくことが望ましい。

> **例** 8.5％グルコン酸カルシウム
> （カルチコール注射液®10 mL（4 mEq相当））を10分程度で静注した後，2.5 mL／時（1 mEq／時相当）程度で持続静注する。cCaあるいはiCaをモニターし，急速静注の追加や持続投与速度の調整を行う。

> **例** 硫酸マグネシウム1〜2 g
> （静注用マグネゾール®10〜20 mL（8〜16 mEq相当））を10分程度で静注する。その際，腎排泄が低下している可能性があるため少量から行う。その後2 g／日（16 mEq／日相当）程度の補充を2〜6日継続する。高マグネシウム血症とならないよう，血清マグネシウムをフォローし，必要に応じて調整する。（注：マグネゾール®の保険適用は子癇のみ，硫酸マグネシウム補正液1 Eq／mLを用いる際は生食で2倍以上に希釈して投与する。）

5 非緊急時の対応

進行したCKDでは背景にビタミンD活性化不足が想定されることから，わが国では少量の活性型ビタミンD製剤を投与して低カルシウム血症および副甲状腺機能亢進症の進展を抑える試みがなされるが，長期的な効果を検討した確固たるエビデンスはなく，高カルシウム尿症や高カルシウム血症に注意しながら行うのが望ましい。

透析導入前の血清カルシウム濃度と透析導入後の予後の関係を調査した観察研究では，血清カルシウム濃度が低いほど直線的に導入後の予後は良

く，カルシウムの値にかかわらず導入にかけてカルシウム濃度が低下する速度が早いほど予後は良かった。興味深いことに，その関係はカルシウム製剤投与の有無では変わらなかったが，活性型ビタミン D 製剤投与例ではカルシウム高値におけるリスク上昇がみられなかった[4]。これは，進行期 CKD の慢性的な低カルシウム血症においてカルシウム製剤よりも活性型ビタミン D 製剤の優位性を示唆するとも捉えられるが，確定的なことは介入研究のみによって明らかとなるであろう。

カルシウム含有リン吸着薬は，低カルシウム血症と高リン血症を同時に補正する薬剤として有用と考えられてきたが，カルシウム含有リン吸着薬でより血管石灰化の進行が早まる可能性も示唆されており[5]，必要最小限にとどめるのが望ましい。

例 アルファカルシドール
（アルファロールカプセル® 0.25 ～ 0.5μg / 日，ワンアルファ錠® 0.25 ～ 0.5μg）
（注：不要なカルシウム補充は行わない）

例 ロカルトロール® 0.25μg/ 日
（注：不要なカルシウム補充は行わない）

例 エディロール® 0.75μg / 隔日または 0.5μg / 日（注：不要なカルシウム補充は行わない）

例 カルタン OD® 500 mg 3 ～ 6 錠 分3 食直後
（注：高リン血症を伴う場合）

例 天然型ビタミン D（ネイチャーメイド ビタミン D® 400 IU 1 錠 / 日）
（注：25 水酸化ビタミン D 低値の場合。保険適用外）

参考文献

- 日本透析医学会.慢性腎臓病に伴う骨・ミネラル代謝異常の診療ガイドライン.透析会誌 2012；45：301-56.
- UpToDate　Hypocalcemia
- Michels TC, Kelly KM. Parathyroid disorders. Am Fam Physician. 2013；88：249-57.

引用文献

1) Hamano T, Fujii N, Matsui I, et al. Guideline-practice gap in the management of predialysis chronic kidney disease mineral bone disorder in Japan. Ther Apher Dial. 2011；15（Suppl 1）：2-8.

2) Miura S, Yoshihisa A, Takiguchi M, et al. Association of Hypocalcemia With Mortality in Hospitalized Patients With Heart Failure and Chronic Kidney Disease. J Card Fail. 2015；21：621-7.

3) Lim LM, Kuo HT, Kuo MC, et al. Low serum calcium is associated with poor renal outcomes in chronic kidney disease stages 3-4 patients. BMC Nephrol 2014；15：183.

4) Obi Y, Park C, Soohoo M, et al. Association of Pre-ESRD Serum Calcium With Post-ESRD Mortality Among Incident ESRD Patients: A Cohort Study. J Bone Miner Res .2018；33：1027-36.

5) Block GA, Wheeler DC, Persky MS, et al. Effects of phosphate binders in moderate CKD. J Am Soc Nephrol 2012；23：1407-15.

CKD ステージ G3b～5 患者の二次性副甲状腺機能亢進症の治療開始時期を教えてください。

保存期 CKD 患者における副甲状腺機能亢進症の治療は，自律的増殖クローンの出現を防ぐことである。細胞外液のカルシウム濃度，リン濃度を適正に維持するためには基準値よりも高い PTH 濃度が必要になる。このバランスが崩れたときに治療介入の必要があり，個人差はあるが多くの患者で CKD ステージ G4 に至った時点以降が，二次性副甲状腺機能亢進症の治療開始時期として妥当と考えられる。

1　概要

- CKD 患者の副甲状腺機能は CKD ステージ G3 頃から亢進し始める。
- その病態生理として，初期はトレードオフメカニズムで，進行すると副甲状腺の自律的増殖クローンの出現と PTH に対する骨の反応性低下が加わることで説明される。
- 純粋なトレードオフメカニズムで機能が亢進した副甲状腺が分泌する PTH レベルは，基準値を上回っていても正常値である。
- 保存期 CKD 患者における副甲状腺機能亢進症の治療は，自律的増殖クローンの出現を防ぐためにトレードオフのストレスを軽減することをその主目標とする。
- わが国の診療ガイドラインでは，PTH は CKD ステージ G3 から測定を開始し，基準値の上限を超える場合，この是正を考慮することは妥当であると記載されている。また，PTH 値の管理は，食事でのリン管理，リン吸着薬の投与，または経口活性型ビタミン D 製剤の投与によって行い，これによって血清リン値，血清カルシウム値の異常をきたさないよう注意が喚起されている。
- 具体的には，少量の長時間作用型活性型ビタミン D 製剤，経口リン吸着薬，リン制限食などが保存期治療のデバイスとなる。
- CKD ステージ G4 の段階では，多くの患者で上記のトレードオフのストレスを軽減する治療が適応されるが，患者間の格差も大きく一概には言い切れない。
- CKD ステージ G3b～5 患者でパルス療法を含む活性型ビタミン製剤の大量使用は，高カルシウム尿症の誘発を介して腎機能を障害する可能性があるため推奨できない。カルシウム受容体作動薬の使用には保険診療上の制限がある。

2　PTH・PTHrP，$1\alpha25(OH)_2VitD$

PTH と PTHrP が共用している PTH-I 受容体は全身の各所に発現しているが，これは本来 PTHrP を受容するための局在であり，多彩な生理作用を担っている。サイトカインである PTHrP は局所で産生され，局所で消費されるため，その局所でのみ PTH-I 受容体を刺激するが，血中濃度を上昇させることがないので遠隔組織への効果はない。一方，PTH は副甲状腺で産生され，血流に乗って選択された遠隔臓器の PTH-I 受容体に到達し，比較的低濃度でもリガンドとして機能する。生理的な PTH と PTH-I 受容体の結合は，腎臓や骨な

どのミネラル代謝臓器に限定して認められる。

ホルモンとしてのPTHは標的臓器である骨でリモデリングを誘発することで，細胞外液にカルシウムと無機リンを供給する。一方，同時にもう一つの標的臓器である腎臓では，遠位曲尿細管から接合尿細管でカルシウムの再吸収を促進しながら近位曲尿細管では無機リンの再吸収を阻害する。すなわち，骨から取り出したカルシウムを有効に再利用しながら，同時に取り出されてしまったリンは体外に捨ててしまう。このように，PTHの本質的な役割は細胞外液のカルシウム濃度を上昇させること，さらに厳密にいえばカルシウム濃度を低下させないことである。実際，PTHを分泌する副甲状腺細胞の最大のコントローラーは細胞外カルシウム感知受容体の刺激である。PTHが時に発揮する多様な骨外への作用は本来であればPTHrPが担っている作用であり，副甲状腺機能亢進症によって血中のPTH濃度が極めて高くなってサイトカインストームのような状態になったときに現れ得る。

近位尿細管のCYP 27 B 1は，25（OH）₂VitDの1α位を水酸化することによってホルモン型の1α25（OH）₂VitDを作り出す。しかしCYP 27 B 1自体は全身の至るところに発現しており，局所でも1α25（OH）₂VitDは産生される。この局所で産生される1α25（OH）₂VitDは局所で消費されるオータコイド／サイトカイン型の1α25（OH）₂VitDである。いわゆる"活性型ビタミンDの多様な生理機能"と呼ばれる現象を担っているのはこのオータコイド／サイトカイン型の1α25（OH）₂VitDである。一方，腎臓で産生されたホルモン型の1α25（OH）₂VitDは血流に乗って遠隔臓器に到達し，ミネラル代謝を調節する。活性型ビタミンD製剤はその血中濃度を上昇させるホルモン型1α25（OH）₂VitDをシミュレートしている。このように，ホルモン型とオータコイド／サイトカイン型の1α25（OH）₂VitDの関係はまさにPTHとPTHrPの関係をみるようだが，1α25（OH）₂VitDの場合はこの両者が同じ受容体を共用するだけでなく，その分子構造自体が同じなので尚更ややこしい。

3　PTHの正常値とは何か？

基準値とは，集団のなかにおける検査値が正規分布したとしたときの平均値±2 SDと定義される。特に臓器疾患もなく血清カルシウム濃度も正常な健常者が圧倒的多数を占める一般人口集団のなかにおいて，PTHはその対数が正規分布をとるとされ，これに基づいて基準値も設定されている。ただし，これは必ずしも正常値を意味しない。PTHは細胞外液のCa濃度が下がりすぎず標準域内に維持されるためのホルモンである。この生理的目的から考えれば，細胞外液のカルシウム濃度が標準域にあるときのPTHが正常値であるとみなせる。この視点に立てばPTHに基準値はあっても，普遍的な正常値を設定することはできない。

血清カルシウム濃度が低下してしまうような病態生理環境下に置かれたときは，どんどん活性化して基準値を上回るPTH濃度に至らせる副甲状腺こそが正常であり，その結果として血清カルシウム濃度が標準域に追いついた段階のPTH値が正常値である。この条件であってもPTHが頑なに基準値を保ち，低カルシウム血症を呈するのであればそれは正常値とはいえない。

4　CKDでは副甲状腺に何が起こるのか？

一般に，CKDステージG 3から既に副甲状腺機能は亢進し始める。それは血清カルシウム値や血清無機リン値が異常を呈し始めるよりも早い時期からである。この理由はいわゆるトレードオフ

仮説で説明される。

CKD を機能するネフロン数が減少した病態であると定義すると、近位尿細管はホルモン型 $1\alpha 25(OH)_2VitD$ の産生部位である。その産生の場が減少するとホルモン型 $1\alpha 25(OH)_2VitD$ の血中濃度が低下し、これによって最も大きな影響を受ける遠隔臓器は小腸である。陸棲脊椎動物のカルシウム代謝の基本戦略は少量摂取・少量排泄・再利用であり、このために消化管からのカルシウム吸収は厳しく制限されている。そのリミッターを外す機能を果たすのがホルモン型 $1\alpha 25(OH)_2VitD$ である。機能するネフロン数の減少はこのリミッター解除に制限が加わることを意味し、結果として生体は体外からカルシウムを取り入れることができず、低カルシウム血症に陥る。

一方、カルシウム代謝とは異なり、リン代謝は大量摂取・大量排泄をその主戦略としており、特に細胞外液無機リン濃度は細胞内液や骨とではなく、体外との出納バランスに大きく依存している。したがって、機能するネフロン数の減少は細胞外液無機リン濃度の上昇を招く。

このように、機能するネフロン数が減少するだけで細胞外液のカルシウム濃度は低下する方向に、無機リン濃度は上昇する方向へと圧力がかかる。これらはいずれも副甲状腺細胞に働きかけて PTH 分泌を促進させる因子であるため、必然的に副甲状腺機能亢進状態になる。こうしてホルモンである PTH の血中濃度が上昇すると、前述のように細胞外液のカルシウム濃度は上昇し無機リン濃度は低下する。すなわち、副甲状腺機能亢進症を起こした根本的原因である低カルシウム血症や高リン血症は解消するが、その状態を維持するためには基準値よりも高い PTH 濃度が必要になる。この代償的な副甲状腺の活性化機序がトレードオフメカニズムである[1]。

この古典的トレードオフ仮説に FGF 23 をどのように組み合わせていくかには未だ議論の余地がある。骨細胞が分泌するホルモンである FGF 23 は、リン利尿因子であるとともに CYP 27 B 1 の強力な阻害因子である。したがって、これがホルモン型 $1\alpha 25(OH)_2VitD$ の血中濃度をさらに低下させ、上述のトレードオフメカニズムを推進させていることは間違いない[1]。ただし、CKD のかなり早期から骨細胞の FGF 23 産生が亢進する理由は明らかではない。FGF 23 をトレードオフ仮説のスキームのなかに正式に組み込むのはこの問題が解決してからでもよいのではなかろうか[2]。

しかし、このトレードオフメカニズムは CKD 患者の副甲状腺機能が亢進する唯一の理由ではない。純粋なトレードオフの世界では低カルシウム血症や高リン血症を是正するために PTH が上昇するのであり、その結果カルシウムや無機リンが標準域に収まるならば、その PTH は基準値外にあっても正常値である。しかし、こうして副甲状腺に増殖と分泌亢進の圧力がかかり続けると、やがてそのなかに自律的に増殖と PTH 分泌を続けるクローンが出現し始める。この自律的クローンはフィードバックの制御を無視して増殖や PTH 分泌を続け、最終的にはなかでも最も有力なクローンが腺全体を占拠するに至る。それはもはや原発性副甲状腺機能亢進症に似た腫瘍と呼ぶべき病態である。画像診断で結節性過形成と診断される病態に陥ると、副甲状腺機能亢進症は低カルシウム血症に対応するものではなくなってしまう[3]。

進行した CKD 患者では PTH の分泌だけでなく、その作用にも異常が生じる。まず、当然ではあるが PTH はその腎作用を喪失するため、PTH が上昇しても血中無機リン濃度を下げることはできなくなる。そして残されたもう一つの標的臓器である骨への PTH の作用も減弱する。このメカニズ

ムは複雑である。7 - 84 PTH フラグメントの増加
による拮抗的な PTH 作用の減弱，主に骨細胞に
おける破骨細胞形成阻害因子 osteoprotegerin の産
生亢進，カテプシン K の生理的阻害物質である
システタチン C が蓄積することによる成熟破骨細
胞機能障害などがそれぞれ絡み合って，PTH は
骨への主要な作用であるリモデリング刺激の力を
弱められてしまう。この現象は skeletal resistance
to PTH in uremia と呼ばれている[4]。進行した
CKD 病態では自律的な副甲状腺細胞の増殖で腺
としてのカルシウム・無機リン感知能力が低下し
たうえに，そこから分泌される PTH がカルシウ
ム・無機リン濃度を変化させる能力も減弱させら
れている。このため，透析患者では副甲状腺機能
とカルシウム・無機リン濃度の間の相関関係が希
薄になってしまい，その意味で PTH の正常値が
存在しなくなる。

5 どのように二次性副甲状腺機能亢進症を治療するのか？

　純粋なトレードオフメカニズムによる副甲状腺
機能亢進症で呈される PTH は，例え基準値から
外れていても正常値であるため，それだけならば
これを是正する意義はない。健常者において基準
値を超える PTH 値は骨減少症の誘発因子である
が，CKD 患者では PTH に対する骨の反応性低下
のため，そのまま当てはめてよいかわからない。

　ただし，長期的にみてこれが副甲状腺に自律的
増殖クローンを発生させる母地となっているなら
ば，放置することは好ましくない。これがトレー
ドオフメカニズムで亢進している副甲状腺機能を
抑制すべきとする大義名分である。しかし，個々
の患者で自律増殖クローンが出現するリスクを
推定することは難しい。トレードオフメカニズム
は尿細管機能障害に由来する現象なので，尿細管

間質障害の強い病態では GFR の低下に比較して
副甲状腺機能亢進症の進行が早いとされるが，そ
れも印象でしかない。いずれにせよ，トレードオ
フメカニズムで亢進している副甲状腺機能に対し
て治療の介入を行うには，直接的に副甲状腺機能
を抑えこみにいくのではなく，全身のミネラル代
謝に介入してカルシウム濃度が下がり無機リン濃
度が上がるという圧力を和らげ，トレードオフの
ストレスを減少させることを目的とすべきである。

　しばしば用いられる低用量のアルファカルシ
ドールは，消化管のリミッターを解除することで
トレードオフの圧力を軽減するために用いられる
のであって，VDR 刺激を介した副甲状腺細胞の
直接抑制効果はほとんど期待されていない。経口
リン吸着薬の使用も同様の理由である[5]。その開
始時期に明確な目安はなく，CKD ステージ G 4
に至れば多くの患者でトレードオフの圧力が高
まっており，治療介入を行うことに医学的な問題
はないであろう。ただし，個人差はある。なお，
透析の導入は一般にカルシウム出納を正に傾ける
ため，トレードオフのストレス軽減効果がある。
導入後に PTH の低下する患者が多いのはこのた
めであり，それは保存期に十分なトレードオフの
ストレス軽減治療が行われていなかったことを示
唆している。

| 例 | アルファカルシドール　0.25μg　分1 |
| 例 | 炭酸カルシウム　1.5 g　分3 |

　CKD が進行すると，次第に自律的増殖クロー
ンに占拠された副甲状腺の頻度が高まってくる。
この病態では PTH の分泌量も桁外れに多くなる
が，それほど著しい副甲状腺機能亢進状態になっ
ても進行した CKD 患者は PTH に対する骨の反応
性低下のために致死的な高カルシウム血症には至
ることはまずない。しかし，著しく高いレベルの
PTH が持続すると，PTH-I 受容体を介して PTHrP

が発揮すべき作用，すなわち心臓，血管，肺，神経などの多彩な症状が出現してくる可能性がある。また，減弱しているとはいえ古典的標的臓器である骨にはリモデリング刺激を送るので，骨代謝回転が亢進する。腎機能を喪失した後は PTH が細胞外液のカルシウム濃度とともに無機リン濃度をも上昇させ，これらは心臓や血管へのストレスとなる。このような副甲状腺の状態下では血清カルシウム濃度，血清無機リン濃度を標準域に管理しにくい，という視点に立つこともできる。

このような自律的に暴走する三次性の副甲状腺機能亢進症に対しては，トレードオフのストレスを軽減させる程度の介入では治療効果は望めない。本来は活性型ビタミン D パルス療法やカルシウム受容体作動薬などで副甲状腺細胞を直接叩く必要が生じる。腎死に至る前に三次性副甲状腺機能亢進症を呈してしまう患者も稀に経験する。しかし，パルス療法を含む活性型ビタミン D 製剤の大量使用は高カルシウム尿症の誘発を介して

腎機能を悪化させるリスクがあり，推奨できない。カルシウム感知受容体作動薬の使用にも保険診療上の制限がある。導入前のデリケートな時期に侵襲の大きな副甲状腺摘出術を施行するのも考えものである。したがって，有効な対策を打てないでいるのが現状である。

引用文献

1) Fukagawa M, Nakanishi S, Fujii H, et al. Regulation of parathyroid function in chronic kidney disease (CKD). Clin Exp Nephrol. 2006；10：175-9.

2) Kazama JJ, Fukagawa M. In and out of the bone: can the osteocyte escape skeletal jail and yet regulate mineralization? Kidney Int. 2014；85：11-2.

3) Fukagawa M, Nakanishi S, Kazama JJ. Basic and clinical aspects of parathyroid hyperplasia in chronic kidney disease. Kidney Int. 2006；70 (Suppl 102)：3-7.

4) Kazama JJ. Osteoprotegerin and bone mineral metabolism in renal failure. Curr Opin Nephrol Hypertens. 2004；13：411-5.

5) Fukagawa M, Yokoyama K, Koiwa F. Clinical Practice guideline for the management of chronic kidney disease-mineral and bone disorder Ther Apher Dial 2013；17：247-88

8章

チーム医療と医療連携の実際

8章. チーム医療と医療連携の実際

　CKD の診療水準を上げるためには，エビデンスで示されているさまざまな CKD 管理目標を継続的かつ包括的に患者に対して実践していくことが重要である。すなわち，エビデンス・プラクティスギャップをなくすためのポイントは継続的な患者教育であり，そのためには医師を中心としたチーム医療（多職種連携）と医療連携が鍵となる。CKD ステージ G 3 a まではかかりつけ医の役割が重要であるが，ステージの進んだ CKD ステージ G3b ～ 5 になると，腎代替療法を見据えた医学的配慮やリスク管理が必要となるため，腎臓専門医の役割が大きくなってくる。

　患者教育の質を高めるためには，医師の外来診療だけでは不十分である。さまざまな取り組みがあり，医師を含むメディカルスタッフによる療養指導，腎臓教室，教育入院などが行われる。2018 年 4 月に誕生した腎臓病療養指導士は，看護師，管理栄養士，薬剤師が職種横断的な療養指導を行うことができる CKD 療養指導のエキスパートであり，その活躍が期待されている。また，理学療法士，臨床検査技師，MSW もチーム医療の構成員となる。

　さまざまな取り組みが地域や施設の特性に合わせて行われている。しかし，これらが実際に患者の予後を改善できたかどうかの検証およびその方法論についての検討，標準化（どのような方法が最も望ましいか）などについては未だ不十分であり，今後の課題といえる。なかでも，腎臓専門医への早めの紹介はさまざまなアウトカムを改善させる可能性があり，近年改訂された専門医への紹介基準（健診，かかりつけ医から）の普及が望まれる。

　早期発見は健診がとりわけ重要であるが，CKD ステージ G 3 a までの患者ケアは初期診療にあたるかかりつけ医の役割が大きい。進行期には腎臓専門医が診療の中心となる。しかし，進行期でもかかりつけ医が診療を継続する，あるいは併診することが有効なこともある。このように，CKD 患者を早期から継続的に診療してゆくためには切れ目のない医療連携が重要であり，腎臓専門医とかかりつけ医の協力もさらに密にする必要がある。

　以上のような観点から，本章では「チーム医療と医療連携」をキーワードに，CKD 患者の腎臓病教室参加・教育入院，腎臓専門医への紹介，医療連携体制構築法の各テーマについて解説する。

8章. チーム医療と医療連携の実際 | 171

CKD患者の腎臓病教室参加や教育目的の入院は，腎予後改善に有効ですか？

クリニカルパスを用いてチームで行う教育入院は，腎予後改善に効果的である。また，かかりつけ医と一緒に行うCKD連携診療は緊急導入を減らし，生命予後を改善させる可能性もある。腎臓病教室に関する腎予後改善効果については十分な検討がされておらず，わが国においてその効果の検証は今後の課題である。

1 CKD入院とは

2006年からCKDの概念が確立され，認知されつつあるが，未だ透析直前に専門医療機関に紹介される患者を経験する。これはすべて紹介元の責任なのだろうか？ CKDステージG4，5とはいえ，自覚症状のない患者を納得させるには明確な紹介目的が必要である。その目的を明快に打ち出す"保存期腎不全検査教育入院（以下，CKD入院）"は，腎機能悪化抑制の強力な武器になる。このシステムはほかに，"脳心血管合併症早期発見"と"正確な生活習慣の知識習得"という目的を併せもつ。CKD入院は，医師や看護師のみならず，栄養士，薬剤師，臨床工学技士，そして腎臓リハビリテーションを担当する理学療法士など，多職種が連携する透析阻止などを目的とした強力なシステムである。

■ 病診連携で本当に腎臓専門医はかかりつけ医の期待に応えられているか？

この問いに，"頑張っている！"と応える腎臓専門医は多数存在しても，"十分にできている！"といえる腎臓専門医はそう多くないであろう。また，筆者は開業医の立場でもあるが，紹介する立場としても自覚症状に乏しいCKDの場合，早期に病院へ紹介するのに苦労することが多い。CKD診療ガイドにも腎臓専門医紹介基準が明記されているが，これを遵守している開業医はさほど多くないであろう。また，紹介の受け側である腎臓専門医の対応や専門医療機関でのシステムには大きな格差があるのが現状だ。

例えば，CKDステージG4A3で紹介され腎生検が不要な場合，あなたはどのようにその患者の腎不全を止められるだろうか？ ここではそういった保存期対応が必要な患者に対して，CKD入院をチーム医療で実践している近江八幡市立総合医療センター腎臓センターの取り組みを紹介し，CKD入院がもたらした臨床成績やさまざまな効果，さらにCKD地域連携における変化などについて解説する。

2 CKD入院発足の経緯

2006年4月から開始し，2017年7月末で1,500例以上の経験を重ねている。

● このプログラムを開始した理由

① CKDステージG3〜5が対象となる保存期腎不全患者は自覚症状がないため，きちんと退院のゴールや指導内容までプログラムされた入院が望ましい。

② 主治医による入院期間や入院費用に差が出てはいけない。

③ CKDはチーム医療で立ち向かうべきである。

これら①〜③の考えに基づく。

3 CKD入院の3つの目的

①腎機能増悪因子の解析

②自己管理できる正確な知識の習得

③脳・心血管疾患合併症の早期発見

このなかでも最も重要なのは，①増悪因子の解析である。保存期腎不全は根本治療ができない状態であるが，その患者固有の増悪因子を問診や診察，そして精密検査を行うことで悪化のアクセルを見つけることができる。増悪因子を鑑別することで，腎不全悪化速度を落とす可能性がある。患者にも“今後こうすればあなたの腎臓は悪くなりませんよ！”と退院時に1時間程度かけてじっくりと説明する。なお，検査結果は図1のように記載したうえで腎機能悪化因子についてもわかりやすく明示し，患者への説明資料とする。

保存期腎不全教育入院　検査結果

検査お疲れさまでした。腎機能が維持できるように，今後も療養生活を送りましょう。
私たちも，精一杯サポートします。

氏名	様	入院日	平成　年　月　日

【血液検査】

	結果	正常値	備考
クレアチニン(Cr)	mg/dl	男:0.6〜1.1　女:0.4〜0.7	腎機能の指標
ヘモグロビン(Hb)	mg/dl	男:13.5〜18.0　女:11.5〜16.0	貧血の指標(10〜11が目安)
カリウム(K)	mEq/L	3.6〜4.8	
尿酸(UA)	mg/dl	男:4.0〜7.0　女:3.0〜5.5	
LDLコレステロール	mg/dl	70〜139	
HbA1c(NGSP)	%	6.2未満	糖尿病の指標
あなたの残腎機能は，正常の(　　　)%です。			

【腎機能悪化のアクセル】･･･蛋白尿と高血圧!!

尿検査		入院前(　/　)	入院後(　/　)	目標値
	尿蛋白量			0.3g/日以下
	摂取塩分量			5g以下
	摂取蛋白量			不要・要(　　)g

24時間血圧	平均血圧	mmHg		
	昼間血圧	mmHg	夜間血圧	mmHg
	あなたの家庭血圧の目標値は，(　　　)mmHgです。			

これ以外のアクセルは，(糖尿病・高脂血症・高尿酸血症・貧血・肥満・喫煙・　　　)です。

【生理・画像検査】

心電図	脈拍　回/分	正常	異常(　　)
胸部レントゲン	正常	異常(　　)	
心エコー	正常	異常(　　)	
頸動脈エコー	正常	異常(　　)	
腎動脈エコー	正常	異常(　　)	
腹部CT	正常	異常(　　)	
脈波伝播速度	正常	異常(　　)	
睡眠時無呼吸症候群	正常	異常(　　)	

【コメント】

図1　保存期腎不全教育入院　検査結果用紙

この検査結果用紙は後述するCKD地域連携パスのファイルの中にも入れ，かかりつけ医とも悪化因子を共有する。

4 CKDチーム結成

CKDチームの構成要員は、医師，栄養士，薬剤師，看護師，臨床工学技士，臨床検査技師，理学療法士である。

まずは，医師と各部門の勉強会を開催した。そこで，基本的なCKDの知識や各部門にどのようなことを指導して欲しいかなどについて十分に話し合い，指導内容の統一化を図った。

5 CKD入院スケジュール

指導内容がある程度固まったところで，CKD入院中のスケジュールについて話し合う。主に，検査スケジュールや指導のタイミングが重要である。指導中に検査に呼び出されることがないよう細心の注意を払い，検査予定などを検査技師と相談して組む。近江八幡市立総合医療センターで使用しているスケジュールを図2に示す。

後述するが，CKDの新たな増悪因子として睡眠時無呼吸症候群が報告されている。プログラムを受ける全患者には，睡眠時無呼吸症候群のスクリーニングを実施する。これには，呼吸管理に関する資格を有している臨床工学技士が力を発揮する。

スケジュール構成因子

◉ 増悪因子解析のための検査

尿検査，24時間血圧測定，一般生化学を含む腎機能検査，腎動脈エコー検査

◉ 合併症検索

心臓超音波検査，頸動脈超音波検査，脈波伝播速度

◉ 指導

- **医師**：腎不全とは？　1時間の集団講義，検査結果説明（個別面談）
- **看護師**：入院時オリエンテーション，正しい血圧の測り方，日常生活の注意点，患者との集団フリーディスカッション，味覚試験
- **栄養士**：栄養指導（初回：集団，2回目：個別）
- **臨床工学技士＋看護師**：透析とは？　血液透析，腹膜透析，腎移植（希望者のみ）

6 増悪因子としての睡眠時無呼吸症候群

夜間高血圧が腎機能悪化と強く関連していることは周知の事実である。Non-dipperやriserと呼ばれる夜間高血圧は，CKDや心不全などの体液貯留をきたす病態や糖尿病，そして睡眠時無呼吸症候群（SAS）が原因であるといわれている[1)]。2011年にSakaguchiらによって，夜間の腎機能低下と夜間の低酸素の関連が報告され[2)]，我々はSakaguchiらとCKD患者とSASについての共同研究を行った[3)]。大阪府立急性期・総合医療センターと近江八幡市立総合医療センターのCKD入院患者161名にSASスクリーニングを実施した。81名は正常であったが，残りの80名は軽症から重症のSASを保有していた。さらに，16名に中等症～重症のSASを認め，その集団は血圧や蛋白尿など腎機能悪化因子で補正しても有意に腎機能悪化速度が速かった。したがって，SASがCKDの悪化因子であることを世界で初めて証明したことになる。その機序の詳細は不明であるが，CKDによる体液過剰と夜間に気道付近に移動する体液が関連している可能性もあり，今後の研究

保存期腎不全検査教育入院　　＿＿＿＿＿＿＿＿＿＿様　入院計画表

日にち	／(水)	／(木)	／(金)	／(土)	／(日)	／(月)	／(火)
							会計後，午前退院
入院目的	①腎機能を悪化させている要因を明らかにする ②動脈硬化性疾患を早期に発見する ③慢性腎臓病と療養生活に関する知識を深める						
食事	腎臓食：塩分5g調整食						朝食で終了
検査	○レントゲン(胸部) ○心電図 ○24時間血圧測定 ○睡眠時無呼吸症候群の検査 ○InBody（体成分分析検査）	○採血 ○心臓超音波検査	○頸動脈・腎動脈超音波 	土日外泊		○採血 ○脈波伝播速度 （血管の硬さを調べる検査）	
医師からの説明		○腎不全とは（腎臓内科医） 10時～カンファレンス室					○検査結果説明
薬剤師からの説明			○服薬指導（入院期間中に） 				
栄養士からの説明		○集団指導 11時～カンファレンス室		外泊中の食事内容の記入		○個別指導 ※時間は木曜日にお知らせ	
病棟看護師からの説明	○入院オリエンテーション ○病棟案内 ○正しい血圧の測り方 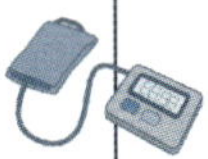	○療法説明 15時～デイルーム	○日常生活の注意点 10時～デイルーム ○味覚試験 日常生活の説明の後 ○味覚試験の説明 15時30分～デイルーム		○理解度アンケート	○フリーディスカッション 14時～デイルーム	○退院後の療養計画
ご自身で行う事	○血圧測定（起床時・眠前）→ ○体重測定（起床時）→ ○蓄尿（入院中）→	→	→	外泊中は蓄尿なし		→	9時に排尿
ビデオ学習	「慢性腎臓病ってどんな病気？」	「腎不全の治療選択」	「腎臓の働き大研究」 「高血圧の真実」	「隠れ腎臓病、恐怖の連鎖」			

ご希望があれば「イキイキ透析ライフ」「腎移植」など他にもビデオ鑑賞ができます

<スタッフまでお申し出ください>
近江八幡市立総合医療センター　腎臓センター

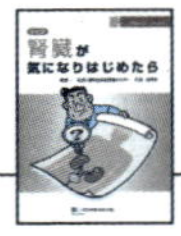

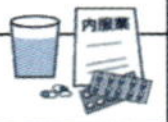

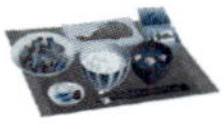

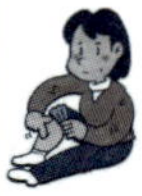

図2　近江八幡市立総合医療センターでのスケジュール

が待たれる。このように，SAS を入院中に検査できる CKD 入院は，腎臓を悪くさせる SAS さえも見逃さない強力なツールであるといえる。

7 CKD 入院の効果

　CKD 入院が効果的か否かは大変重要であり，我々の CKD 診療を支える根幹となる。我々は CKD 入院の有効性について，日本腎臓学会誌に「当院における保存期腎不全検査教育入院の効果」を報告した[4]。これは，腎機能悪化速度が入院前後で改善するというわが国初の報告である（図3）。原疾患にかかわらず尿蛋白の多い患者は，減塩強化，降圧効果の増大により尿蛋白が減少し，その後の腎機能が安定することから特に有効である。ただし，我々の報告は CKD 入院非実施群との比較ではないため，今後は更なる検証が必要である。また，実施しているすべての施設で有効な成績が出るかは不明である。入院プログラムや指導内容と効果について検証する必要があり，今後は腎臓学会などを中心としたワーキンググループなどによる研究が望まれる。

　興味深いことに，CKD 患者は健常者と比較し，塩分に対する認知閾値が低下している。しかし，1週間の CKD 入院による塩分制限によりその塩分認知閾値が正常化することを報告した[5]。これは，その後の塩分摂取量を減らせるきっかけとなり得る。

期待できる効果

　臨床研究としては証明できていないが，実感として以下の効果が期待できる可能性がある。
・溢水による緊急入院が減少（カテーテル透析導入の減少）
・無理のない継続した食事療法の確立（毎回蓄尿検査実施）
・待機的な透析導入の増加，腹膜透析選択率の上昇（セルフケア向上の副次的効果）
・スムーズな外来経過観察（CKD 入院した患者の外来診療は極めてスムーズ⇒腎臓専門医の負担軽減）
・チーム医療の充実（必然的にチーム医療力が向上する）
・かかりつけ医からの強力な支持⇒リピーターかかりつけ医の存在⇒早期紹介の促進

　これらはあくまでも実施施設での印象であり，それを裏付ける根拠がなく今後の検証が必要である。

8 CKD 入院の全国普及

　このように効果的な CKD 入院であるが，残念ながら未だ全国的に普及しているとはいえない。一方，CKD と並んで国民病とされる糖尿病では，糖尿病教育入院が全国的に実施されている。同じ慢性疾患，生活習慣病であるにもかかわらず，糖尿病教育入院の普及率や認知度は高い。

● CKD と糖尿病，何が違うのだろうか？

　日本 CKD チーム医療研究会で実施したアンケート結果によると，普及しない原因のトップ3は以下の通りであった。
① CKD 入院の効果が不明確
②参加するメディカルスタッフの協力が得られない，学会主導であるメディカルスタッフの育成不足
③急性期病院であり，待機的入院が困難

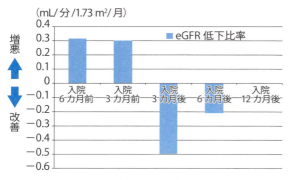

図3　入院前後の腎機能悪化速度

①についてはまさにその通りで，エビデンスは我々が報告している1報のみである．腎機能悪化阻止効果以外の副次的効果なども未報告であり，更なる研究報告が望まれる．②は大きな要因であるが，日本腎臓学会が輩出している腎臓病療養指導士が増えれば実現しやすくなると期待している．③については，現実問題としてよく聞かれる．DPC 導入病院では，検査項目を多少限定しないとマイナス収益になる可能性がある．診療報酬の確保については，今後エビデンスの構築とともに厚生労働省との協議を重ねて CKD 入院に特化した診療報酬を獲得する必要がある．そのためにも学会主導のワーキンググループを発足させるなど，活動が急がれる．

9 CKD 地域連携パス確立への道

厚生労働省腎疾患対策検討会の「かかりつけ医と専門医療機関等の連携」では，「専門医療機関は，かかりつけ医の状況など地域の実情に配慮しつつ，地域連携クリティカルパス（地域の複数の医療機関における治療計画）を策定し，活用することが望ましい．地域連携クリティカルパスは，診療水準の向上や先進地域における優れた医療連携体制等の取り組みを反映して，随時改定を図ることが望ましい．」とされている[6]．地域連携パス施行による保険点数が他疾患において拡大されている現状において，CKD もそのターゲットになっていることは明白である．

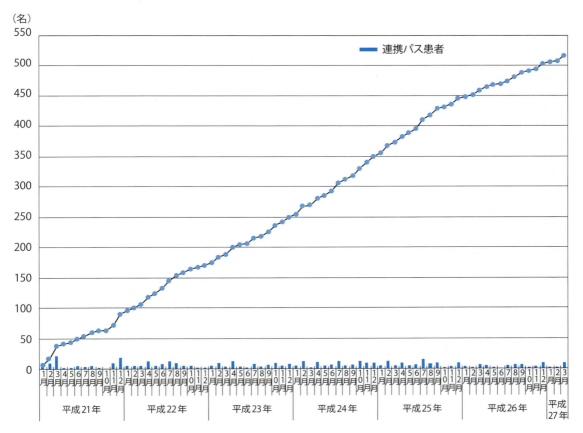

図4　CKD 地域連携パス患者数の推移

地域連携パスのコンセプト

近江八幡市立総合医療センターでも 2008 年にかかりつけ医との懇談会を経て，2009 年 1 月から CKD 地域連携パスを運用している。地域連携パスのコンセプトは以下の通りである。

①これまでよりも診療がスムーズになること（より充実した診療をより効率よく実践できること）

②より正確な診療が実践されること（投薬内容の正しい情報など）

③患者の満足度が高いこと

当初，かかりつけ医から "どのかかりつけ医が対象になるのか？" との問いがあり，"腎臓病を診るすべてのかかりつけ医が対象，場合によっては腎臓専門医不在の病院医師も対象に考えている" と答えた。現在では 500 名を超え，かかりつけ医と患者からの好評を得ている（**図 4**）。

地域連携パス作成予定の地域へのメッセージ

① CKD 地域連携パスはあくまでもツールであり，それを作成・運用することが目的ではない。

②紹介先の病院に CKD 入院があるとお互いのすべきことが認識され，かかりつけ医と専門医療機関の連携が図りやすい。かかりつけ医からも CKD 入院依頼紹介が続出している。

このように保存期腎不全の CKD 地域連携には，CKD 入院がかかりつけ医と専門医療機関にとってのベストチョイスではないかと考えている。

CKD 地域連携パスが早期紹介に与える影響

かかりつけ医からの紹介患者の CKD ステージが年々早期になっていることを日本腎臓学会総会で報告した[7]。特に透析導入原疾患第 1 位の糖尿病性腎症でより顕著であった。糖尿病性腎症の腎機能悪化速度が極めて速いことを考えると，かかりつけ医からの早期紹介を実現する CKD 入院とそれに附随する CKD 地域連携の実現が，今後の透析導入数を握る鍵になると思われる。

10 おわりに

CKD チーム医療による CKD 入院の実際を解説した。医師だけの力では不十分である。進行が早く自覚症状に乏しい糖尿病性腎症による透析回避を目指すには，各職種の能力を最大限に引き出した CKD チーム医療が有用である。また，かかりつけ医と腎臓病専門医が一つになって連携していくことが重要であり，かかりつけ医と一緒に行う CKD 連携診療は緊急透析導入を減らし，生命予後を改善させる可能性もある。CKD 入院を考慮している腎臓専門医は，腎臓病療法指導士をはじめとした CKD チーム員を増やし，実践できる環境を整えることから始めよう。

腎臓病教室に関する腎予後改善効果については十分な検討がされておらず，わが国においてその効果の検証は今後の課題である。少しでも各地域での CKD 診療に役立ち，透析導入患者が一人でも減ることを祈念している。

参考文献

1) Kario K. Obstructive sleep apnea syndrome and hypertension：ambulatory blood pressure. Hypertens Res. 2009；32：428–32.

2) Sakaguchi Y, Shoji T, Kawabata H, et al. High prevalence of obstructive sleep apnea and its association with renal function among nondialysis chronic kidney disease patients in Japan: a cross-sectional study. Clin J Am Soc Nephrol. 2011；6：995–1000.

3) Sakaguchi Y, Hatta T, Hayashi T, et al. Association of nocturnal hypoxemia with progression of CKD. Clin J Am Soc Nephrol. 2013；8：1502-7.

4) 上野里紗，八田　告，川崎由佳，他．当院における保存期腎不全検査教育入院の効果．日腎会誌．2013；55：956-65.

5) Kusaba T, Mori Y, Masami O, et al. Sodium restriction improves the gustatory threshold for salty taste in patients with chronic kidney disease. Kidney Int. 2009；76：638-43.

6) 腎疾患対策検討会報告書：今後の腎疾患対策のあり方について（H20.3）．https://www.mhlw.go.jp/bunya/kenkou/jinshikkan/01.html（2018.8.2 アクセス）

7) 川崎由佳，八田　告，薗村和弘，他．CKD への早期介入を目指して〜保存期腎不全検査教育入院 1000 例の経験から〜．日腎会誌．2014；56：385.

8章. チーム医療と医療連携の実際 177

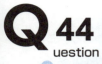

CKD ステージ G3b ～ 5 患者が腎臓専門医を受診することで腎予後が改善するのですか？

CKD ステージ G 3 b ～ 5 では尿生成以外の機能低下も顕在化し，腎性貧血やアシドーシスの対策も必要になるほか，合併症に対する薬剤も調整する必要がある．多職種による総合的な管理によって予後改善が期待できるため，なるべく早い時期に腎臓専門医が管理方針を決めるべきである．

1　腎臓専門医受診のメリット

　CKD ステージ G 3 a までの患者の診療はかかりつけ医が中心となるのに対し，CKD ステージ G 3 b ～ 5 の患者は専門医による定期的な外来診療が管理の基本となる．地域によって腎臓専門医の数や局在の問題からアクセスが難しい場合もあるが，それでも対象となる患者に受診してもらうためには何らかのメリットが必要である．

　一般にメリットの一つとして，医師以外の多職種の専門スタッフの評価や指導で長期管理の方針が示されることと思われるが，患者や家族が最も気にするのは腎予後の改善に寄与できるのかどうかということである．

腎予後の検討

　倫理的にも比較が難しいテーマであるため，アウトカムを透析導入とした比較研究の報告は少ないが，腎臓専門医の診療で腎機能低下速度が抑制され，透析導入を延長することや生命予後を改善できる可能性を示唆したものがある．

　Kim らは，早期（導入 1 年前）から専門医を受診していた 599 例とそうでなかった 429 例を比較し，早期受診群のほうが透析導入までの期間が長く，またカテーテルを用いた緊急導入率が低く，導入後の 2 年予後も有意に良好であったことを報告している[1]．また，Winkelmayer らが 3,014 例の公的データを解析した結果でも，導入後の死亡率に有意差が生じたことを示している[2]．

表　透析導入前の腎臓専門医の診療機関が 12 カ月生存率へ与える影響

Yamagata ら，Ther Apher Dial. 2012；16：54 - 62 より引用，一部改変

	12カ月生存率	Model 1 オッズ比	95% CI	p	Model 2 オッズ比	95% CI	p	Model 3 オッズ比	95% CI	p
＜1カ月	82.2%		reference			reference			reference	
1～2カ月	82.1%	0.999	0.745～1.338	0.994	0.974	0.699～1.357	0.875	0.831	0.461～1.498	0.538
2～3カ月	81.5%	1.047	0.745～1.472	0.791	1.075	0.734～1.576	0.710	1.495	0.824～2.713	0.186
3～4カ月	84.7%	0.830	0.562～1.227	0.351	0.742	0.478～1.152	0.183	0.881	0.430～1.805	0.729
4～5カ月	88.3%	0.602	0.387～0.936	0.024	0.628	0.389～1.014	0.057	0.767	0.356～1.652	0.497
5～6カ月	90.7%	0.467	0.278～0.786	0.004	0.507	0.292～0.882	0.016	0.392	0.146～1.051	0.063
6～12カ月	88.6%	0.578	0.451～0.740	0.000	0.535	0.405～0.706	0.000	0.525	0.328～0.841	0.007
12～24カ月	87.7%	0.647	0.513～0.818	0.000	0.644	0.499～0.830	0.001	0.660	0.425～1.027	0.066
＞24カ月	87.7%	0.643	0.547～0.756	0.000	0.629	0.526～0.753	0.000	0.643	0.476～0.867	0.004

わが国でも日本透析医学会の調査データの解析によって，導入前の専門医診療が長いほど導入後の生命予後が良好であることが示されている[3]。Yamagataらの解析によると，透析導入直前（1カ月以内）以降に腎臓専門医を紹介された群と腎臓専門医の診療が6〜12カ月および24カ月以上の群で比較すると，6〜12カ月および24カ月以上の群で12カ月生存率が有意に上昇していた（表）。また，バスキュラーアクセスを透析導入直前（1カ月以内）以降に作製した群と1カ月以前に作製した群で比較すると，1カ月以前に作製した群で透析導入1年以内の死亡リスクが明らかに軽減している[4]（図）。我々の施設でも，緊急の透析導入が必要で搬送される患者や初診時に透析導入のために入院となる患者は減少しており，CKD診療ガイドや腎臓専門医紹介基準の普及とともにかかりつけ医と腎臓専門医との連携が進みつつあることを実感している。

■ 腎臓専門医受診によるチーム医療

腎臓専門医の受診は単に医師の診療だけではなく，多職種によるチーム医療の恩恵が受けられることが腎予後の改善につながると思われる。この効果についても多数の報告があり，ガイドラインに詳述されているが[5]，日本腎臓学会主導で行われたFROM-J研究ではかかりつけ医の管理に腎臓領域の知識をもつ管理栄養士による生活指導を加えたCKDステージG3群でeGFR低下速度を有意に低下させた（コントロール群：2.4 mL/分/1.73m^2/年，介入群：1.9mL/分/1.73m^2/年）[6]。このように，専門知識をもつ医療スタッフによる管理支援の有用性が示されている。

2 腎臓専門医に紹介する時期

実際に患者を腎臓専門医に紹介する時期は，日本腎臓学会からCKDステージに合わせた形で提案されているが，各地域でローカルルールを定めるべきである（Q 45参照）。

参考文献

1) Kim DH, Kim M, Kim H, et al. Early referral to a nephrologist improved patient survival：prospective cohort study for end-stage renal disease in Korea.PLoS One. 2013；8：e55323.
2) Winkelmayer WC, Owen WF Jr, Levin R,et al. A propensity analysis of late versus early nephrologist referral and mortality on dialysis. J Am Soc Nephrol. 2003；14：486-92.
3) Yamagata K, Nakai S, Iseki K, et al.Committee of Renal Data Registry of the Japanese Society for Dialysis Therapy. Late dialysis start did not affect long-term outcome in Japanese dialysis patients: long-term prognosis from Japanese Society for Dialysis Therapy Registry. Ther Apher Dial. 2012；16：111-20.
4) 日本透析医学会．わが国の慢性透析療法の現況（2008年12月31日現在）．2009.
5) 山縣邦弘（編集代表）：腎障害進展予防と腎代替療法への移行 CKDステージG3b〜5診療ガイドライン2015．東京医学社，東京，2015.
6) Yamagata K, Makino H, Iseki K, et al. Study Group for Frontier of Renal Outcome Modifications in Japan（FROM-J）. Effect of Behavior Modification on Outcome in Early- to Moderate-Stage Chronic Kidney Disease: A Cluster-Randomized Trial. PLoS One. 2016；11：e0151422.

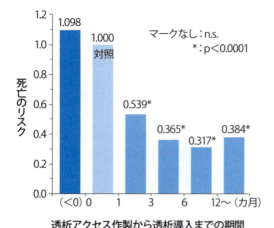

図 透析アクセス作製から透析導入までの期間と生命予後

8章. チーム医療と医療連携の実際 | 179

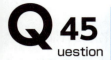

CKD ステージ G3b〜5 患者に対する医療連携体制の構築法を教えてください。

地域によって腎臓専門医の数や偏在の程度が異なるので，それぞれの状況に合った連携体制を構築する必要がある。医師会や研究会などを有効に活用し，腎臓専門医が少ない地域では腎臓病療養指導士の支援も期待できる。

1 CKD に対する専門家

　CKD の管理にはさまざまな領域における専門的な知識と経験が必要であり，特に生活習慣を管理する意味では腎臓専門医であっても医師だけではカバーしきれないことがわかってきた。また，わが国の多くの医療機関では CKD に対する専門家がそれぞれの職種で揃わない状況にある。専門家の目安としては，腎臓専門医，慢性腎臓病療養指導看護師，慢性疾患看護専門看護師，日本腎臓病薬物療法学会専門認定薬剤師，腎臓病病態栄養専門管理栄養士などの資格保持者が考えられる。こうした資格は必ずしも必要ではないとはいえ，慢性疾患の管理が標準化の方法に向かっている現在では，一定の知識と経験を担保された資格保持者がもたらす安心感は重要である。

2 医療連携体制の構築とは

　医療連携の目的の一つは，個々の患者に対して専門家の立場から管理方針を示し，非専門家がこれを実施する際の注意点を明らかにすることである。そのため，医療連携体制の構築は専門家へのアクセスにほかならないが，こうした専門家は全国的にも地域レベルでも偏在していることが多いため，構築法は地域によって異なるといわざるを得ない。

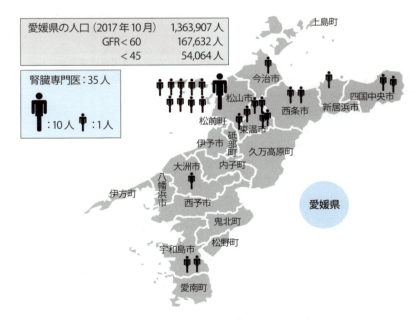

図　愛媛県における腎臓専門医の局在

Imai E, et al. Clin Exp Nephrol. 2009；13：621-630 より引用

3 地域での偏在

　図は，愛媛県における専門医の局在を示すものである。愛媛県の人口が2017年10月末1,363,907人で，これはわが国の人口126,706,210人の1.07%にあたる。一方，腎臓専門医は34名でこれは全国5,030名の0.67%にあたる。人口1万人当たりの腎臓専門医は0.25名でほかの地域と比較してやや少ないが，更にそのほとんどが松山市と東温市に所属している。こうなると，松山市における

表　かかりつけ医から腎臓専門医・専門医療機関への紹介基準

日本腎臓学会，日本医師会（監修）より引用

原疾患		蛋白尿区分		A 1	A 2	A 3
糖尿病		尿アルブミン定量（mg／日）		正常	微量アルブミン尿	顕性アルブミン尿
		尿アルブミン／Cr比（mg/gCr）		30 未満	30 〜 299	300 以上
高血圧 腎炎 多発性嚢胞腎 その他		尿蛋白定量（g／日）		正常 （−）	軽度蛋白尿 （±）	高度蛋白尿 （＋〜）
		尿蛋白／Cr 比（g/gCr）		0.15未満	0.15〜 0.49	0.50以上
GFR 区分 （mL/ 分 / 1.73 m²）	G 1	正常または高値	≧ 90		血尿＋なら紹介，蛋白尿のみならば生活指導・診療継続	紹介
	G 2	正常または 軽度低下	60 〜 89		血尿＋なら紹介，蛋白尿のみならば生活指導・診療継続	紹介
	G 3 a	軽度〜中等度低下	45 〜 59	40 歳未満は紹介，40 歳以上は生活指導・診療継続	紹介	紹介
	G 3 b	中等度〜低下	30 〜 44	紹介	紹介	紹介
	G 4	高度低下	15 〜 29	紹介	紹介	紹介
	G 5	末期腎不全	＜ 15	紹介	紹介	紹介

上記以外に，3 カ月以内に 30 % 以上の腎機能の悪化を認める場合は速やかに紹介。
上記基準ならびに地域の状況などを考慮し，かかりつけ医が紹介を判断し，かかりつけ医と専門医・専門医療機関で逆紹介や併診などの受診形態を検討する。

腎臓専門医・専門医療機関への紹介目的（原疾患を問わない）
1）血尿，蛋白尿，腎機能低下の原因精査。
2）進展抑制目的の治療強化（治療抵抗性の蛋白尿（顕性アルブミン尿），腎機能低下，高血圧に対する治療の見直し，二次性高血圧の鑑別など）
3）保存期腎不全の管理，腎代替療法の導入。

原疾患に糖尿病がある場合
1）腎臓内科医・専門医療機関の紹介基準に当てはまる場合で，原疾患に糖尿病がある場合にはさらに糖尿病専門医・専門医療機関への紹介を考慮する。
2）それ以外でも以下の場合には糖尿病専門医・専門医療機関への紹介を考慮する。
　①糖尿病治療方針の決定に専門的知識（3 カ月以上の治療でも HbA1c の目標値に達しない，薬剤選択，食事運動療法指導など）を要する場合
　②糖尿病合併症（網膜症，神経障害，冠動脈疾患，脳血管疾患，末梢動脈疾患など）発症のハイリスク者（血糖・血圧・脂質・体重等の難治例）である場合
　③上記糖尿病合併症を発症している場合
　なお，詳細は「糖尿病治療ガイド」を参照のこと。

医療連携とほかのエリアにおける医療連携を同じ方法論で述べることができないことがわかる。

日本腎臓学会では，CKD診療ガイドにおいて専門医への紹介や受診間隔の目安を提示している（**表**）が，専門医が1人で管理可能な患者数には限りがある。愛媛県でいえば，35名でGFR 60 mL/分/1.73 m² 未満の推定人口167,632人を管理すると腎臓専門医1人当たり5,000名近くを担当することになる。また，患者居住地から腎臓専門医へのアクセスも考慮する必要があり，この基準は地域により調整されるべきものと思われる。

■ 偏在地域での紹介基準

紹介基準はその受診間隔を提唱しているが，これについても腎臓専門医と地域におけるかかりつけ医との間でコミュニケーションを図り，各地域のローカルルールを定めておくことが有用である。直接対話で調整することが望ましいが，地域の医師会や研究会などの機会を有効に活用することも可能であると考える。

■ 慢性腎臓病療養指導士

こうした偏在については多職種の専門家についても同様の問題があるため，2017年に日本腎臓学会を中心として慢性腎臓病療養指導士制度が発足し，約800名の第1期指導士が誕生した。従来の専門家はそれぞれの領域について深く学んだ者に対して資格認定が行われていたが，これは看護，薬剤，栄養の三領域について横断的に学んだものに対して認定が行われている。すなわち，本当に詳しい専門家がいなくてもCKDの管理に際して生活全般にわたって少し詳しいスタッフがいることで，専門家不在の地域においてCKD管理の核となってもらうという趣旨の「ひとりチーム医療」ともいうべき制度である。地域のCKD対策に欠かせない早期発見・早期受診と長期管理について専門家不在の施設や地域といった第一線での活躍が期待される。

4 今後の展望

今後，遠隔診療が徐々に臨床現場に普及してくるであろうが，地域の医療連携に電子カルテの共有化などのネットワークが利用されるようになれば，患者や家族にとっては無症状の疾患のために専門医療機関を受診する必要もなくなるため，こうした領域の進歩についても期待したい。

9章

スムーズな腎代替療法の導入について

9章. スムーズな腎代替療法の導入について

　わが国では年間3万人台の保存期CKD患者が新規の腎代替療法を必要としている。日本透析医学会統計調査委員会の資料による2016年度の施設調査票に基づく解析では，新規導入患者総数は39,344名で，血液透析（血液透析濾過）などによる新規導入は95.1％，腹膜透析での新規導入は4.9％であったと報告されている[1]。また，日本臨床腎移植学会・日本移植学会の報告[2]によると，2016年度の新規腎移植患者総数は1,648名であり，生体腎移植が1,471名，心停止下での献腎移植が61名，脳死下での献腎移植が116名であった。生体腎献腎移植（n = 1,331）の患者のみをさらに検討すると，移植直前のみ透析を受けていた：148名（17.4％），透析なしで移植を受けた：220名（16.5％）であり，およそ30％強の患者が新規腎代替療法として腎移植を受けていることがわかる。このような数値から判断すると，腹膜透析および腎移植を新規腎代替療法として選択している患者は限られている現状がみえる。

　透析医療と移植医療の選択で大きく異なる点としては，年齢があげられる。透析医療を選択する患者の平均年齢は69.4歳であり，生体腎移植を選択する患者の平均年齢は45.7歳あることから，腎移植医療選択患者が圧倒的に若い。しかし，近年の特徴として高齢者の腎移植選択も増加しており，2016年度の統計では，60〜69歳：257名（19.3％），70〜79歳：40名（3.0％）と，約20％の患者が60歳以上で生体腎移植を受けている。また，透析療法の選択をしない，非導入といった問題も高齢患者のなかではクローズアップされているが，現実にどの程度該当人数がいるのか詳細なデータはない。

　わが国における新規腎代替療法の選択状況を国際的にみた場合，血液透析と生体腎移植に大きく傾いている。また，透析療法を選択する患者の平均年齢が極めて高いことも特徴である。このような状況でスムーズな腎代替療法の導入を行うにはいくつかの課題がある。

① どのCKDの段階から療法選択の情報提供，あるいは説明と同意を得ていくのが望ましいのか。

② 患者本人のみならず家族あるいはどのような関係者に，誰が療法選択に関する情報提供を行い，説明と同意収得を行うのが適切なのか。

③ どの程度の情報提供を行い，説明と同意収得にどの程度の時間をかけるのが適切なのか。

④ どのような情報提供ツールを用いて情報提供や説明と同意収得を行うのが適切なのか。

⑤ 異なる腎代替療法を公平にかつわかりやすく患者へ説明ができるのか。

⑥ 患者が自分の考え，好みなどを踏まえて自主的に判断できる環境を作ることができるのか。

　少なくともこのような疑問が湧き出てくる。本章では，これらの疑問を考えるうえで役立つ臨床的質問と回答が用意されている。

参考文献

1) わが国の慢性透析療法の現状 2016年末の慢性透析患者に関する集計，(1) わが国の慢性透析療法の要約，図表1. http://docs.jsdt.or.jp/overview/pdf2017/p002.pdf（2018.8.17 アクセス）

2) 日本臨床腎移植学会・日本移植学会. 腎移植臨床登録集計報告（2017）2016年実施症例の集計報告と追跡調査結果. 移植. 2017；52：113-33.

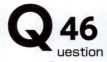

Q46 日本でESKD患者（透析，腎移植，非透析）は何人位いるのですか？

わが国の2016年末の透析患者数は329,609名であり，同年における新規導入患者数は39,344名であった。生着している腎移植患者数は約20,000名と推測されており，2016年の腎移植患者数は1,648名であった。非透析患者数（CKDステージG5）の実態調査はほとんどないが，約5～7万名程度と予測されている。

1 透析患者数

日本透析医学会「わが国の慢性透析療法の現況」[1]によると，2016年末時点での透析患者は329,609名で，そのうち血液透析患者：320,588名，腹膜透析患者：9,021名（2.7％）である。また，血液透析の新規患者：37,398名，腹膜透析の患者：1,946名と前年に比べ118人減少している。透析患者数は2005年まで年間約1万人ずつ増加していたが，2016年は前年比より4,623名増となっている。維持透析患者の男性の平均年齢は67.34歳で，女性の平均年齢は69.61歳である。新規導入患者の平均年齢は男性で68.57歳，女性で71.19歳である。

2 腎移植患者数

日本臨床腎移植学会・日本移植学会「腎移植臨床登録集計報告（2017年）」[2]によると，2016年の新規腎移植患者は1,648名である。そのうち生体腎移植：1,471名（89.3％），献腎移植患者：177名（10.7％）であり，内訳として心停止移植：61名，脳死移植：116名であった。図のように腎移植患者は増加傾向にあるが，近年は1,600名台で伸び悩んでいる現状がある。生体腎移植を受ける腎移植患者の平均年齢は45.7歳，献腎移植を受ける腎移植患者の平均年齢は47.1歳である。

移植前の透析療法は生体腎移植の850例（63.9％）に施行されており，そのうち慢性透析：702例

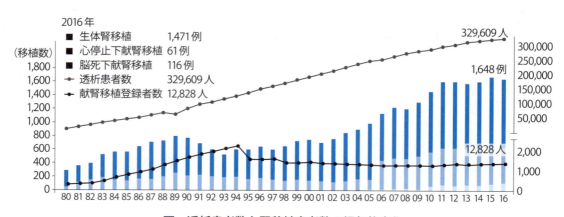

図　透析患者数と腎移植患者数の経年的変化

文献3より引用

（82.6 %），移植直前のみ：148 例（17.4 %）である。全く行わない：220 例（16.5 %）であり，移植直前のみや全く行わないといった先行的腎移植が近年増加傾向にあり，移植腎生着率や生存率が良いこと，医療経済的に安価であることの影響であると考えられる。さまざまな報告があるが，現時点で腎移植を受けて生着している患者は約 16,000 名程度存在していると推測され，追跡不能となっている患者も合わせると約 20,000 名程度と推測される[3]。

2015 年末に献腎移植登録をしている患者は 12,825 名であり，現在の平均待機年数は 16 歳以上：13.1 年，16 歳未満：3.3 年である[3]。

3　非透析患者数

わが国の一般人口を含めた全国民の CKD の有病率の調査は困難である。そのため，住民健診コホートや腎臓病総合レジストリーの結果から患者数を推定する方法がとられており，透析導入前の CKD ステージ G 5（eGFR 15 mL / 分 / 1.73 m^2 未満）の患者は約 5 ～ 7 万名と推定されている[4]。特定健診受診者コホートでは，CKD ステージ G 5 患者が全体の 0.07 %であると示されている[5]。

宮城艮陵 CKD 研究では，主に腎・高血圧専門の診療施設を受診している CKD 患者の 1 年間の CKD ステージ進行と予後が検討され，CKD ステージ G 5 患者の 52.1 %，CKD ステージ G 4 患者の 4 %が透析導入となっている。このような結果から，急速進行性糸球体腎炎による血液透析導入患者と腎移植からの再導入の患者を除いた透析導入 36,907 名をもとに，2009 年に存在したわが国の CKD ステージ G5 患者は 67,000 名と推測される[6]。

参考文献

1) 日本透析医学会統計調査委員会．図説 わが国の慢性透析療法の現況 2015 年 12 月 31 日現在．日本透析医学会．2016. http://docs.jsdt.or.jp/overview/pdf2016/2015all.pdf（2018.8.17 アクセス）

2) 日本臨床腎移植学会・日本移植学会．腎移植臨床登録集計報告（2017）2016 年実施症例の集計報告と追跡調査結果．移植．2017；52：113-33.

3) 日本移植学会．2016 臓器移植ファクトブック．http://www.asas.or.jp/jst/pdf/factbook/factbook2016.pdf（2018.8.17 アクセス）

4) 慢性腎臓病（CKD）進行例の実態把握と透析導入回避のための有効な指針の作成に関する研究研究班．腎障害進展予防と腎代替療法へのスムーズな移行 CKD ステージ G3b ～ 5 診療ガイドライン 2017（2015 追補版），日腎会誌．2017；59：1093-101, 1103-216.

5) Iseki K, Asahi K, Moriyama T, et al. Risk factor profiles based on estimated glomerular filtration rate and dipstick proteinuria among participants of the Specific Health Check and Guidance System in Japan 2008. Clin Exp Nephrol. 2012；16：242-9.

6) Nakayama M, Sato T, Sato H, Yamaguchi Y, et al. Different clinical outcomes for cardiovascular events and mortality in chronic kidney disease according to underlying renal disease：the Gonryo study. Clin Exp Nephrol. 2010；14：333-9.

Q47
uestion
最近の新規透析導入患者は横ばい〜減少傾向のようですが，新たな ESKD 患者は減ってきているのですか？

& A
nswer
新規透析導入患者数は 2008 年まで増加傾向を示していたが，2009 年に初めて減少に転じ，その後は多少の患者増減はあるもののほぼ横ばいで推移している。一方，新たな ESKD 患者は，透析導入割合が現状のままと仮定した場合，人口の高齢化により将来増加することが予想されている。

1 新規透析導入患者数および慢性透析患者数の推移

2008 年まで新規透析導入患者数は増加傾向を示していたが，2009 年に初めて減少に転じて以降，ほぼ横ばいで推移している。2016 年の透析導入患者は 39,344 名で，2015 年の透析導入患者 39,462 名よりわずかに減少した。

慢性透析療法を受けている患者総数は 2016 年で 329,609 名である。透析患者数は 2005 年頃まで年間約 10,000 名ずつ増加していたが，死亡患者数の増加に伴い近年患者数の増加が鈍化し，2014 年は前年比 6,010 名増，2015 年は 4,538 名増，2016 年は 4,623 名増となっている。

死亡患者の増加については導入患者の高齢化，糖尿病性腎症患者や腎硬化症の増加など，予後不良な患者の導入が多くなっていることが原因と考えられる[1]。

2 新たな ESKD 患者について

透析導入割合が 2012 年のまま不変と仮定し，将来の透析導入患者数を推計した報告によると 2025 年の透析導入患者は 41,270 名と，2012 年の透析導入患者（36,590 名）よりも 12.8 ％増加し，特に 85 歳以上での増加割合が大きいことが推計された（男性 92.6 ％増，女性 62.2 ％増）。日本透析医学会統計調査委員会によるデータと厚生労働省による人口動態調査から性年齢階級別透析導入割合を算出し，透析導入率が 2012 年と不変と仮定した場合の将来導入者数を，国立社会保障・人口問題研究所が公表した将来推計人口（出生中位（死亡中位））から推計されている。感度分析として，出生低位（死亡高位）および出生高位（死亡低位）推計でも同様の計算を行っている。その結果，透析導入割合は高齢男性を除き低下していたが，予測される高齢人口が上回るため，新たな透析導入患者数の増加が推計された。感度分析でも同様の結果であった。

なお，上記研究の推計は新規透析導入患者数であり，慢性維持透析患者数ではない。そのため，わが国の慢性透析患者数が 2021 年末に 348,873 名（90 ％ CI：302,868 〜 401,119 名）で最大となり，その後減少に転じると推計された先行研究[2]と相反しない。この研究は，"透析導入割合が現状のままでは，人口高齢化により新たな透析導入患者数は増加する"ことを数字で示しており，人口高齢化を止めることは困難であるが，ESKD 発症率をさらに低下させる努力とともに，高齢化に備えた医療環境の整備および社会資源の活用が求められる[3]。

3 おわりに

年齢調整後の新規透析導入率は既に減少してお

いるが，透析患者数は全体として横ばいで推移している。そのため新規透析導入率が現状のままと仮定すると，今後さらに高齢化が進むなかで新規透析導入患者数は増加に転じる可能性がある。

現状における年齢調整後の新規透析導入率の減少については，この10年間でCKDの進展予防について生活習慣病予防を中心に積極的に腎疾患対策を講じてきたことが大きな要因と考えられる。

参考文献

1) 日本透析医学会統計調査委員会．図説 わが国の慢性透析療法の現況 2016年12月31日現在，pp2-14. http://docs.jsdt.or.jp/overview/pdf2017/2016all.pdf（2018.8.17 アクセス）

2) 中井 滋, 若井建志, 山縣邦弘, 他．わが国の慢性維持透析人口将来推計の試み．日透析医学会誌．2012 ; 45 : 599-613.

3) Wakasugi M, Kazama JJ, Narita I. Anticipated increase in the number of patients who require dialysis treatment among the aging population of Japan. Ther Apher Dial 2015 ; 19 : 201-6.

Q48 日本での腎移植，未透析腎移植を開始する患者は増えているのですか？

Answer

腎移植には親族をドナーとする生体腎移植と死後善意により提供される献腎移植がある。近年，わが国における腎移植件数は年々増加傾向である。未透析腎移植は先行的腎移植(preemptive kidney transplantation：PEKT)と呼ばれ，患者予後，移植腎予後を最も改善させる可能性のある腎移植と考えられている。2016年のPEKT患者（透析未施行患者および移植直前のみpreconditioning目的で透析を施行した患者）は368名と生体腎移植の34.4％を占め，近年増加傾向である。

1 わが国における腎移植件数の推移

ESKDにおける腎代替療法として透析療法（血液透析，腹膜透析），腎移植があり，腎移植には生体腎移植と献腎移植がある。また，献腎移植には脳死下献腎移植と心停止下献腎移植がある。2016年の慢性透析患者は329,609名で，慢性透析導入患者は39,344名であった[1]。一方，2016年の腎移植患者総数は1,648名であった（生体腎移植：1,471名，脳死下献腎移植：116名，心停止下献腎移植：61名）[2]。このように，わが国ではESKDに対する腎代替療法の大部分が透析療法の選択とされている。しかし，腎移植件数の推移をみると移植件数は年々増加傾向である（図1）。これは主に生体腎移植件数の増加によるものと考えられ，献腎移植は最近20年でほとんど不変である。生体腎移植は，非血縁者間（夫婦間）腎移植件数の増加，ABO血液型不適合腎移植件数の増加が生体腎移植件数の増加に寄与していると考えられる[2]。

2 透析療法と比較した腎移植の意義

2006〜2010年にわが国で施行した腎移植の5

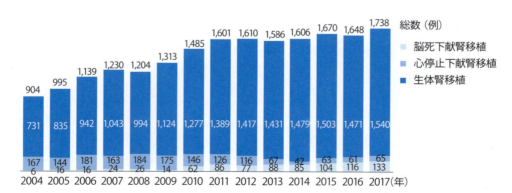

図1 わが国における腎移植総数の推移

文献2より引用，一部改変
2017年のデータについては2018年2月15日第51回日本臨床腎移植学会 腎移植臨床統計報告 速報値（未確定値）

年生着率は生体腎移植症例：92.8％，献腎移植症例：83.9％であり，5 年生存率は生体腎移植症例：96.2％，献腎移植症例：91.2％と良好である[3]。

一般に，腎移植は透析療法と比較して心筋梗塞などの心血管系疾患の発症を抑制するため，生命予後は改善する[4]。また，腎移植は透析療法による時間的拘束，食事・水分制限からの解放などにより，QOL が向上することは明らかである。

3 わが国における PEKT 患者数の推移

PEKT は 1990 年代後半より米国で注目され，透析を経た腎移植と比較して患者および移植腎予後が改善することが報告された。わが国では 1992 年に生体腎移植で初めて PEKT が施行された。2016 年末の PEKT 患者数は前述のように 368 件と増加傾向である[2]（図 2）。PEKT を行うためには保存期腎不全の時期に腎代替療法について腎臓内科医，移植医，レシピエント移植コーディネーター，看護師，MSW，薬剤師などの多職種で情報提供を行うことが理想である。

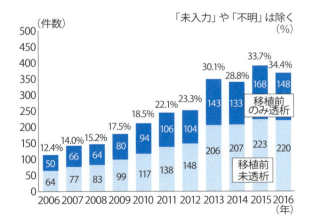

図 2 先行的腎移植（PEKT）件数（割合）の年次別推移
文献 2 より引用，一部改変

4 PEKT の意義

一般に CKD ステージが G 4～5 へと進行すると，動脈硬化，低栄養，貧血，骨ミネラル関連事象，慢性炎症，悪性腫瘍などの合併症が経時的に増加する。PEKT はこれらの因子が回避できるため，非 PEKT と比較して移植腎生着率，患者生存率が向上すると考えられている。

また，DOPPS の報告によるとわが国の透析患者の生命予後は世界一であり，透析医療の質は世界で最も優れていると言える[5]。しかしそのわが国より，PEKT が非 PEKT と比較して移植腎喪失率，患者死亡率，CVD の予後を改善することが報告された[6]。その他の PEKT の利点としては主に下記があげられる。

①就業，就職への影響が少ない。
②バスキュラーアクセス・ペリトネアルアクセスの造設が不要なため美容的側面で優れる。
③小児に対して精神的発達・身体的発達の面で優れる。
④透析導入の費用が不要で，最も医療経済効果の高い腎移植である。

平成 30 年度の診療報酬改定にて，ESKD 患者に対して腎代替療法の説明を行うことで導入期加算が算出できるようになった。今後，更なる PEKT の増加が期待できる。

5 PEKT の準備時期

PEKT では残存腎機能が存在する状態で腎移植を行うが，移植前の eGFR 値によって PEKT の移植腎予後や生命予後に有意差はないことが報告されている。そのため，性急な PEKT は利点がないと考えられる。わが国の PEKT 手術直前の eGFR の平均値は 8.4 mL/分 / 1.73 m^2 であった。このうち 43.4 ％が preconditioning の透析療法が必要

であった。PEKT の準備を開始する目安として，CKD ステージ G 5（eGFR 15 mL/ 分 / 1.73 m^2）前で行うことが理想的であると考えられる[7]。PEKT を実施するためには eGFR 10 mL/ 分 / 1.73 m^2 位までに十分な術前評価を行い，eGFR 8 〜 10 mL/ 分 / 1.73 m^2 で PEKT を行う必要があると考える。わが国では 2012 年 7 月から透析導入前の eGFR 15 mL/ 分 / 1.73 m^2 で献腎移植登録が可能となっている。

参考文献

1) 日本透析医学会統計調査委員会 . 図説 わが国の慢性透析療法の現況．2016 年 12 月 31 日現在，pp2-14. http://docs.jsdt.or.jp/overview/pdf2017/2016all.pdf（2018.8.17 アクセス）

2) 日本臨床腎移植学会・日本移植学会 . 腎移植臨床登録集計報告(2017)2016 年実施症例の集計報告と追跡調査結果．移植．2017；52：113-33.

3) 日本臨床腎移植学会・日本移植学会 . 腎移植臨床登録集計報告(2013)2014 年実施症例の集計報告と追跡調査結果．移植．2014；49：240-60.

4) Meier-Kriesche HU, Schold JD, Srinivas TR, et al. Kidney transplantation halts cardiovascular disease progression in patients with end-stage renal disease. Am J Transplant. 2004；4：1662-8.

5) Goodkin DA, Bragg-Gresham JL, Koenig KG, et al. Association of comorbid conditions and mortality in hemodialysis patients in Europe, Japan, and the United States: the Dialysis Outcomes and Practice Patterns Study（DOPPS）. J Am Soc Nephrol. 2003；14：3270-7.

6) Goto N, Okada M, Yamamoto T, et al. Association of Dialysis Duration with Outcomes after Transplantation in a Japanese Cohort. Clin J Am Soc Nephrol. 2016；11：497-504.

7) 慢性腎臓病(CKD)進行例の実態把握と透析導入回避のための有効な指針の作成に関する研究研究班 . 腎障害進展予防と腎代替療法へのスムーズな移行 CKD ステージ G3b 〜 5 診療ガイドライン 2017（2015 追補版），日腎会誌．2017；59：1093-101, 1103-216.

9章．スムーズな腎代替療法の導入について　193

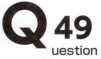

血液透析・腹膜透析導入後，および腎移植後の予後には差はないのですか？

腹膜透析と血液透析を比較すると，早期においては腹膜透析が良好な可能性がある。しかし，長期透析・高齢者・糖尿病患者においては逆に血液透析が良好である可能性がある。腎移植と透析療法を比較すると，腎移植患者の予後は移植術直後には不良であるが，長期予後においては明らかに良好である。

1　腹膜透析と血液透析との比較

1995年に17万例を対象とした大規模な観察研究がUSRDS（The United States Renal Data System）のデータをもとに報告された。その結果，腹膜透析患者は血液透析患者に比較して19％死亡リスクが高かった。しかし，この検討は維持透析患者であり，導入患者ではないという問題点があった[1]。そのため，透析導入患者を対象とした複数の検討が行われた。オランダのNECOSAD（The Netherlands Cooperative Study on the Adequacy of Dialysis）による腹膜透析導入患者と血液透析導入患者に対する検討では，当初の2年間において腹膜透析患者と血液透析患者との間に有意差はみられなかったが，3年目以降は血液透析患者の予後が良好であった（ハザード比：0.53，95％ CI：0.31-0.91）ことが報告されている[2]。また，同じくオランダの別のグループからも同様の結果が報告されている。導入患者をもとに行った検討で，導入後の期間を3～6カ月，6～15カ月，15カ月以上に分けると，最初の期間（3～6カ月）において40歳の非糖尿病患者では腹膜透析が良好（ハザード比：0.26，95％ CI：0.17-0.41）であった。しかし，同じ時期でも70歳の糖尿病患者において有意差はみられなかった（ハザード比：0.95，95％ CI：0.64-1.39）。同じ40歳の非糖尿病患者においても15カ月以降では，ハザード比：0.86（95％

CI：0.74-1.00）と関連性が消失し，70歳の糖尿病患者では，ハザード比：1.42（95％ CI：1.23-1.65）と腹膜透析の予後が不良と評価された[3]。

2015年，導入患者におけるメタ解析で15の観察研究に含まれる約63万例を対象とした検討が行われた。その結果，腹膜透析患者のハザード比は1.10（95％ CI：1.01-1.20）と血液透析患者に比較して予後不良な傾向であり，糖尿病や高齢者ではその傾向がより強かった。一方，2018年に報告された台湾の検討では，糖尿病患者において腹膜透析のリスクは高かったが，イコデキストリンの使用は糖尿病患者において良好な予後（ハザード比：0.84，95％ CI：0.72-0.97）と関連する可能性が示された[4]。なお，QOLについては複数の報告で腹膜透析のほうが良好である可能性が示されている[5, 6]。

2　腎移植と透析療法との比較

移植と透析の予後比較では，移植直後は透析に比較すると予後が不良であるが，長期的には透析に比較して良好な予後と関連することが複数の報告で確認されている。

1993年の報告によると，1,569例の移植待機患者のなかで献腎移植を受けた799例に対する検討において，移植直後は移植患者の予後は不良であるが，その後は移植患者のリスクが低下し，365

日後にはリスク比が 0.36（p ＜ 0.001）となることが示された。325 ± 91 日目には，累積死亡率が同等となるとしている。また，糖尿病患者においてこのような長期的なリスク低減効果が大きかった[7]。

その後，1999 年には 46,164 例の献腎移植患者と移植待機患者の比較が行われた。当初の 2 週間においては不良な予後と関連した（リスク比：2.8）が，移植後 106 日目にリスクが同等となり，244 日目に生存率が同等となった。18 カ月後には，移植群で有意に良好な予後と関連（リスク比：0.32，95 ％ CI：0.30 - 0.35）することが示された[8]。こうした関連はほかにも複数の報告で示されており，カナダの検討では，腎臓移植は最初の 30 日は不良な予後と関連（リスク比：2.91，95 ％ CI：1.34 - 6.32）するが，1 年後には有意に良好な予後と関連した（リスク比：0.25，95 ％ CI：0.14 - 0.42）[9]。また，オーストラリア・ニュージーランドからの報告では，当初 3 カ月はハザード比が 2.0（95 ％ CI：1.5-2.7）であったが，6 カ月ではハザード比 0.27（95 ％ CI：0.16 - 0.47），12 カ月以降ではハザード比 0.19（95 ％ CI：0.15-0.24）まで低下した[10]。2011 年に報告されたメタ解析においても同様の結果であり，110 の観察研究に含まれる 1,922,300 例を対象とした検討で，術後 30 日以内は移植群の予後が不良であったが，1 年以上あるいは全観察期間ではいずれも移植が良好な予後と関連した。さらに，報告年代別にメタ回帰分析を行うと，移植患者と全透析患者・移植待機患者のいずれの比較においても年代が新しい報告でリスク比が低下しており，移植の優位性が高まっていることが示された。また，移植患者では CVD の減少が大きく，QOL も良好であった[11]。

近年では透析患者の高齢化が顕著であるが，高齢者においても同様に移植が良好な予後と関連することが示されている。60 歳以上の移植患者と患者背景を一致させた透析患者との比較における 5 年生存率では，移植：81％，透析：51％であり，移植患者で予後が良好であった[12]。

参考文献

1) Bloembergen WE, Port FK, Mauger EA, et al. A comparison of mortality between patients treated with hemodialysis and peritoneal dialysis. J Am Soc Nephrol. 1995；6：177-83.

2) Termorshuizen F, Korevaar JC, Dekker FW, et al. Hemodialysis and peritoneal dialysis: comparison of adjusted mortality rates according to the duration of dialysis: analysis of The Netherlands Cooperative Study on the Adequacy of Dialysis 2. J Am Soc Nephrol. 2003；14：2851-60.

3) Liem YS, Wong JB, Hunink MG, et al. Comparison of hemodialysis and peritoneal dialysis survival in The Netherlands. Kidney Int. 2007；71：153-8.

4) Wang IK, Lin CL, Yen TH, et al. Comparison of survival between hemodialysis and peritoneal dialysis patients with end-stage renal disease in the era of icodextrin treatment. Eur J Intern Med. 2018；50：9-74.

5) Makkar V, Kumar M, Mahajan R, et al. Comparison of Outcomes and Quality of Life between Hemodialysis and Peritoneal Dialysis Patients in Indian ESRD Population. J Clin Diagn Res. 2015；9：OC28-31.

6) Zazzeroni L, Pasquinelli G, Nanni E, et al. Comparison of Quality of Life in Patients Undergoing Hemodialysis and Peritoneal Dialysis: a Systematic Review and Meta-Analysis. Kidney Blood Press Res. 2017；42：717-27.

7) Port FK, Wolfe RA, Mauger EA, et al. Comparison of survival probabilities for dialysis patients vs cadaveric renal transplant recipients. JAMA. 1993；270：1339-43.

8) Wolfe RA, Ashby VB, Milford EL, et al. Comparison of mortality in all patients on dialysis, patients on dialysis awaiting transplantation, and recipients of a first cadaveric transplant. N Engl J Med. 1999；341：1725-30.

9) Rabbat CG, Thorpe KE, Russell JD, et al. Comparison of mortality risk for dialysis patients and cadaveric first renal transplant recipients in Ontario, Canada. J Am Soc Nephrol. 2000；11：917-22.

10) McDonald SP, Russ GR. Survival of recipients of cadaveric kidney transplants compared with those receiving dialysis treatment in Australia and New Zealand, 1991-2001. Nephrol Dial Transplant. 2002；17：2212-9.

11) Tonelli M, Wiebe N, Knoll G, et al. Systematic review: kidney transplantation compared with dialysis in clinically relevant outcomes. Am J Transplant. 2011；11：2093-109.

12) Schaubel D, Desmeules M, Mao Y, et al. Survival experience among elderly end-stage renal disease patients. A controlled comparison of transplantation and dialysis. Transplantation. 1995；60：1389-94.

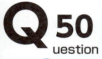

腎移植の禁忌や非適応となるのは，どのような患者ですか？

　腎移植は，移植後の免疫抑制療法で増悪する感染症，活動性肝炎や悪性腫瘍がある場合は禁忌である．移植術に耐えられない心肺機能の低下や全身状態の悪い患者，移植後の免疫抑制療法を継続できない患者に対しても移植の適応はない．高齢者について年齢の上限は定められていないが，若年者と比較して併存疾患を多く有するため慎重に適応を決定する必要がある．

1 はじめに

　免疫抑制療法の進歩やエビデンスの積み重ねにより，従来禁忌と考えられていたABO血液型不適合患者やドナーに対する抗体をもつ患者においても術前の治療介入で移植を行うことができるようになってきている．腎移植希望者（レシピエント）の適応は拡大を続けてきたが，それでも適応とならない（禁忌）患者は残されている．

2 レシピエントの適応基準

　日本移植学会「生体腎移植ガイドライン」[1]によると，レシピエントの適応基準として表の4項目があげられている．

　腎代替療法が必要な状態であることと免疫抑制療法により増悪する病態がないことの2点が最低限の適応として示されている．移植前に十分な準備ができない献腎移植の場合には前提条件として下記が加わる[2]．

- ABO式血液型の一致および適合．
- リンパ球交叉試験（全リンパ球またはTリンパ球）陰性．

　このほか一般的な禁忌として以下のものがあげられる[3,4]．

- 心肺機能が悪く移植手術に耐えられない．
- 移植により改善が期待できない重篤な状態．
- ノンコンプライアンス．
- アルコールや薬物依存症．

　適応についてはレシピエントにとって維持透析よりも腎移植を受けた場合にメリットが得られるかどうかで判断される．一般には5年以上の生命予後が期待できる場合に移植が考慮される．

■ 腎移植の適応や禁忌について考慮する点

　感染症については移植後の免疫抑制療法のために結核や活動性肺炎をはじめ，副鼻腔，口腔，消化器，尿路，皮膚など，全身の感染巣の有無を術前に評価しなければならない．それぞれの専門医師にコンサルテーションを行い，必要があれば治療を優先する．

● B型肝炎ウイルス，C型肝炎ウイルス陽性患者

　活動性肝炎の状態で腎移植は禁忌であるが，適切にコントロールされればB型肝炎ウイルス

表　レシピエントの適応基準

文献1より引用

1. 末期腎不全患者であること
   透析を続けなければ生命維持が困難であるか，または近い将来に透析に導入する必要に迫られている保存期慢性腎不全である
2. 全身感染症がないこと
3. 活動性肝炎がないこと
4. 悪性腫瘍がないこと

（HBV）やC型肝炎ウイルス（HCV）を有する患者に対しても移植は可能である（肝硬変は移植適応外である）。HBs抗原陽性レシピエントは移植後にHBVの再活性化が高頻度にみられ、再活性後のB型慢性肝炎は急速に肝硬変まで進展し、死亡の原因となり得る。HBV DNA量が多い場合には劇症肝炎を発症するケースもあり、移植前より核酸アナログの予防投与が推奨される。またHBs抗原陰性でもHBV DNAが血中または組織中に検出される状態であるオカルトHBVでも免疫抑制状態では再燃を起こすことがあり、移植後にはHBs抗原とHBV DNAの定期測定が必要である。

HCV感染患者は非感染患者と比較して腎移植後の生命予後および腎予後が悪くなる。原因としてはC型肝炎の肝硬変への進行、HCV関連腎症の発症などがあげられる。これまでのC型肝炎治療では、リバビリンが腎排泄性のため腎不全患者には禁忌でありインターフェロン単独療法が行われていた。またインターフェロンにより拒絶反応が惹起される懸念があり、移植前に治療を行っておく必要があった。しかし、2014年からインターフェロンを使用しないdirect acting antivirals（DAA）を含むレジメンの登場により、腎不全・透析患者でも高い治療効果が得られるため腎移植前に治療を行うべきである。

● HIV陽性患者

HIV陽性患者はその生命予後の悪さから腎移植は禁忌とされていた。しかし、抗レトロウイルス薬による治療（Anti-Retroviral Therapy：ART）の奏功により長期生存が可能となり、ARTで安定している患者（血中HIV PCR感度以下、CD4陽性T細胞＞200/μL）に対しては移植可能となった。わが国のHIV陽性透析患者は全体の0.024％程度と推定され、少数であることから国内のHIV陽性患者に対する腎移植は限られた症例報告のみで

あるが、今後増えていくことが予想される。

● 悪性腫瘍患者

悪性腫瘍は免疫抑制により増悪をきたし、移植後の生命予後を悪化させるため術前に十分な精査が必要となる。精査されるべき対象癌種について定まったものはないが、一般を対象に行われている検診に加えて年齢や性別、発症頻度などを考慮して術前検査を行うべきである。一般には、胃内視鏡、便潜血（陽性であれば大腸内視鏡も）、CT、各種腫瘍マーカー、乳癌検診、子宮癌検診などを行い、疑いがある場合は更なる精査を行う。癌治療歴のある患者に対する移植については、その癌種の根治性や再発のリスクを十分考慮しなければならない。わが国では移植の適切な時期についてのガイドラインは存在しない。海外のガイドラインによれば少なくとも2年、悪性腫瘍によっては5年以上の無再発期間を経た後の移植を推奨しているが、それぞれの癌種によりその期間は異なる[5]。実際には、それぞれのレシピエントの悪性腫瘍の再発頻度やその治療法、維持透析を継続した際の生命予後に基づき総合的に判断する必要がある。

● 心臓疾患患者

心臓については、不安定狭心症や6カ月以内の急性心筋梗塞、急性心不全、重症不整脈などの不安定な状態では周術期死亡率を高めるため移植はできない。多くのCKD患者はCVDを合併している。特に糖尿病患者では心筋梗塞や無症候性心筋虚血を認めることが多く、移植前に心エコー、負荷心筋シンチグラフィや冠動脈造影などの評価が必要である。治療が必要な場合は移植前に治療を行い、その後の心機能の状態で腎移植が可能か再度検討する必要がある。

■ レシピエントの年齢上限

レシピエントの年齢上限についてわが国のガイ

ドラインでは明確に示されていないが，一般には70歳までを目安としていることが多いようである。しかし，透析導入年齢は2016年時点で平均69.4歳と年々高齢化しており，移植時年齢も高齢化の傾向にある。高齢者においても腎移植により死亡リスクの低下を期待できるため，年齢のみで移植の可否を決めることはできない。高齢レシピエントで注意すべきは，若年者に比較してCVDや悪性疾患などのリスクが高くなることや免疫力の低下から感染症を起こしやすいことである。その他，身体能力の低下や認知機能の低下，不十分な社会的援助などの問題から，移植後の適切な免疫抑制薬の内服や通院加療に支障をきたす可能性もある。手術の可否だけでなく移植後の管理についても十分に考慮し，適応を決定しなければならない。加えてわが国においては臓器提供数が諸外国に比較して極めて少なく，献腎移植の待機期間は平均16年と長期である。このため高齢ESKD患者が腎移植を受けるには，生体ドナーからの臓器提供が可能かどうかにかかっているのが現状である。

補足：生体ドナー

生体ドナーには臓器提供による医学的なメリットはないため，ドナーに侵襲を及ぼすような医療行為は望ましくない。やむを得ず臓器提供を受ける場合には，日本移植学会と日本臨床腎移植学会から示されている生体腎移植のドナーガイドラインなどの指針を遵守し，ドナーの安全確保に努めなければならない。生体腎提供の前提として，提供がドナーの自己意思によるものであることや安全に腎提供手術が受けることが可能な身体状態あることを十分に確認する必要がある。さらにドナーが腎提供後も生涯にわたり心身の健康や腎機能を良好に維持できるよう，定期的にフォローアップしていかなければならない。

参考文献

1) 日本移植学会．生体腎移植ガイドライン．http://www.asas.or.jp/jst/pdf/guideline_002jinishoku..pdf（2018.8.17 アクセス）

2) 日本臓器移植ネットワーク．腎臓移植希望者（レシピエント）選択基準．https://www.jotnw.or.jp/jotnw/law_manual/pdf/rec-kidney.pdf（2018.8.17 アクセス）

3) Steinman TI, Becker BN, Frost AE, et al. Clinical Practice Committee, American Society of Transplantation. Guidelines for the referral and management of patients eligible for solid organ Transplantation. Transplantation. 2001；71：1189-204.

4) Abramowicz D, Cochat P, Claas FH, et al. European Renal Best Practice Guideline on kidney donor and recipient evaluation and perioperative care. Nephrol Dial. Transplant . 2015；30：1790-7.

5) AlBugami M, Kiberd B. Malignancies：pre and post transplantation strategies. Transplant Rev（Orlando）. 2014；28（2）：76-83.

Q51 腹膜透析の禁忌や非適応となるのは，どのような患者ですか？

Answer
腹膜透析の絶対的禁忌として，①外科的リスク（腹膜の癒着など），②腹膜透析施行時のリスク（外科的修復が困難なヘルニアなど），③社会的リスク（安全に腹膜透析を行う手技が困難な状況など）を有する患者が該当する。肥満，囊胞腎，憩室，高齢，アドヒアランス不良などは，それだけで禁忌とするべきではない。

1　腹膜透析の禁忌，非適応

腹膜透析の禁忌・非適応に関する記載は報告によってさまざまであり，施設間でも異なる。しかし，これらの禁忌は下記3つに分類して整理することができる。

①腹膜透析用カテーテル挿入時の外科的リスクが高い場合
②腹膜透析施行時に十分な効率が期待できない，

表1　腹膜透析の禁忌・非適応

出典	禁忌		
	①外科的リスク	②腹膜透析施行時のリスク	③社会的リスク
Ⅱ．NKF-K/DOQI Clinical Practice Guidelines: update 2000[1]	広範な腹膜の癒着 炎症性・虚血性腸疾患 腹部・皮膚の感染 繰り返す憩室炎	腹膜機能の喪失 有効な腹膜透析が困難あるいは感染リスクが上がる解剖学的異常 （例）外科的修復が不可能なヘルニア・臍ヘルニア・腹壁欠損，横隔膜ヘルニア，膀胱外反 直近の腹腔内人工物（人工血管など）の挿入歴 腹膜リーク 体格の制限 重度の肥満 重度の栄養不良	本人が身体的あるいは精神的に腹膜透析を行えずかつ介護者もいない
Guidelines for laparoscopic peritoneal dialysis access surgery[2]		腹膜機能の喪失 活動性の腹腔内感染 外科的修復が不可能な腹壁欠損 重度の栄養不良や10 g/日以上の蛋白尿	身体的あるいは精神的に腹膜透析を行えない
Blake ら[3]	腹部手術歴 人工肛門・人工膀胱 活動性の憩室炎 巨大な腹部大動脈瘤	重度の肥満 巨大な腹壁ヘルニア	
Oliver ら[4]	腹部手術（術後瘢痕，直近・予定の人工肛門・人工膀胱） 活動性の憩室炎 活動性の炎症性腸疾患 消化管系の悪性腫瘍・虚血	胃瘻 修復できないヘルニア 重度の肥満 巨大な囊胞を伴う囊胞腎 重度の肺疾患	

※ ISPD（Clinical Practice Guidelines for Peritoneal Access 2010），日本透析学会（腹膜透析ガイドライン2009年），NICE（Peritoneal dialysis in the treatment of stage 5 chronic kidney disease）は記載なし

あるいは感染や呼吸不全のリスク高い場合
③社会的リスク

いくつかのガイドラインや文献での記載を**表1**に示す。

2　腹膜透析を禁忌とすべきでない場合

腹腔鏡手術による腹膜透析カテーテル挿入について記載した米国消化器外科・内視鏡学会のガイドライン[4]では，いくつか腹膜透析が禁忌とならない状況について言及している。また，2010年にはEuropean Best Practice Guidelines[5]より，腹部手術歴，肥満，嚢胞腎，高齢を理由に腹膜透析を禁忌とすべきではないとのコメントが発表されている。

したがって，**表1**で禁忌とされた状況においても**表2**に示す状況に関しては工夫次第で腹膜透析を行うことが可能である。

表2　腹膜透析が必ずしも禁忌とならない状況

文献4, 5より引用，一部改変

①外科的リスク	②腹膜透析施行時のリスク	③社会的背景
腹部手術歴 憩室 肝移植	4カ月間以前の腹腔内人工物（人工血管など）の挿入 V-Pシャント 胃瘻 肥満 うっ血性心不全 嚢胞腎 腹壁ヘルニア 門脈圧亢進症	身体的・精神的に腹膜透析を施行できない 高齢 アドヒアランス不良

●腹部手術歴
・腹部手術歴がある場合にどの程度腹膜癒着が起きているかを事前に評価する方法はない。
・腹部手術歴の有無で腹膜透析関連の予後が変わらなかったとの報告がある。
・十分な経験のある術者が腹膜剥離などの手技を併用すれば腹部手術歴があっても安全なカテーテル挿入やその後の腹膜透析継続は可能と考えられる。
●肥満
・皮下脂肪により出口部の清潔保持が困難であることが懸念されるが，上腹部に出口部を作製することでそのリスクを減じることができる。
・腹膜透析による効率不足に対しては，十分量の透析液の使用や早期からの持続周期的腹膜透析（CCPD）の併用で対応することが可能である。
●嚢胞腎
・巨大な嚢胞による効率不足，腹圧上昇に伴うヘルニアの増加，憩室の併存による感染リスクの上昇が理論上懸念されるが，実際に嚢胞腎患者でこれらが有意に多いと証明されてはいない。
・日中の腹部膨満感に関しては夜間臥位になっている間により多くの量の透析液を使用することで軽減できる。
●高齢
・認知機能低下に伴い自身での操作が難しいことが懸念されるが，夜間用いるサイクラーやその接続機器の開発に伴いある程度の手技の簡略化が実現している。
・本人の操作が難しい場合でも介助者により腹膜透析を実施する（Assisted PD）という選択肢がある。
・腹膜透析カテーテル挿入のリスクさえ許容できれば，訪問看護と自動腹膜透析（APD）の導入で在宅透析治療を継続することができる。

3 腹膜透析が禁忌となり得る場合の対応

複数の研究から，医学的理由により腹膜透析が禁忌となる ESKD 患者は 20 〜 30％程度と報告されている。上述のような絶対的禁忌となる患者は少ないが，腹膜透析施行にあたって障害となり得るさまざまな要素をもつ患者は一定数存在する。実臨床では絶対的禁忌の状況を除いて，個々の患者で腹膜透析施行における危険因子を評価し，事前に説明したうえで腎代替療法を選択することが重要と考える。

参考文献

1）II. NKF-K/DOQI Clinical Practice Guidelines for Peritoneal Dialysis Adequacy: update 2000. Am J Kidney Dis. 2001；37（1 Suppl 1）：S65-S136.

2）Haggerty S, Roth S, Walsh D, et al. Guidelines for laparoscopic peritoneal dialysis access surgery. Surg Endosc. 2014；28：3016-45.

3）Blake PG, Quinn RR, Oliver MJ. Peritoneal dialysis and the process of modality selection. Perit Dial Int. 2013；33：233-41.

4）Oliver MJ, Quinn RR. Selecting Peritoneal Dialysis in the Older Dialysis Population. Perit Dial Int. 2015；35：618-21.

5）Covic A, Bammens B, Lobbedez T, et al. Educating end-stage renal disease patients on dialysis modality selection: clinical advice from the European Renal Best Practice（ERBP）Advisory Board. Nephrol Dial Transplant. 2010；25：1757-9.

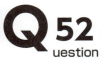

Q52 腎代替療法選択の具体的な説明の方法を教えてください。

血液透析・腹膜透析・腎移植の一般的な内容に加え，患者個人の背景を勘案して説明内容の取捨選択を行う．時期としては CKD ステージ G 4（eGFR 15 〜 30 mL / 分 / 1.73 m^2）が推奨されるが，腎機能低下の進行速度に応じて判断する．また，shared decision making（共同意思決定）の考えのもと，介助者を含めた説明を行う必要がある．

1 説明内容

腎代替療法とは，①血液透析，②腹膜透析，③腎移植を指す．療法選択説明の際にはそれぞれの治療法の医学的特徴と患者個人の背景を勘案し，shared decision making の考え方のもと治療法を決定することが望まれる．まず，患者の生活環境を把握するための問診事項のポイントを表1にまとめる．

これらの社会的背景に加え，医学的背景を踏まえた腎代替療法の内容説明を行う．「腎不全 治療選択とその実際」[1]の小冊子は各療法の一般的な特徴がよくまとまっており，ぜひ説明の際の参考にされたい．実際には患者の医学的・社会的背景によって3つの腎代替療法すべてについて必ずしも詳細に説明を行わなくてもよい場合もある．特定の腎代替療法の施行が難しい場合は，ほかの治

表1 療法選択時の問診事項例

①仕事をされていますか	・内容（例：会社員，専業主婦など） ・頻度：時間 / 週 回（例：約8時間 / 週5回） ・通勤時間 / 方法：時間 / 車・電車やバス・徒歩 ・ご家族の介護や育児などをされていますか
②どなたと住んでいますか	独り住まい・夫・妻・子供（人数）・祖父母・その他
③病気や生活のことを一番に相談する方はどなたですか	
④ペットを飼っていますか	・種類（例：犬・猫・鳥・その他）
⑤運動習慣はありますか	・内容や頻度
⑥趣味を教えてください	・内容や頻度（例：スイミング，旅行など）
⑦日常生活で困ることはありますか	・具体的な場面（例：歩くこと・食べること・見ること・聞くこと・手先が震えること・その他）
⑧介護保険サービスを利用していますか	・認定内容（要支援 / 要介護 級） ・サービス内容（例：デイサービス，通院介助など）
⑨介護保険のほかに社会保障サービスを受けていますか	・認定内容（例：身体障害者手帳 級・その他）
⑩現在の生活パターンを教えてください	・平日：起床時間，通勤・勤務時間，帰宅時間，就寝時間 　その他（例：スポーツジムに勤務後から○時まで） ・休日：起床時間，過ごし方（例：外出することが多い・家で過ごすことが多い），その他（例：土日は日中デイサービスへ行くなど）

表2　特定の腎代替療法が難しい状況

文献2より引用

① 血液透析	② 腹膜透析	③ 腎移植
血管アクセス作製が困難 循環動態が不安定 穿刺に対する恐怖	腹腔内感染や腹壁欠損 （Q 51 参照）	悪性腫瘍・全身性感染症・活動性肝炎 ドナー候補がいない （Q 50 参照）

療を中心に情報提供を行う（**表2**）[2]。例えばドナー候補がおらず，待機期間から献腎移植が現実的な選択肢ではない高齢者の場合は腎移植の説明は割愛してもよい。いずれの腎代替療法を選択した場合も社会福祉のサポートが受けられるため，身体障害者の認定などの案内も行う。

腎代替療法間の比較に加えて，患者にとってのベストな腎代替療法は時期によって変わり得ることを理解してもらう必要がある。例えば腹膜透析患者で，除水困難や繰り返す腹膜炎を認める場合は血液透析への移行を検討する。また，長年血液透析を行っていた患者で透析困難症を認める場合，PDラストによる在宅治療が選択肢となり得る。

腎代替療法に絶対的な優劣はなく，あくまで個々の患者にとって最良な選択をサポートする必要がある。また，患者の状況によっては第4の選択肢として導入の見合わせもある（Q 53 参照）。その場合は腎代替療法を導入しない際に生じ得る症状と，症状緩和のオプションを提示したうえで介助者を含めた十分な議論を重ねる。

なお，上記はあくまで慢性期の腎代替療法に関する情報提供を想定しており，例えば高齢者が心不全増悪や感染症などのほかの合併症で一時的に急性血液浄化を要する場合とは区別して扱う必要がある。急変時に急性血液浄化としての透析を行うかどうかを事前に決めていない患者においては，数回の急性血液浄化を行ってから維持透析に移行するか決定する場合も少なくない。

2　説明時期

日本腎臓学会のガイドライン[2]では，CKDステージG 4（eGFR 15 ～ 30 mL / 分 / 1.73 m^2）からの情報提供が推奨されている。これは透析療法をほとんど経ずに腎移植に至る先行的腎移植（PEKT）が腎代替療法の選択肢として含まれていることから，そのための準備期間を想定した推奨と考えられる。実際に腎代替療法の情報提供を行う時期を決めるにあたっては，腎機能低下の速度を考慮する必要がある。血液透析・腹膜透析の導入は eGFR がおよそ 6 ～ 8 mL / 分 / 1.73 m^2 の臨床症状で推奨されており，生体腎移植の準備に1年間程度の準備を見込むと，eGFR 6 ～ 8 ＋年間 eGFR 低下率（mL / 分 / 1.73 m^2）に至ったときには少なくとも十分な情報提供を行うことが望ましいと考える。ただし，高齢者で腎移植が選択肢になく生涯透析に至る可能性が低い場合はむやみに不安を増強させないために CKD ステージG 4に至っていたとしても詳細な情報提供は差し控えることが妥当な場合もあると考える。

3　説明の対象

本人への説明はもちろん必須であるが，腎代替療法の選択は介助者を含めた生活スタイルにも大きくかかわることから，可能であれば介助者を含めた説明を行うことが望ましい。特に高齢者の場合，普段の通院は一人で行っていたとしても，腎代替療法の選択の際に血液透析であれば頻回の

通院が可能か，腹膜透析であれば介助者による assisted PD が選択肢かどうかで判断が分かれる。そのため，普段から介助者を含めた病状説明に努めることが大切である。

参考文献

1) 日本腎臓学会・日本透析医学会・日本移植学会・日本臨床腎移植学会．腎不全 治療選択とその実際，2017年版．https://cdn.jsn.or.jp/jsn_new/iryou/kaiin/free/primers/pdf/2017jinfuzen.pdf（2018.8.17 アクセス）

2) 慢性腎臓病（CKD）進行例の実態把握と透析導入回避のための有効な指針の作成に関する研究研究班．腎障害進展予防と腎代替療法へのスムーズな移行 CKD ステージ G3b〜5 診療ガイドライン 2017（2015 追補版），日腎会誌．2017；9：1093-101，1103-216.

Q53 腎代替療法の導入を見合わせる場合の手続きについて教えてください。

Answer 日本透析医学会から提言が公表されており，この提言に基づいた手続きを踏むことが望ましい．まず，患者と家族に腎代替療法のそれぞれの利点と欠点とについて十分に情報を提供する．見合わせが考慮される場合，患者自身の意思を尊重し，家族・医療従事者を含む関係者の合意を形成する．必要に応じて，倫理委員会などによる検討も考慮する．

1 はじめに

透析患者の高齢化・原疾患の変化などにより，CVDの合併，悪性腫瘍の合併などから腎代替療法の導入がかえって死亡リスクを高める患者が増えてきている．例えば，米国で施設入所高齢者における透析導入前後のADLと生命予後を検討した報告では，透析導入によってADLが顕著に低下するだけではなく，導入1年間の死亡率も60％に達することが示されている[1]．一方，厚生労働省の「終末期医療の決定プロセスに関するガイドライン」[2]をはじめ，複数の組織から終末期医療における意思決定に関する提言・ガイドラインが公表されてきている．

透析医療も当初の社会復帰を目指す治療から延命治療という要素が強くなってきており，透析医療に携わる医療従事者からも終末期の患者に対する透析医療のあり方についての指針の策定が求められてきた．海外においては，米国のRenal Physicians Association[3]や，英国のUnited Kingdom Expert Consensus Group[4]が透析の見合わせ差し控え，さらに症状緩和に関するガイドラインを公表している．このような背景のもと，2014年に日本透析医学会は「維持血液透析の開始と継続に関する意思決定プロセスについての提言」を5年近くにわたる議論の末に公表した[5]．この提言は維持透析の開始と継続に関して一定の指針を示すものであることから，これに基づいた手順を踏むことが望ましい．

2 提言の内容

このなかでは下記の5つが提言されている．
①患者への適切な情報提供と患者が自己決定を行う際の支援
②自己決定の尊重
③同意書の取得
④維持血液透析の見合わせを検討する状況
⑤維持血液透析見合わせた後のケア計画

3 十分な情報提供と患者の自己決定の支援・尊重

患者およびその家族に，ESKDにおける腎代替療法についての有益性と危険性についてを説明し，納得を得る．この過程で，患者自身が置かれている環境についての情報を収集するとともに，患者自身・家族が病態と治療選択肢の長所と短所を理解できているかについての情報も得る．また，患者自身に判断能力があるかどうかについて評価を行う．

治療の選択は患者・家族に決定権がある．このため，患者には事前指示書を作成する権利があることを説明する．透析療法の開始，継続，見合わ

せに関して，患者による意思表示が記載された事前指示書がある場合にはその内容を尊重し，患者が望む治療とケアを継続する。事前指示書がない場合，患者に判断能力がないと推定される場合などでは，患者，家族，医療従事者の間で，見合わせについて合意の形成を図る。医療従事者は複数の職種で対応することが望ましい。いずれの状況においても患者，家族，医療従事者間の合意が得られない場合は，複数の専門家からなる委員会で検討も考慮される。

一方，維持血液透析を開始することで生命が維持できると推定される患者が，自らの強い意志で維持血液透析を拒否する場合，医療チームは家族とともに再度治療の有益性と危険性を説明し，治療の必要性について納得すべく最大限努力する。しかし，最大限の努力を行っても意思決定が変わらない場合はその決定過程を理解し，その意思を尊重する。

表　「維持血液透析の見合わせ」について検討する状態

文献3より引用

1) 維持血液透析を安全に施行することが困難であり，患者の生命を著しく損なう危険性が高い場合
　①生命維持が極めて困難な循環・呼吸状態などの多臓器不全や持続低血圧など，維持血液透析実施がかえって生命に危険な病態が存在
　②維持血液透析実施のたびに，器具による抑制および薬物による鎮静をしなければ，バスキュラーアクセスと透析回路を維持して安全に体外循環を実施できない
2) 患者の全身状態が極めて不良であり，かつ「維持血液透析の見合わせ」に関して患者自身の意思が明示されている場合，または，家族が患者の意思を推定できる場合
　①脳血管障害や頭部外傷の後遺症など，重篤な脳機能障害のために維持血液透析や療養生活に必要な理解が困難な状態
　②悪性腫瘍などの完治不能な悪性疾患を合併しており，死が確実にせまっている状態
　③経口摂取が不能で，人工的水分栄養補給によって生命を維持する状態を脱することが長期的に難しい状態

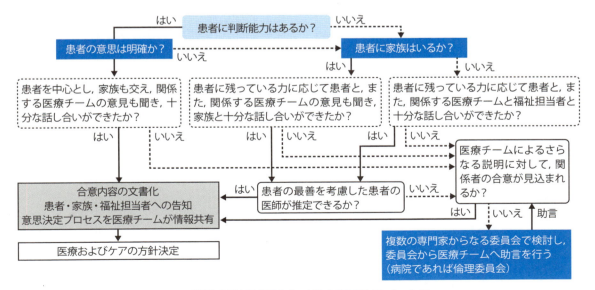

図　維持血液透析見合わせ時の意思決定プロセス

文献3より引用

4 維持血液透析の見合わせを検討する状況と手順

患者の尊厳を考慮した際，腎代替療法の開始を見合わせることも最善の治療を提供するという選択肢となり得る。この際，患者，家族の意思決定プロセスが適切に実施されていることが必要である。日本透析医学会の提言においては，**表**に示すような維持血液透析の見合わせを検討する状況が示されている。さらに，維持血液透析見合わせ時の意思決定プロセスについても**図**に示すように，患者の判断能力の有無，患者の意思が明確かどうか，あるいは患者の意思が推定できるかどうか，家族の有無，関係者の合意形成の有無に基づいて最終的な医療およびケアの方針決定に至るプロセスが提言されている。

一方で見合わせを行った場合，その後も患者の意思を尊重したケア計画を策定するとともに患者に効果的な緩和ケアを提供し，患者の全人的な苦痛（身体的な痛み，精神的な痛み，社会的な痛みなど）に家族とともに対応することが求められる。また，患者の全身状態が改善したり，患者・家族が治療方針に対する自己決定を変更した場合には，見合わせた維持透析を開始・再開する。

5 おわりに

腎代替療法の開始は，患者自身や家族にとってさまざまな面で大きな変化をもたらす。十分な腎代替療法の情報を提供するとともに，患者の意思決定を尊重しながら，家族・医療従事者などの関係者のなかで合意を形成する。また，施設内で複数の専門家からなる委員会での検討も必要に応じて求められる。最終的な死への過程を限りなく苦痛がないように，穏やかで尊厳あるものに導き，家族にも満足の得られる支援が求められる。

参考文献

1) Kurella Tamura M, Covinsky KE, Chertow GM, et al. Functional status of elderly adults before and after initiation of dialysis. N Engl J Med. 2009；361：1539-47.

2) 厚生労働省．終末期医療の決定プロセスに関するガイドライン，平成19年5月．http://www.mhlw.go.jp/shingi/2007/05/dl/s0521-11a.pdf（2018.8.17 アクセス）

3) Renal Physicians Association Clinical Practice Guideline. Shared Decision-Making in the Appropriate Initiation of and Withdrawal from Dialysis, 2nd ed, 2010.

4) Douglas C, Murtagh FE, Chambers EJ, et al. Symptom management for the adult patient dying with advanced chronic kidney disease：a review of the literature and development of evidence-based guidelines by a United Kingdom Expert Consensus Group. Palliat Med. 2009；23：103-10.

5) 秋澤忠男，水口 潤，友 雅司，他．日本透析医学会血液透析療法ガイドライン作成ワーキンググループ 透析非導入と継続中止を検討するサブグループ．維持血液透析の開始と継続に関する意思決定―プロセスについての提言．日透析医学会誌．2014；47：269-85.

索 引

A

AKI の発症 ………………………………… 36, 89

B

BMI 治療目標 ………………………………… 98
B 型肝炎ウイルス ………………………… 195

C

Ca 拮抗薬 ……………………… 42, 45, 55, 90
Ca 拮抗薬投与の実際 ……………………… 46
Ca 拮抗薬の種類 …………………………… 45
CKD-JAC 研究 ……………………… 2, 5, 12
CKD 合併高齢糖尿病患者 ………………… 82
CKD 患者数 ………………………………… 19
CKD 患者の運動耐容能 …………………… 139
CKD 患者の高齢化 ………………………… 92
CKD 患者の身体機能評価別の生存曲線 … 140
CKD 啓発 …………………………………… 32
CKD 原疾患 …………………………………… 5
CKD 重症度分類 ………………………… 3, 6
CKD 進行抑制効果 ………………………… 15
CKD 診療連携 ……………………………… 24
CKD 対策の現状 …………………………… 19
CKD 対策の普及 …………………………… 11
CKD 対策の目標 …………………………… 11
CKD 地域連携パス ……………………… 175
CKD チーム医療 …………………………… 24
CKD チーム結成 ………………………… 172
CKD 入院 ………………………………… 171
CKD 入院スケジュール ………………… 172
CKD の認知度 ……………………………… 19
CKD の発症率 ………………………………… 9
CKD の普及啓発活動 ……………………… 20
CKD の有病率 ………………………………… 9
CKD 普及啓発活動の効果 ………………… 20
CKD 療養指導のエキスパート ………… 170
CVD ハイリスク患者 ……………………… 38

D

CVD 発症 ………………………………… 134
CVD 発症抑制 …………………………… 136
CVD 発症予防 …………………………… 150
CVD 抑制効果 …………………………… 118
C 型肝炎ウイルス ………………………… 195

direct acting antivirals（DAA）……… 196
DOAC ……………………………………… 147

E

ESKD 患者 ……………………… 186, 188
ESKD の予備軍 …………………………… 96

F

FROM-J 研究 …………………………………… 6

G

GLP-1 受容体作動薬 …………… 72, 74, 85

H

HIV 陽性患者 …………………………… 196

I

IgA 腎症の早期診断 ……………………… 31
IgA 腎症の早期発見 ……………………… 31

J

J カーブ現象 ……………………………… 38

P

PEKT ……………………………… 190, 202
PEKT 患者数 …………………………… 191
PEKT の意義 …………………………… 191
PK-PD パラメータ ……………………… 128
Point of no return（PNR）…………… 12
PTH ………………………………… 154, 164
PTH の正常値 …………………………… 165

Q

QOL 改善 ………………………………… 118

R

RA 系阻害薬 …………… 42, 55, 88, 89, 106

S

SGLT-2 阻害薬 ………………… 15, 71, 76
SPRINT 研究 …………………………… 36

T

TUG 時間 ………………………………… 139

あ

アウトリーチ活動……………………… 18
悪性腫瘍患者……………………………… 196
アトルバスタチン……………………… 145
アピキサバン……………………………… 147
アルコール消費量……………………… 134
アルコール摂取……………………… 134, 137
アルコールの腎保護効果……………… 134
アロプリノール………………………… 114

い

維持血液透析の見合わせ………… 205, 206
医療機関未受診者……………………… 30
医療連携体制…………………………… 179
インクレチン関連薬…………………… 15
飲酒制限………………………………… 114
インスリンクリアランス……………… 68
インスリングルコース療法…………… 106
インスリン製剤………………………… 72
インスリン抵抗性増加………………… 61
インスリン療法………………………… 72
インターフェロン単独療法…………… 196

う

運動強度………………………………… 101
運動指導方法…………………………… 100
運動処方………………………………… 101
運動のメッツ表………………………… 102
運動負荷中止基準……………………… 104
運動療法……………… 66, 91, 92, 100, 114

え

栄養療法………………………………… 92
エドキサバン…………………………… 147
エビデンス・プラクティスギャップ…… 170
エリスロポエチン……………………… 16

か

かかりつけ医療機関······················5
学校検尿·································11
活性型ビタミン D 製剤 ······ 154, 160, 162
活性型ビタミン D パルス療法 ··········· 168
カリウム吸着性レジン····················107
カリウム排泄性利尿薬····················108
カリウムを多く含む食品··················107
カルシウム・リンバランス················157
カルシウム含有リン吸着薬··· 157, 158, 163
カルシウム非含有リン吸着薬··············158

き

偽性高血圧·····························55
球形吸着炭····························124
強化インスリン療法·····················72
強化薬物療法··························56
筋肉量減少····························89

く

グリコアルブミン·····················63, 82

け

経口血糖降下薬··········· 61, 68, 69, 72, 85
経口吸着炭····························16
経口リン吸着薬························164
経年的な血清 Cr の測定 ··············· 29
血液透析導入後························193
血管石灰化····························157
血清 Cr 測定の重要性 ················· 29
血清尿酸値の目標値····················111
血糖管理······························61
血糖管理目標値························61
血糖コントロール·····················68, 82
血糖コントロール指標····················63
血糖コントロールの有効性················61
血糖コントロール目標値················15, 84

こ

血尿の重要性··························30
減塩································48
減塩が有用な CKD 患者 ··············· 51
減塩の効果···························49
減塩リスク····························49

降圧薬選択の原則·······················88
高カリウム血症·····················44, 105
高カルシウム血症······················154
抗凝固薬···························146, 150
抗凝固療法··················· 146, 149, 151
抗菌薬血中濃度推移····················128
高血圧の合併··························3
抗血小板薬···························150
甲状腺機能異常症······················63
高度腎機能障害患者····················76
高度腎機能低下例······················30
高度蛋白尿····························4
高尿酸血症·························111, 114
高リン血症························· 132, 157
高齢 CKD 患者 ··················· 15, 89
高齢レシピエント······················197
抗レトロウイルス薬による治療···········196
骨吸収阻害薬··························155
骨軟化症····························155
艮陵研究··························· 2, 5, 12

さ

サイアザイド系利尿薬····················52
サルコペニア······················ 15, 89, 91
サルコペニアの原因別分類················110
サルコペニアの診断基準·················109
体内での酸産生························121

し

糸球体機能の加齢変化···················88
脂質異常症····························65

脂質管理	65
脂質低下薬	2, 144
脂質低下療法	132, 145
市民公開講座の開催法	32
若年 CKD 患者の主要疾患	12
若年 CKD 患者の腎予後	11
重炭酸ナトリウム	108
重炭酸濃度	121
住民検診コホート	12
出血リスク	148
循環器症状	160
食塩摂取の RCT	49
食事療法	66, 106, 114
心・腎保護効果	43
腎移植患者数	186
腎移植	190, 193
腎移植希望者	195
腎移植の禁忌	195
腎移植の非適応	195
新規経口抗凝固薬	147
新規 CKD 発症	29
新規透析導入患者	9, 188
腎機能悪化速度	174
腎機能障害進行	121
腎機能障害進行抑制	38
腎機能の評価	69, 128
心血管イベント	38, 143
心血管死亡リスク	39
腎硬化症	2, 45, 60
腎疾患対策検討会	25
人種差	9
腎症発症予防	82
心腎連関	139
心腎連関の概念	139
腎スクリーニング検査	29
腎生検レジストリー	12
腎生存率	119
腎性貧血	116

腎性貧血治療	118
新専門医制度	22
心臓疾患患者	196
腎臓専門医・専門医療機関への紹介基準	180
腎臓専門医研修カリキュラム	22
腎臓専門医受診のメリット	177
腎臓専門医数	22
腎臓専門医数の国際比較	22, 23
腎臓専門医の必要数	24
腎臓専門医療機関	5
腎臓での酸排泄	121
腎臓病教室参加	171
腎臓病総合レジストリー	12
腎臓病病態栄養専門管理栄養士	179
腎臓病療養指導士	25, 26
腎臓病療養指導士の役割	27
腎臓リハビリテーション	100, 142
腎代替療法	15, 142, 184, 201, 204
腎排泄性薬剤	127
心不全合併患者	48
心房細動	132, 146
腎保護効果	15, 118

す

推奨降圧薬一覧	44
睡眠時無呼吸症候群	173
スタチン	143
スルホニル尿素薬	68, 69

せ

生活指導基準	101
生活習慣	55
精神症状	160
生体ドナー	197
先行的腎移植（PEKT）	190, 202
潜在的 IgA 腎症	30
選択的キサンチンオキシダーゼ阻害薬	16

そ

足細胞数の減少……………………………… 13
塞栓リスク…………………………………… 148
速効型インスリン分泌促進薬……………… 69

た

体液貯留……………………………………… 55
代謝性アシドーシスの補正………… 106, 121
多職種連携………………………………… 170
脱水…………………………………………… 48
男女差………………………………………… 8
たんぱく質制限…………………………… 109
蛋白尿減少効果…………………………… 52
蛋白尿減少作用…………………………… 53
蛋白尿出現の危険因子…………………… 29

ち

チアゾリジン薬…………………………… 71
地域差………………………………………… 9
地域連携クリティカルパス……………… 175
チーム医療………………………… 170, 178
注射薬療法………………………………… 72
長時間作用型活性型ビタミン D 製剤 … 164
直接経口抗凝固薬（DOAC）…………… 132
治療抵抗性高血圧………………………… 55, 56

つ

通院(者)コホート（CKD-JAC）研究 … 4, 14

て

低イオン化カルシウム血症……………… 160
低カルシウム血症
…………… 153, 155, 160, 161, 162, 166
低重炭酸濃度……………………………… 121
低たんぱく食治療………………………… 109
低マグネシウム血症……………………… 160
デノスマブ………………………………… 161

デノタスチュアブル配合錠……………… 155
天然型ビタミン D ………………………… 154

と

透析アクセス作製………………………… 178
透析患者数………………………………… 186
透析療法…………………………………… 193
糖尿病合併 CKD ………………… 50, 60, 65
糖尿病性腎症…………………… 2, 13, 60
糖尿病性腎症生活指導基準………… 102,103
糖尿病性腎臓病…………………………… 60
糖尿病の合併……………………………… 3
糖尿病非合併 CKD 患者…………………… 45
動脈硬化…………………………………… 43
動脈硬化性疾患…………………………… 44
動脈性塞栓症……………………………… 146
トピロキソスタット……………………… 115
トレードオフメカニズム………………… 166

な

ナトリウム負荷…………………………… 122

に

二次性副甲状腺機能亢進症
………………………… 153, 154, 164, 167
日本腎臓病薬物療法学会専門認定薬剤師 179
尿細管機能の加齢変化…………………… 88
尿酸生成抑制薬…………………………… 114
尿酸排泄促進薬…………………………… 114
尿潜血陽性………………………………… 31
尿蛋白減少効果…………………………… 43
尿中 Na 排泄量…………………………… 50
尿糖排泄効果……………………………… 76

ね

ネフローゼ症候群………………………… 63
年齢別累積末期腎不全進展率…………… 83

の

脳梗塞発症のリスク‥‥‥‥‥‥‥‥‥ 38
脳心血管合併症早期発見‥‥‥‥‥‥‥ 171
脳卒中‥‥‥‥‥‥‥‥‥‥‥‥‥‥‥‥ 39

は

バソプレシン V_2 受容体拮抗薬 ‥‥‥‥‥ 53
働き方改革‥‥‥‥‥‥‥‥‥‥‥‥‥ 25

ひ

ビグアナイド薬‥‥‥‥‥‥‥‥‥ 68, 71
必要重曹量の計算‥‥‥‥‥‥‥‥‥ 122
非典型的糖尿病性腎症‥‥‥‥‥‥‥‥ 15
非透析患者数‥‥‥‥‥‥‥‥‥‥‥ 187
非糖尿病 CKD 患者 ‥‥‥‥‥‥‥‥‥ 49
肥満‥‥‥‥‥‥‥‥‥‥‥‥‥‥‥‥ 98
肥満関連腎症‥‥‥‥‥‥‥‥‥‥‥‥ 98
微量アルブミン尿の時期‥‥‥‥‥‥‥ 13

ふ

フェブキソスタット‥‥‥‥‥‥‥‥ 115
副甲状腺機能亢進状態‥‥‥‥‥‥‥ 167
腹部膨満感‥‥‥‥‥‥‥‥‥‥‥‥ 122
腹膜透析‥‥‥‥‥‥‥‥‥‥‥‥‥ 199
腹膜透析導入後‥‥‥‥‥‥‥‥‥‥ 193
腹膜透析の禁忌‥‥‥‥‥‥‥‥‥‥ 198
腹膜透析の非適応‥‥‥‥‥‥‥‥‥ 198
プリン体含有量‥‥‥‥‥‥‥‥‥‥ 113
フレイル‥‥‥‥‥‥‥‥‥ 15, 89, 91

へ

米国における糖尿病腎合併症‥‥‥‥‥ 15
偏在地域での紹介基準‥‥‥‥‥‥‥ 181
ベンズブロマロン‥‥‥‥‥‥‥‥‥ 114

ほ

包括的治療‥‥‥‥‥‥‥‥‥‥ 16, 96

保存期

保存期 CKD 患者 ‥‥‥‥‥ 4, 96, 116, 132
保存期 CKD 患者の高齢化 ‥‥‥‥‥‥ 14
保存期 CKD への運動療法 ‥‥‥‥‥ 140
保存期腎不全検査教育入院‥‥‥‥‥ 171

ま

慢性糸球体腎炎‥‥‥‥‥‥‥‥‥ 2, 12
慢性疾患看護専門看護師‥‥‥‥‥‥ 179
慢性腎臓病療養指導看護師‥‥‥‥‥ 179
慢性腎臓病療養指導士‥‥‥‥‥‥‥ 181

み

未透析腎移植‥‥‥‥‥‥‥‥‥‥‥ 190
ミネラロコルチコイド受容体拮抗薬‥‥‥ 52

む

無症候性頸動脈狭窄症‥‥‥‥‥‥‥‥ 38

や

薬物療法‥‥‥‥‥‥‥‥‥ 67, 106, 114

り

利尿薬‥‥‥‥‥‥‥‥‥‥‥‥‥‥‥ 55
リバーロキサバン‥‥‥‥‥‥‥‥‥ 147
療法選択時の問診事項例‥‥‥‥‥‥ 201
リン吸着薬‥‥‥‥‥‥‥‥‥‥‥‥ 132
リン制限食‥‥‥‥‥‥‥‥‥‥‥‥ 164
リン代謝‥‥‥‥‥‥‥‥‥‥‥ 157, 166

る

ループ利尿薬‥‥‥‥‥‥‥‥‥ 52, 106

れ

レジスタンス運動‥‥‥‥‥‥‥‥‥ 141
レシピエント‥‥‥‥‥‥‥‥‥‥‥ 195
レシピエントの適応基準‥‥‥‥‥‥ 195
レシピエントの年齢上限‥‥‥‥‥‥ 196

わ

ワルファリン……………………………… 146

腎臓専門医のための CKD 診療 Q & A

定価（本体 2,700 円＋税）

2018 年 11 月 1 日 第 1 刷発行

編　集　　山縣 邦弘　岡田 浩一　斎藤 知栄

発 行 者　　蒲原 一夫
発 行 所　　株式会社 東京医学社　www.tokyo-igakusha.co.jp
　　　　　　〒 101-0051　東京都千代田区神田神保町 2-40-5
　　　　　　編集部　TEL 03-3237-9114　FAX 03-3237-9115
　　　　　　販売部　TEL 03-3265-3551　FAX 03-3265-2750
　　　　　　振　替　00150-7-105704
デザイン・制作　　西野知美

©Kunihiro YAMAGATA　Hirokazu OKADA　Chie SAITO　2018 Printed in Japan

正誤表を作成した場合はホームページに掲載します。
印刷・製本／三報社印刷
乱丁，落丁などがございましたら，お取り替えいたします。
・本書に掲載する著作物の複製権・翻訳権・上映権・譲渡権・公衆送信権（送信可能化権を含む）は（株）東京医学社
が保有します。

・ JCOPY 〈出版者著作権管理機構 委託出版物〉
本書の無断複製は著作権法上での例外を除き禁じられています。複製される場合は，そのつど事前に出版者著作権
管理機構（TEL 03-3513-6969，FAX 03-3513-6979，e-mail：info@jcopy.or.jp）の許諾を得てください。
ISBN978-4-88563-298-3 C3047 ¥2700E